中國近現代頤養文獻彙刊·導引攝生專輯

第六册

劉曉蕾 主編

太極拳法闡宗
太極拳考信録
自修/適用吴鑒泉氏的太極拳

廣陵書社

太極拳法闡宗

王華杰　著

啓新印書館　民國三十一年六月初版

壬午二月

太極拳法闡宗

新午自署

序

我國國術之妙。首推太極拳。爲世所共知。而首倡國術救國者。厥惟太極拳宗師許禹生、吳鑑泉、諸先生。許吳之名。布遍海內。而克紹其薪傳。馳譽南北者。厥惟夫王子新午焉。新午宦遊川。以是術倡。三峽之化。蔚然成風。文武之士。經其指授者數千人。新午雖宰名邑。而其政績有司。數數顯赫。[illegible]。無[illegible]。料敵進退。[illegible]諸葛。人咸驚異其才能。余知其得力於太極拳者爲多也。自[illegible]入。新午乃由政治而從事軍旅。奉川命組技術總隊。不三月而成。皆桓桓之士。厥精技擊者也。余觀其道。所持者信義。所用者忠勇。深入人心。誠足以團結精神。殺敵致果。其賞罰之明。紀律之嚴。皆不以法繩。而以義勵。是知日習遊於禮義廉恥之中。而能生勇敢用以紓國難者。乃盡出於國術之士。其視一般爲何如也。余聞新午言。太極拳以健身應用爲末。其一貫之傳。惟相交以道。相尚以義。重氣節。輕生死。始終不渝。故其宗派屹然爲世所崇拜。因出太極拳法闡宗一書以見示。余固深知新午技擊之神奇。而不期其用意之深如此也。然則宗派之闡揚。誠有不可一日緩者。新午軍書旁午。日孜孜於進退攻守之策。此書之成彌足貴。乃不欲人之題序。慮掩其真也。余提一軍與新午共患難。因感書數語。弁之書端。是爲序。

中華民國己卯冬滄江釣徒序

序

客歲[illegible][illegible]河西。得識汾陽王新午先生。數夕傾談。相見恨晚。蓋先生不但學識淵博。醫術精深。而於內功拳術之造詣。尤非一般拳術家所能望其項背。先生所著「太極拳法闡宗」一書。曾瀏覽數次。不忍釋手。理論既極透澈。應用又甚精詳。鎔各家精華於一爐。繼內家拳術於絕世。振衰起弊。健種強身。裨益後[illegible]。良非淺鮮。睹觀今[illegible]危[illegible]困。雪恥復仇。驚天地泣鬼神之偉大事業。每出於豪俠之一流。誠以藝高則膽壯。身健則氣充。遇不平。則俠肝義膽。忠勇之念。不覺油然而生。雖赴湯蹈火亦所不辭。值此國難嚴重。人心澆薄之時。正宜扶持正氣。挽救頹風。砥礪獻身殉國之精神。養成成仁取義之信念。則其收效之宏。當不只健種強身已也。

余久歷戎間。嘗習太極拳以自娛。初不過藉以鍛鍊身心。未暇精研細究。及蒙先生之指點。並聞先生大著。始悉個中微妙。絕非淺薄如余者所能道其一二。茲當是書付梓之期。屬余為文。聊綴數言以誌念。

李興中寫於霍縣康店軍次三十一年三月二十六日

太極拳法闡宗序

天生人而賦與力智。欲其平等生存也。强者妄用力智。殺人以自雄。弱者怠用力智。依人以求活。殺人依人。同爲悖天。悲慘世界所由成也。中國自秦漢以後。學術敗壞。進化之機以熄。民族之力智日趨微弱。生產衰落。依人爲活。又何怪敵人之日肆侵陵也。憂國之士。傷民族之陵夷。倡我國術救亡之論。而尤致力於太極拳法。太極拳法。乃身心兼修之武術。爲國術之最上乘。惟是傳授紛歧。漸多訛誤。不克收强種救國之效。汾陽王新年先生。邃於醫。而尤精於太極拳法。於身心兼修之道。內外並用之功。研之有素。習之有成。憫學者之誤入歧途也。著太極拳法闡宗上下二編。於太極拳之派別、文獻、姿勢、步法、以及原理、應用。闡發靡遺。洵太極拳法之指針。而後學者之津梁也。國人苟能循此潛修。自强不息。以養成强健之身心。洗東亞病夫之誚。夫然後以之持身。則仁而明。以之爲國。則忠而勇。以之生產建設。則文明而進步。方將舉先聖仁民愛物之大道。發揚於世界。豈僅以摧彼强敵已耶。是爲序。

中華民國三十一年五月中旬解梁樊象離序於西安客次

太極拳法闡宗序

釋氏有體而無用。管晏有用而無體。昔賢之論體用。既精且確矣。實則釋氏之體非體也。管晏之用非用也。吾之所謂體。惟精惟一。吾之所謂用。仁民愛物。夫然後體用兼賅。知行合一。美善醇備。蔑乎尚矣。

汾陽王子新午先生。與余訂交有年。爲人虛懷如谷。罔知其兼儒文俠武之長。此其中殆有大過人者。先是新午擅形意拳。游故都。從諸大師問業。遂改故轍。專精太極拳。垂廿年。承學之士雲集。名知海內久矣。茲者、出其所著太極拳法闡宗上下兩編見示。諄繹再四。洵屬太極拳法之正宗。而爲空前罕覯之傑作。回憶民國十六年。國府奠都南京。余承乏內政部土地司時。同儕相與提倡拳技。亦嘗參與其列。但時習時輟。終鮮成就。去歲奉命來陝。主持中央銀行。念國難之嚴重。愈感身心鍛鍊之必要。因與同仁約聘教師。習太極拳式。初諳蹊徑。固未敢以蠡測莛撞之詞。妄贊高深。而獨於是編所揭櫫太極拳之體用一章。精瑩透闢。不禁歎爲觀止。蓋又技而進乎道矣。

且新午嘗從政從軍。殫竭精力。倡導太極拳法。宣勤於抗建之途。周旋乎疆場之上。是則試用其技術於事功者屢矣。顧猶慮其道之湮沒弗彰。師承之宗風隕墜。更爲闡述原理。別其宗派。正其訛僞。詞而闢之。著之於篇。殆亦鄒魯之遺響也歟。惟冀覽是篇者。溯理論而精技術。得窺體用之正。俾由形下之技。進而求形上之道。庶幾蘊藉於精一之旨。溥利於愛物之用。以別於釋氏管晏之體用。則於太極拳法之精義。與夫新午之著是編之苦心。將有更深之玄契也已。故樂爲之序。壬午春太原馬鐸拜序

送新午歸晉

羨君俠骨自天成　啓祕尋源我亦驚
此日已能騰衆譽　他年定可冠羣英
破荒蹶起思先覺　護道行功賴後生
畢竟強身始衛國　苦心孤詣樹風聲

民國八年夏許禹生作於京師

序

予與王君新午爲總角交。生同里。少同遊。誼訂金蘭。交稱莫逆。年事稍長。不惟學行砥礪。且以政治文章相勗勉。新午於修學之暇。好拳術。而予頗不欲爲。嘗謂之曰。拔劍而起。挺身而鬥者。匹夫之勇也。賴人提撕而能動作者。傀儡與木牛流馬也。習此安爲。君殆欲效班定遠投筆從戎。飛而食肉。以攫取萬戶侯耶。新午笑曰。天賦人以五官百體。不善運用。則行尸走肉耳。人各有志。君毋曉曉。予性喜篆刻。每藉以自遣。新午則謂金石刻畫。是亦千秋不朽之業。予知其意。乃矍然曰。此正擬爲足下鑄斗大黃金印耳。毋相誚。及其壯也。舉仕入官。新午歷宰大邑。卓卓有政聲。參軍戎幕。率健兒以前驅。爲國宣勤。予側身曹椽。與俗浮沉。雖博淥水紅蓮之譽。而人乃僅以文士目之。視新午弗如遠甚。迨國難作。新午從事戎行。大顯身手。而予倉皇入陝。舉平日所弄之書畫金石。棄之如遺。新午後予來關中。懸壺長安市上。隱於醫。鄉人之僑寓於秦者。多利賴之。並仍著書立說。傳習太極拳法。孜孜不倦。及門稱弟子者甚衆。以一人而兼兩藝。各不相掩。蓋新午之醫術與其拳法。皆本之太極也。嗟乎、古之聖賢豪傑。成大名立功業者。即兼擅藝術。往往爲其功名事業所掩。人多忽之。新午乃兼以藝術顯耶。予則雕蟲小技。更卑卑不足道矣。新午近編太極拳法闡宗一書。脫稿後、屬予爲序。故所言如此。未識新午以爲何如。

壬午春文叔孔昭來序

序

盈天地之間。莫非太極陰陽之妙。豈止一拳術已哉。予於華佗之五禽經。曾研討習練。而未克得其精奧。至若拳術。則爲門外漢。何能妄贊一辭。然顧名思義。可見端倪。夫太極本於無極。兩儀四象、由太極而生。演變無窮。不可思議。河洛圖書。奇耦相應。亦悉本太極之至理。太極本無動靜。動靜者、屬於氣機。古人註易。謂對待者數。流行者氣。主宰者理。其於太極動靜分合。固已包括靡遺。今拳術以太極名。剛柔、闔闢、進退、消長、當不外是。予友王君新午。精於醫、兼擅太極拳。師承有自。徒衆日增。敬業樂羣。博學親師。夙爲同儕所敬仰。嘗聞新午云。待機必靜。而後言動。養氣以理。眞宰不失。即此數語。不啻爲太極拳法闡宗一書之提綱矣。足徵持重負荷。知幾如神。世之矜血氣尚技擊者流。徒誇儱兒好身手。又烏足望其項背耶。予老矣、腰腳笨拙。欲執弟子禮而不果。但見獵心喜。伏櫪長嘶。時有躍躍欲試之心。得毋笑我爲蚍蜉撼樹不自量力耶。回憶少年時。結交遊俠。奔馳闖闔。從事於革命之時。華髮皓首。不禁感慨係之。予以業醫。得與新午友。天元太虛陰陽五行之說。切磋觀摩。爲時既久。交日深。知之摯。醫學家云乎哉。拳術家云乎哉。

中華民國三十一年六月長洲朱紫峯序於西安

自序一

太極十三式拳法。自有清咸同之間。始著稱於世。學者甚衆。迄清之末葉。京兆許禹生先生。首倡於故都。稍得文人士大夫之重視。三十年來。流傳遍海內。非當時初料所及也。第所資以爲師承之具者。惟賴口傳指授。先生乃著太極拳勢圖解一書。爲初學者作津梁。於今殆二十年矣。歲丙子。先生承百川閻公之召。抵三晉講學。於時有以求深造是術。請先生續著以示途徑者。亦正全國人士所同望也。先生以公冗。不獲走筆。乃命余依次編述以問世。自維駑駘。慚無以副長者之望。爰本先生之所傳。分章陳述。語不離宗。間有參以己意。亦據二十餘年來集同學數百人之經驗。實事求是。非一人之私言。故於拳法利病。着勁應用。反復列述。不厭重複。先後雜出。不加修飾。以言謹嚴。瞠乎遠矣。並世作者如林。陳意比事。詞藻瑰麗。竊未敢企。惟旨在闡發拳理。豎立行功入手之階梯。增强健身實用之効能。非馳騁詞章。徼鑑者譏。自比於作者之林也。俾習者、循序漸進。玩索有得。雖不獲養叔穿楊之技。或少免王良詭遇之風乎。重以先生之命。特誌其緣起云爾。

中華民國二十六年丁丑夏新午王華傑序於偏關縣署之威愛堂

自序二

據私家譜記載。內家拳法。起於元季明初之張三丰先生。張固道家者流。故以太極之理言技。傳及近代。世頗珍之。而以河北楊氏之傳爲正。楊氏自露蟬先生精是術。號稱無敵。得其傳者。爲其哲嗣班侯、健侯、及弟子全佑、凌山、萬春、紀德、諸先生。健侯有高足曰許禹生。全佑有克家子曰吳鑑泉。功行皆冠於時。治技者咸拜下風焉。余志學之年遊金臺。禮接各派名師。皆習功行精絕。各具專技。而無不兼研太極功者。乃决然舍去曩昔所學。問道於吳師鑑泉。說着於紀師子修。(名德)講勁於許師禹生。復承各派名師益友之薰陶。而深悉太極拳言氣言勁。純根於古之導引術。三十年來。尤覺導引之微。技近乎道。一般徒作技擊觀者。蓋卑之矣。又豈所謂舉手投足之運動者。所可同日語哉。抑余聞之古語曰。臨淵羨魚。不如退而結網。又曰。爲政不在多言。顧力行何如耳。今人每羨古人之技藝神奇。資爲掌故之談。而於自身良知良能之發揮。反漠然視之。蓋暴棄之心重。而競爭之志薄也。有提倡斯道者。亦多偏於標榜宣傳之弊。而不見事功之成。是又重犯多言之戒。而力行之意輕也。矯其枉而直之。厥惟知行一致。實踐而不計功。體用兼修。明辨以篤其行。庶眞傳不失。古意不晦。余夙以此爲志者久矣。自問無所底。然勉其所已知。而益其所未知。則日夕兢兢也。昔者井門闘志。強竊其所知以行世。計已災梨棗者數種。而太極拳法闡宗一書。

重以余師許公之命。稿勉就。未付剞劂。蘆溝事變後。失去十之二三。有心之士。促余足而成之。乃於軍事之餘。疾書補著。濫冗闕漏。知不免也。倘蒙方家教而正之。所欣幸焉。

中華民國二十八年歲次己卯十一月十一日新午王華傑序於第二戰區司令長官司令部技術總隊時在鄉寧防次

編輯大意

一、本書繼許禹生先生所著太極拳勢圖解而作。以闡發太極拳固有之道義。厲提倡忠勇、豪俠、明禮義、知廉恥、輕死生、重氣節、之精神。與以門戶自限者有別。

一、本書分上下兩編。上編分述太極拳之流派、意義、文献、名著、教練法、及術語釋義。下編分述太極拳路姿勢、步法、身法、使用法、推手術、及體用概論。寓先知後行。知而更易行之意。

一、本書原稿遺失。續編於軍書旁午。槍林彈雨之際。為求明暢。不加修飾。因是編為技術書。非說理書故。

一、本書注重實事求是。養成國術技能。於散手使用法。着着詳叙。皆實施於平時及軍中而有顯著效能之技擊法。且可着着實用於推手術中。閱者幸予注意。

一、本書之編成。正民族自衛戰爭緊急之時。名人題序。多行謝絕。其所作跋詞者。皆日與共患難同生死之士。與本書之產生有關。故悉付於書末。

一、本書倉卒編著付印。簡略冗雜相間。未能曲引旁通。俟再版時再行補正。閱者幸予原諒。

一、本書插圖、原係銅版、經劉君琢之攜往漢中、因被敵機轟炸燒燬、故改用木刻、閱者諒其簡略。

一、宋岳武穆、明戚南塘、軍中。皆以忠勇信義之精神爲體。而以武術之技能爲用。故岳家軍、戚家軍、之聲威。至今猶著。凡執戈衛國之士。皆宜步其後塵。不敏如余。亦存請自隗始之意也。

一、本書先後編輯時。有劉君琢之、張君成之、楊君博生、許君彭久、裴君漢藻、及米書年、董桂、邵英斌、梁春華、陸雨桂、趙思傑、王念祖、張萬榮、李毓秀、傅殿森、聶立軒、王何侯、薄應遴、侯漢三、沈希賢、師駿澤、郝文冲、李宗漢、劉邦麟、王祖清、李搏九、馬振邦、和蕙卿、馬秀棠、常富有、邢國英、于友三、諸君。分別担任繕校繪圖。特書於此。用誌不忘。

編者識

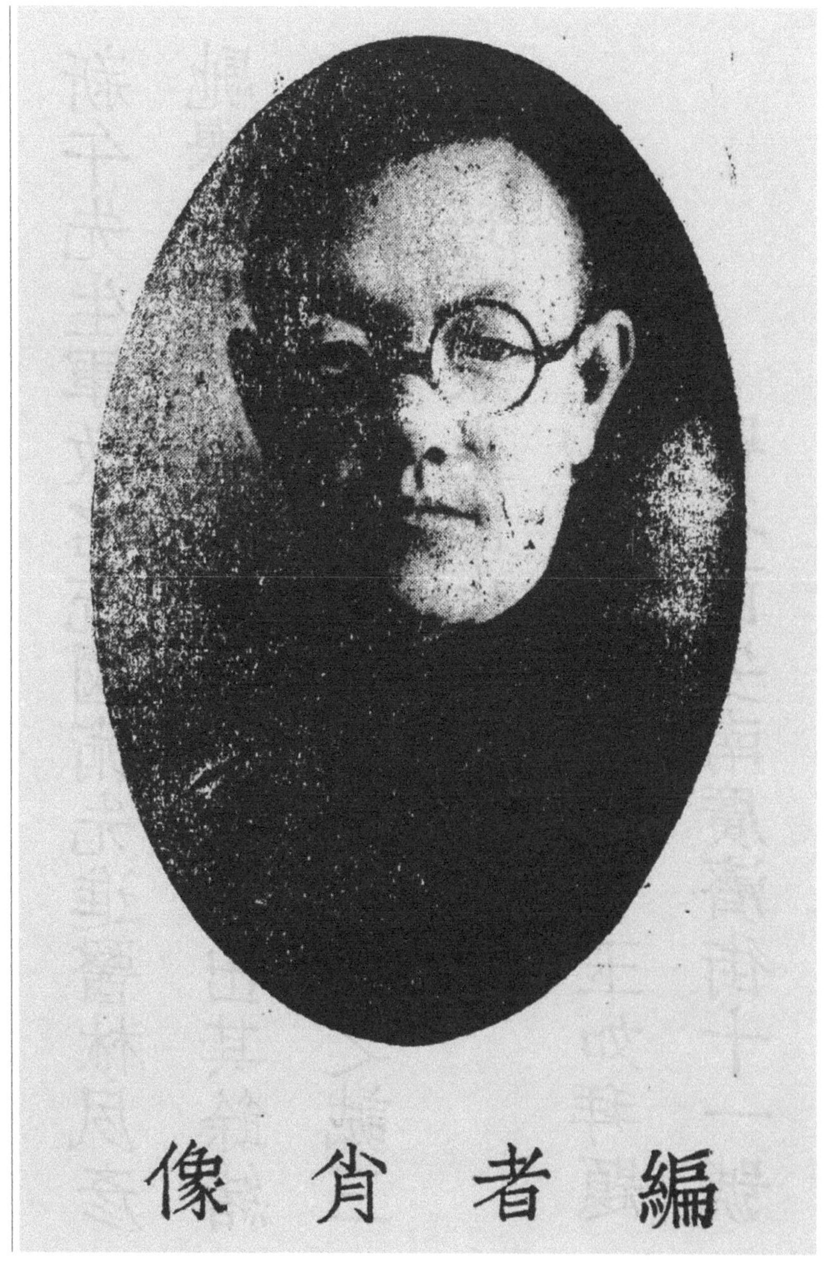
像肖者編

新年先生軍政名流國術先進醫林夙彥
馳譽南北抗戰歸來懸壺秦市出其餘緒
起死回生靈胎修園之風先生兼之誠三
晉瓊瑤萬家生佛也

玉如拜題

醫寓西安南廣濟街十一號

太極拳法闡宗目次

上編

太極拳法闡宗　上編目錄

太極拳法闡宗　上編目錄

第六節　實地應用各名詞

下編

第一章　太極拳路姿勢圖說

太極拳法闡宗 下編目錄

第二章 太極拳之步法與身法

太極拳法闡宗　下編目錄

上編

第一章　太極拳流派

第一節　國術源流與太極拳

嘗有稱武技，武藝，武術，拳術，拳技，拳勇，等不同之名謂。自民國而後。見有稱爲國技者。義皆甚當。於十七年經政府定名曰國術。言爲我國固有之武術也。其爲義尤重矣。蓋非徒高其名。實以國術有强國强種之偉大能力。而我國之强。更非此莫由。故政府定爲圖强之大計。人民視爲健身之良藥。是必須保存之。提倡之。改進之。力行之。毋負文明古國之名。一洒東亞病夫之恥。吾人顧名思義。其亦知所興起乎。

國術之傳。說者以五代之季達摩之入少林爲始。然考黃帝造弓矢驅蚩尤。已爲國術之濫觴。降而周秦之間。劍術甚著。迨漢晉隋唐。則日趨於盛。其間豪人奇士。著聞者甚多，試讀司馬氏游俠。與漢書方伎等傳。可以知之矣。所謂精精空空。亦代有其人。未可目爲荒誕。宋元以降。稗官野史所流傳。此術大行於世。統系複雜。流派日多。而皆推達摩爲之祖。蓋先之者，非達摩無以傳。後之者，非達摩無以法乎。或曰。國術之始。始於上古之導引術。古者醫藥尚未發明。人之病者。則俯仰作勢。以意導氣。使血脈通暢。而病自失。能繼針

太極拳法闡宗 上編

砭所不及。與仙者依為難老之法。後漢華陀以五禽經（虎，鹿，猿，熊，鳥，）授吳普。普行之。九十餘而顏髮不衰。蓋即古導引術之遺法也。少林寺僧人。以華陀之法。與達摩羅漢功融合。而作五拳。又宋岳武穆因與達摩易筋經。而創雙推手之法。是皆注重應用。失體育原意。然即國術之進步也。以此觀之。達摩所傳之法。如易筋經，羅漢功，等。僅從事於體魄之鍛鍊。以安靈魂之修養。並未涉及武術。而前於達摩者。已有流傳。然則達摩雖未創武術。而先之者，無統系之可考。後之者就其法變造以為世倡。宜乎世之言國術者。咸宗少林。而少林之傳。必推達摩為開山祖也。少林之最著可知者。有洪蘊禪師，覺遠上人，一貫禪師，澈隱上人，獨杖僧，等。世並目之為外家。外家者，出家之意。以示別於在家者也。至元季明初。有儒者張三丰先生。融會各家之長。納五行八卦等哲理於拳術步法方位之中。而以周易太極之理喻其作用。注重精神上之修養。名曰太極十三式拳法。曾遊武當山。世遂以武當派稱之。又如宋岳武穆之形意拳。清董海川之八卦拳。及各名家巨子。代有創作。流傳至今。派別滋多。分道揚鑣。各爭門戶。世並稱之為內家。而以少林武當為派中之最著者耳。惟往昔以派別門戶之不同。而主奴汚附之爭競遂起。蓋學之者多學識淺薄。素不注重武德。是己非人。其行甚鄙。以致謙厚之士。視習武為卑下。有嗜之者。輒摒棄不齒。成為習慣。人多裹足。稽諸已往之史。文人士大夫不屑道焉。而武道遂凌夷不振。真傳漸失。悲夫，失傳之原因。在乎國人之屏棄。國人屏棄。在乎武德之不重。武德不重。始於門戶之見。

於以知門戶之爭競。實自絕其傳之工具。今之學者。倘是己非人。津津標榜。詡詡自得。詎非下愚不移之甚者耶。故政府正其名曰。國術。亦存破除門戶意見之深意。杜塞自絕其傳之爭競。其興滅革弊之苦心孤詣。誠不淺哉。內外家之相輕互詆。既深為世病。而內外功之淆混謬說。亦遂不辨其真偽。內家外家。乃在家出家之意。凡在家之練武術者。雖非武當。亦內家也。凡出家之練武術者。雖非少林。亦外家也。內功外功之意。非指內家外家而言。惟視其所練之術而定。無論武當少林。及任何派別。其專主鍛鍊筋肉骨骼皮膚者為外功。其專主鍛鍊腦筋臟腑神經感覺以及精氣神者為內功。但專練外功者。其內部未必不練。决無精氣神不動。而筋肉骨骼皮膚可置獨自動者。惟練內之成分少。練外之成分多耳。專練內功者。筋骨皮膚决不能不流動。惟練外之成分少。練內之成分多耳。此特就專者而言。凡功深者，無不內外具練而後有成。則所謂專練者。倘非完善之法。今人自詡其專精。且未見其專精者。何所謂哉。

國術之源流。概如上述。若質言之。實自有人類始。蓋古者人與獸爭。進而人與人爭。於是擇其確切能施於實用之鬥爭應用方法。編為定式。從事教練。是即國術之嚆矢。其相傳遞嬗之迹。雖不得而詳。然逢蒙學射於羿。（漢書藝文志，有逢門射法，即逢蒙，）庾公之斯。學射於尹公之他。尹公之他。學射於子濯孺子。厥後蓋聶荊卿。源淵有本。則國術之有統系。固不自達摩始。惜無詳切之記載已耳。溯自孟軻著論。小勇潰蚩。叔孫定禮。英雄無用。啓後世重文輕武之習尚。爲民族萎靡自殺之工具。自漢以來。廣史所記。游俠之流。尙紹戰國之風。奇傑之士。多匿山澤。歷代因之。以至於今。吾民族之不振。蓋有自矣。今略敘其源。備有志者之參考。爲提倡國術之張本。盛强之道。或基於是。

前述太極拳法。傳自元季明初之張三丰先生。言國術者。盡人而知之。然考太極拳法。實有數種。其名稱不同。惟張三丰所傳。始名太極十三式。與許宣平之三十七式。大致相同。蓋以太極一圖。於宋始見於世。張固道流。故假太極之理以言拳。以其拳法包羅各家之精英。而歸根於修養。與無極太極拳理相因應。剽名太極。非神其說也。於是得後世之推崇。執拳術之牛耳。發揮光大於今世。漸成爲中國之新體育。其播益於世。誠未可量也。

第二節 許宣平之三十七式

許先師，名宣平。唐時江南徽州歙縣人。隱城陽山。結簷南陽。辟穀。身長七尺六。髯長至臍。髮長至足。行及奔馬。每負薪賣於市中。獨吟曰。負薪朝出賣。沽酒日夕歸。借問家何處。穿雲入翠微。李白訪之不遇。題詩望仙橋而回。其所傳之太極拳功。係受業於于歡子。名三十七式。因共三十七式而名之。又名長拳。長拳者，因如長江大河滔滔不絕無間斷也。總名太極拳三十七式・其各式名稱・與太極拳十三式大致相同・其不同之名稱・爲彎弓射雁、簸箕式、雀起尾、彈指、泰山升氣、推碾、掛樹蹬脚、等數式。尚有四正，四隅，九宮步、七星八步、雙鞭、雙擺連、等。六手在外。以之鍛鍊腰腿。舒展血脈。其鍛鍊之法。爲單式練習。一手練成。再練一手。而所練之手。亦不固定次序。惟在練者自擇。至三十七式逐一用成。則自然貫串。能呵成一氣。故又名長拳也。

第三節　李道子之先天拳

李道子。唐時江南安慶人。所傳太極功。名曰先天拳。亦曰長拳。相傳李道子生歷數代。自唐迄明。尚在人間。其拳法至宋時傳於江南寧國府俞氏。至明時嘗遊武當山南岩宮。不火食。第日啖麩數合。人又稱之爲夫子李。見人不及他語。惟云大造化三字。宋遠橋之遠祖。嘗過寧國俞家。知先天拳亦如三十七式。而爲太極拳之別名。俞家之功。爲唐李道子所授。代代相傳。每歲必往拜李道子廬。至宋時尚在。金元之際。不知所往。至明時宋遠橋、俞蓮舟、俞岱岩、張松溪、張翠山、殷利享、莫谷聲、等。久相往來金陵之境。遠橋蓮舟往遊武當山。遇夫子李。面垢土厚髮。叅叅味臭。歷述蓮舟上祖俞清慧、俞一誠、之名。且曰。吾在此幾十韶光。未及一語。今見汝。誠哉大造化也。因授蓮舟秘歌曰。無聲無象。全身透空。應物自然。西山懸磬。虎吼猿鳴。水清河靜。翻江倒海。盡性立命。蓮舟至是不但無敵。遂得全體大用焉。此歌七人皆知其句。後同往武當山。再訪夫子李不遇。道經玉虛宮。見玉虛子張三丰。乃張松溪，張翠山，之師也。當袁項臣盛時。有幕友宋書銘。自言爲宋遠橋後。精易理。善太極拳。其傳多源於許宣平李道子也。

第四節 程元滌之小九天法式

程靈洗。字元滌。江南徽州府休寧人。受業於韓拱月。太極之功。成大用矣。侯景之亂。惟歙州得保安寧。皆靈洗之力也。梁元帝授以本郡太守。卒謚忠壯。傳至程珌。爲紹興中進士。授昌化主簿。累官至吏部尚書。拜翰林院學士。立朝剛正。風節凜然。晉封新安郡侯。以端明殿學士致仕卒。珌居家常平糶以濟人。凡有利衆者。必盡心焉。所著有洺水集。珌將太極功改名爲小九天。追流溯源。韓拱月所傳也。共十四式。其中提手、單鞭、穿梭、大小檔捶、攬雀尾、等數式。與太極十三式名稱相同。此外如葉裏花。蓋即肘底錘。猴頂雲、類似倒捻肱、其餘亦大同小異耳。程靈洗所著觀經悟會法云。「太極拳非純功於易經不能得。以易經一書。必須朝夕悟在心內。會於身中。超以象外。得其環中。有人所不知而已獨知之妙。」對於太極拳之體用。已昭然若揭。宋遠橋所謂「無論何等名目拳法。惟太極不能有兩說。」即此可知太極拳種類名稱雖不一。要皆出於一源而變化各異者也。

第五節　宋仲殊之後天法式

宋仲殊。與太極功於胡鏡子。胡在揚州自稱之名無可考。仲殊、安州人。所傳之人。有殷利亨。其拳法名後天法。亦以掤、擴、擠、按、採、挒、肘、靠、爲主。與太極十三式功用相同。根本則一。仲殊嘗遊姑蘇台。柱上倒書一絕云。天長地久任悠悠。你既無心我亦休。浪迹天涯人不管。春風吹笛酒家樓。可想見其風概。後天法共十七式。除八方錘、陰五掌、陽五掌、三式外。皆屬肘法。變化萬端。極運用肘法之能事。於手步之外。多所助益。殷利亨之後。其法尚在。而其、傳不詳矣。

第六節　張三丰之太極十三式

張三丰。名通。一名全一。又名君實。三丰其號也。元季遼東懿州人。又名張邋遢。或言宋之技擊家。本武當丹士。身長七尺餘。美髯如戟。寒著藏一箬笠。日能行千里。自洪武初。至太和山修道。宋遠橋、俞蓮舟、等七人往訪。共拜之。耳提面命。月餘始歸。自此不絕往來。其所傳張松溪張翠山之拳。名十三式。即吾人所習之太極拳也。

前說採宋遠橋所著十三式之源流。而今之言內家拳。以三丰爲祖者。其說有三。一說云。「內家拳起於宋之張三丰。三丰爲武當丹士。徽宗召之。道梗不得進。夜夢玄帝授之拳法

●厥明以單丁殺賊百餘。三丰之術。百年以後。流傳於陝西。以王宗爲最著。溫州陳州同。從王宗受之。以此教其鄉人。由是流於溫州。嘉靖間。張松溪爲最著。」一說。「三丰爲宋徽宗時人。値金人入寇。彼以一人殺金兵五百餘。由陝人民慕其勇。從學者甚多。因傳其技於陝西。元世祖時。西安人王宗岳。得其眞傳。是爲北派。傳河南蔣發。蔣發傳河南陳長興。」一說。「張三丰既精於少林。復從而翻之。是名內家。得其一二。已足勝少林。」以上三說。互有出入。稱張三丰爲宋人。所傳者爲內家拳。且言其精於少林。其說均始於清初。然未嘗確指爲今之太極拳。而考明史所記張三丰傳。則亦未嘗言其善拳法。以太極拳爲三丰所傳記載最詳者。似以宋氏家傳譜爲可據耳。

第七節　陳長興之太極拳

陳長興。河南懷慶府陳家溝人。立身常中正。行止端重。人稱之爲牌位陳。長興父秉旺、與弟秉壬、秉奇、均精太極拳。號稱三傑。長興曾設樂肆於廣平府。門徒甚衆。子耕耘。字霞村。能世其業。長興之徒。以楊福魁爲最著。按陳氏家乘載。「遠祖名王廷字奏庭者。明末清初人。精太極拳。於山西訪友。遇老叟命一童與之扳跌。童子遂摟其腰亮起。用膝膝其氣海者三，忽老幼皆不見。又後有蔣姓僕于公。其人能百步趕兎。亦善拳者也。竊按蔣發。人稱蔣八。曾從登封李際遇與奏庭戰。蔣八當即蔣發。發自山西學太極拳。造詣甚深。蓋得王宗岳之傳。後至溫縣。從陳氏。必將其所能傳於陳溝。是蔣之太極拳。非自陳溝學也。而奏庭自述詞中。有「悶來時造拳。忙來時耕田。」之句。遂有謂太極拳法。創自陳氏者。未足以爲信証。以太極拳自唐以來。已盛行於世。歷宋元明清。流派更多。其名稱亦不一致。今人總名爲太極拳耳。按之三十七式、小九天、後天法、等。與十三式。非但原理不異。即姿式名稱。着勁方位。相同者多。不相同者少。因此可證知太極拳不自陳氏始。陳氏所造者。亦未必爲太極拳。若創於陳氏。何能與唐宋以來相傳者多相同耶。此僅就太極拳之範圍說也。若考太極拳式中之懶扎衣、單鞭、等名稱。明戚南塘紀效新書中有之。山西洪趙諸縣所傳之通臂拳。尤什九相同。則又不僅太極拳所專。而亦可知非創自陳氏也。即陳氏譜中之各種拳械。亦未可皆定爲陳氏所自創。以流傳極爲普遍。能者甚多。且非一派一門之術。惟陳氏拳法。在清之中葉爲最盛。而長興以其徒楊福魁。始播其術於燕京。即今盛行之楊氏太極拳也。陳氏之傳他姓者。固不少。第能者甚鮮。楊氏之外。則有武禹襄。禹襄與楊氏同鄉。見楊所學臻於神化。遂至趙堡鎮。受教於陳清平。月餘而歸。傳其甥李亦畬。亦畬所傳。可知者。有郝和、字爲眞。清平爲陳有本之門人。亦於趙堡鎮。所傳有和兆元、張開、張睪山、等。陳氏家乘云。陳有本。字道生。於太極拳已得驪珠。所傳陳清平、陳有倫、陳奉章、陳三德、陳廷棟、均有所得云。

第八節 楊福魁之太極拳

楊福魁。字露蟬。清直隸廣平府永年縣城內南關人。幼習外功。尤精於二郎拳。聞陳長興工太極拳。與同里李伯魁共往師焉。因初習太極拳。皆以柔緩運勁。而楊等久於外功。失之偏剛。未能一旦變爲柔化。陳遂先授以太極推手法。二人因往來推盪。互相擲擊。晝夜用功不稍懈。陳見楊之勤學。遂盡傳其秘。楊學之十餘年。技成而歸。傳其術於鄉里。迄今河北廣平一帶。咸稱之爲軟拳。亦曰化拳。露蟬聰慧絕倫。於太極拳原理運用。多有所發明。當時武術界月旦者。稱其剛柔相濟。天下無雙。號之曰楊無敵。名滿天下矣。爾時滿親貴王公貝勒。多廣納江湖異能之士以自炫。露蟬以武技冠燕都。從之遊者凡八王。故號露蟬爲八侯。生子三人。長名錡。早卒。次名鈺。字班侯。二名鑑。字健侯。號鏡湖。弟子之最著者•爲萬春、吳全佑、陵山、紀德、諸人。而以班侯之技爲冠。其時王公貴胄。雖提倡武術。然每阿其所好。互爭短長。或聘拳師入府邸從習。或就所統衙營分聘教士卒。於是露蟬與班侯、健侯、常駐端王邸。教極太拳。黃海川在肅王邸。授八卦拳。郭永琛在毓公府。授形意拳。雄縣劉仕俊在東營(六條胡同)教岳氏散手。班侯在西營。(香兒胡同)教太極拳。東西兩營時相水火。而名師輩出。英才濟濟。亦可想見當時國術中興之盛矣。全佑技亞於班侯兄弟•子愛紳。字鑑泉。盡傳其父學。且善角觝。有王有林茂齋者。亦受業於全佑。紀德。字子修。與凌山友善。初從雄劉縣仕俊學岳氏散手。繼從露蟬學太極拳。剛柔相濟。自成一家。能臥地以臂當重車輪。燕京號之曰鐵臂紀。輕捷如猿。至八旬尚健如少壯。健侯子三人。長兆熊。字夢祥。號少侯。仲兆元。早亡。叔兆清。字澄甫。夢祥能傳其父學。健侯弟子甚衆。最著者爲許禹生。精易理。於太極拳得其神髓。尤能以科學闡發拳中秘奧。學者宗之。

第九節　許禹生之太極拳

許龗厚。字禹生。河北宛平人。原籍魯省。系出世家。祖筠臣公。清進士。同治間宦山東。歷官至布政使。値捻匪猖獗。東撫丁某。囑辦軍務。肅清境內匪人。乃召集燕趙健兒。編練成軍。依次平定。其部下多係各省技擊名家。若滄州劉德寬等。皆當時著稱者。禹生先生幼年。於讀書之暇。每從之研究武技。甲午之役。父仕北京。聞和義成。憂憤而卒。先生年已弱冠。見國體日衰。益勵志習武。廣訪各派名師益友。發憤鑽研。涉歷內外各家。若少林。若六合。若岳氏。若八卦。若通臂。而專功於太極拳。蓋於是時已植其基。以楊氏班侯，健侯，劉氏德寬，宋氏書銘，爲之師。以紀氏子修，吳氏鑑泉，楊氏少侯，澄甫，劉氏鳳春，李氏存義，[illegible]氏玉蓮，諸人爲之友。復究心陳溝各項拳法。旁及器械。集各派之精華。卓然有所樹立。至於今四十年而不懈。於太極拳擅獨得之秘。太極幼從健侯受之。其練功程序。則先姿式。次應用。次散手。次懂勁。更旁採各派之所長。尤注重實際應用。當時日與切磋琢磨。而作實驗之相手者。則有紀子修，吳鑑泉，劉恩綬，劉彩臣，恆壽山，佟連吉，王有林，諸人。皆當代名武師也。先生承楊氏衣鉢。以科學証其迹象。以哲學衍其精微。而歸根於實驗。一掃神秘之習。爲國術界闢一新途徑。自清季迄今四十年。其功爲不少矣。先生所精。於太極拳中。別有散手。蓋楊氏之散手。猶陳氏之二躺架子。楊氏以姿式立功。以散手致用。猶陳氏以一躺運勁。以二躺發勁。雖一斷一連。其源則無二致也。近人習楊氏太極拳。僅於姿式外更習推手。不究單式之功。於散手應用。多不涉歷。失之偏柔者多。實以自昔習者。多文弱之士。及王公貴胄。不覺其日變於柔矣。陳氏之傳。於今則似多剛硬。驟視之。截然爲兩種拳法。而疑其非出一源也。究之太極拳之上乘。剛柔相濟。緩急從人。讀古人所著拳經。可知其眞意。無待旁求。乃有以太極拳爲柔拳。而借助他種剛捷之術以濟用者。則誠昧於原理。淺嘗敗道者矣。禹生先生。於太極拳法。親入楊宋陳諸家之室。而探攫其精奧。更集內外功數十百家之神髓。以相印證。啓迪後來。吾見肆力於國術。功行精摯之名賢夥矣。而如禹者。則其少見也。吾從先生遊甚久。自愧無所得。惟以耳濡目染之迹。記其源流如此。

第十節　宋書銘之太極拳

清社始屋。項臣袁氏秉政。時有遺老宋氏書銘參其幕。精研易理。善太極拳。時年已七十矣。自言爲宋遠橋十七世孫。其拳式名三世七。以共三十七式而得名。又名長拳。與太極十三式拳勢名目大同小異。然趨重單式練習。惟推手法則相同。其時紀子修先師。及吳鑑泉、許禹生、劉恩綬、劉彩臣、姜殿臣、諸師。正倡導太極拳於京師。功行皆冠於時。聞宋氏名。相與訪謁。與宋推手。皆隨其所指而跌。奔騰其腕下。莫能自持。其最妙者。宋氏一舉手。輒順其腕與肩。擲至後方尋丈以外。於是紀吳許劉諸師。皆叩首稱弟子。從學於宋。時紀師年逾古稀。壽與宋相若。而願爲宋弟子。宋與師約。秘不傳人。師曰。予習技。即以傳人。若秘之。寧勿學耳。於以見宋技之精。與紀師之耄而好學與坦率也。宋所傳拳譜。名「宋氏家傳太極功源流及支派考」爲宋遠橋所手記者。其論太極拳種類原理。備極精詳。並可信証太極十三式確爲張三丰所傳。爲太極拳之一種。宋氏家傳本。於民國初年宣露於世。前輩多抄存者。予於民國七年始得之。今之學者。守一師之說。詡詡自得。乃不知有宋氏。輒以考據自標。執筆舉爲如此之文。亦陋矣。宋氏在清季爲詞林巨子。所著內功原道明理諸篇。已播於世。允爲傑作。惜其晚年困瘁家居。抱道自娛。積稿盈屋。許公禹生數敦其出。皆不起。繼以重金求其稿。亦不許。僅承其口傳心授一鱗半爪耳。旋居保定作古。其遺著不知流落何所。徒令人嚮往而已。

第二章　太極拳之意義

第一節　太極拳効能

太極拳之効能。足以使吾人之身體日趨於野蠻。精神日進於文明。斯亦近代新體育之標的也。且可獲得技擊上勝利之左券。是以學者以之為健身强種安內攘外之絕技。眞實不虛。其內容分健身、應用、修養、三者。健身為志。厥功最下。修養以至於道。其旨至高。惟應用為中。既健身。而由是至於修養以進於道者也。

健身　為求身體發育而練太極拳者。健身是也。然其法亦異於普通體操。與各項西洋運動。及他種國術。蓋體操等多為局部運動。運動何部。則何部發達。不含他種之意味。故興味寡而獲益鮮。田徑賽球類之運動。以勝負獎品引人興趣。然過於激烈。則足以戕賊健康。至各種國術。派別既夥。未可執一而論。但其中有剛多柔少。及不合生理與體育原理者。於以來新體育界之議評。而習見之諸種運動。每多各執一偏。惟太極拳反是。其運動部分。固亦各式各有所主。然多屬調和運動。不偏重任何部分。肉體與精神二者。內外兼修。平均發育。深合於身心合一之新體育原則。初習姿式。以虛柔開展。舒其筋骨。進而緊湊用勁。漸臻剛硬。終則熟着懂勁。剛柔相濟。感覺靈敏。緩急如意。身心合一。增智慧。堅意志。遠非專從事於筋肉鍛鍊之運動法可比。良以求體魄之健康。貴有適宜之運動。偏於柔緩。則不足以達運動之目的。趨於剛疾。則生激烈之弊。反害身體。壯者如斯。弱者更不敢嘗試。尤在同時鍛鍊精神感覺。身心合一。則智德可用。否則恐流為暴戾蠻橫。有害性情。是故最適宜之新體育。首推太極拳。宜老。宜幼。宜男。宜女。宜個人。宜團體。至其所含對敵致勝之最高技擊法。尤足動人勤於習練之興趣。不至生久而厭倦之心理。昔者太極拳宗師許禹生先生謂太極拳之運動。無不合與生理學。用力用勁。無不合於力學。用意無不合於心理學。以四十載寢饋於斯之功行學術。爲後進說法。固非漫然爲太極拳張目也。

應用　爲保衛自己。攻擊敵人。而極端發揮太極拳着勁之殊効者。應用是也。即如何攻擊敵人。如何防禦敵人。處處含有技擊性質。然運動若不合於生理學。用力不合於力學。用心不合於心理學。決不能勝敵而愉快。故研究太極拳應用之方法。必須先研究體育之原理。計算筋肉之發達。並注意精神感覺之作用。及智德之修養。而後可。決非日孜孜於不甚澈底之姿式。更致力於倘無意識之推手。欲冀其成功。難之又難也。其他各種國術應用。因種類派別之不同。其應用方法亦異。在表面觀之。與太極拳殊途。然亦可取以借鑑。如北方之岳氏散手拳。岳氏八翻手等。以專擊敵人之要害。毀傷敵人之四肢爲主。恃掌致勝者。有通臂掌等。恃步迫敵者。有八卦掌等。其餘如形意拳之勇速。長拳之敏捷。少林之短險。及其他腿門之專恃用腿。不重手法者。率皆利用其獨到之長。惟太極拳則專主以柔克剛。以靜制動。以簡御繁。以逸待勞。以小敵大。以防人爲主。而制敵之長。制敵之長不爲敵用。我復得融會各家之長。而爲我用。則太極拳應用之能事畢矣。習太極拳應用法者。應先識別途徑之正否。傳法之眞僞。能得其眞者。非但功行學識異於常人。其行爲道德。亦隨之增益而孟晉。是古人所謂最上乘功也。故研求應用。首貴以理貫之。如前所謂合於生理，心理，力學，等是也。以此相衡。則成功者多而不成功者少矣。

修養　由健身而至應用。及深苦之練習。而修得高尚之道德者。謂之修養。蓋天下萬事。無不有勝負之範圍。設以太極拳勝負之理論。運用於人事。可得處世有用之智識。終可達安身立命之域。凡事皆能默會勝負之理論。而趨重於高超達觀。及偉大人格事業。即此所以鍛鍊精神也。故健身應用之目的。終可至於修養。以成無上之高尚道德與人格。是爲習太極拳最終之結果。換言之。即莊子所謂技而近於道者也。在太極拳本身。即具有若此之大權能。況復更加以武德之訓練。智仁勇俠之養成乎。故習太極拳之順序。即先依姿式鍛鍊。以健其體魄。次依技擊方法。而磨練其應用。進而修養其不拔之精神。堅固其高尚道德之思想。而運用於偉大人格與事業。然則習太極拳者。其行爲道德方面有缺。則雖身體若何健全。應用方法若何靈妙。亦不足稱爲完全達到成功之士。學者不可不審也。

綜上述健身，應用，修養，三者。今人多偏重健身與應用。已失古人最高原則。就健身言。不論何種拳法及運動法。習之皆有效。而入歧途者。亦足致病。求應用者。設所習謬誤。非但虛度光陰。自覺無趣。若施之於用。甚至有傷身之禍。嘗見許禹生，紀子修，吳鑑泉，諸先生之練習應用太極拳矣。而未能以言語文字形容也。之數先生者。皆承楊氏嫡傳。而加以畢生精力之研究者。當代罕其匹也。楊氏自露蟬先師從陳溝習技。以太極拳名於世。號稱無敵。爲舉世所公認。再傳三傳。源遠而流益分。惟許紀吳諸先生者。皆不失爲繼承之士。亦誠不負內家太極拳之美名。其外薪傳者。或不在少。至或偏於剛。或偏於柔。胥以重視鍛鍊。不究原理。以至於偏。其剛柔相濟。足紹正宗之傳者。海內咸推許氏焉。吾人習太極拳法。首應平心靜氣。破除成見。由規矩以求理論。由理論而定是非。以古人所遺之著述原理。詳加體會。遵道而行。再本眞傳。實際切磋。則其成就之功。雖不中不遠矣。余雖不敏。竊有志於斯。

第二節　太極拳與易象

許禹生先生之釋太極拳曰。夫太極拳者。形而上之學也。法易中陰陽動靜之理。而運勁作勢。純任自然。無中生有。所謂無極而太極也。至其運用圓活。如環無端。莫知所止。則又所謂太極本無極也。勢勢之中。着着之內。均含一圓形。故假借太極之理以說明之。而以陰陽動靜剛柔進退等。喻其作用焉。於此可證知太極拳決非含有迷信之意義。而與河圖洛書周易卦象生尅消長之機合其至理。以科學之方法整理之。可得其迹象。以哲學之原理推衍之。可見其精微。故高明上智者。視此拳法爲良好伴侶。豈標榜門派坐井觀天者所可比哉。玆就拳法之體用。索其合於河洛易象之點。摭拾師友所恆言。堪爲拳法發其蘊秘者。參具蠡見。申論於次。

孔安國曰。河圖者、伏羲氏王天下。龍馬出河。遂則其文以畫八卦。洛書者。禹治水時。神龜負文而列於背。有數至九。禹遂因而第之。以成九類。劉歆曰。伏羲氏繼天而王。受河圖而畫之。八卦是也。禹治洪水。錫洛書。法而陳之。九疇是也。八卦在太極拳法。以象掤、攦、擠、按、採、挒、肘、靠、八勁。九疇者。即戴九。履一。左三。右七。二四爲肩。六八爲足。即九掤。一攦。三擠。七按。爲四正。二四爲肩。六八爲足。爲四隅。以輔四正之不足也。按易源於河洛。而太極一圖。自漢以來。諸儒言易。莫有及者。惟道家有太極二五之說。又有無極太極諸圖。陳希夷居華山。曾以無極圖刊諸石。元公取而轉易之。更名太極圖。仍不沒無極之旨。由是諸儒推演其說。南軒謂元公自得之妙。蓋以手授二程先生者。自孟氏以來。未之有也。朱子發述易源流云。陳摶以先天圖傳种放。放傳穆修。修傳李之才。之才傳邵雍。修又以太極圖傳周敦頤。敦頤傳程顥。據此可知太極圖與先天圖。同時而出。皆源於易。朱子啓蒙云。太極者。象數未形。而其理已具之稱。形器已具。而其理無朕之意。在河圖洛書。皆虛中之象。周子曰。無極而太極。邵子曰。道爲太極。心爲太極。是也。太極生兩儀。一動則陽一而陰二。在河圖洛書。則爲奇耦之象。周子所謂太極動而生陽。動極而靜。靜而生陰。靜極復動。一動一靜。互爲其根。分陰分陽。兩儀立焉。邵子所謂一分爲二者是也。太極拳法。在未練之先。毫無朕兆。是謂無極。至拳式開始之時。象未形而理已具。意已動。如果仁之將萌芽也。是謂太極。並可知太極拳之動靜陰陽剛柔進退皆具備。而不形於外。未可以迹象求。未可以常理測也。拳式既開始。則陰陽始判。剛柔始分。

於是出手爲陽。收手爲陰。開手爲陽。合手爲陰。進爲陽。退爲陰。仰爲陽。俯爲陰。動者爲陽。靜者爲陰。化爲柔。制爲剛。走爲柔。粘爲剛。守爲柔。攻爲剛。是謂兩儀。陰屬柔屬虛。陽屬剛屬實。其符號爲『⚋』與『⚊』即一陰一陽之謂道也。易卦之變化無窮。拳法之演進益妙。雖終身寢饋其中。有不能窮其境者。各卦三畫級中。有連有斷。而凡三畫以象一卦。即爲三才。繫辭云。六爻之動。三極之道也。又兼三才而兩之故六。六者非他也。三才之道也。三畫已具。三才重之。故六。而以上二爻爲天。中二爻爲人。下二爻爲地。三極、謂天地人之至理。三才各一太極也。易經說文有曰。「夫極者棟也。」棟者、如屋之中梁。猶人體之脊柱也。三才在太極拳中。是曰三盤。上盤、中盤、下盤、是也。上盤者何。肩以上頭部是也。取象乎天。中盤者何。肩以下胯以上胸腹各部是也。取象乎人。下盤者何。胯以下至足跟之部分是也。取象乎地。三盤象三才。其剛柔無定所。惟按卦爻所配之字。以定部位之剛柔。不僅全體可分三節。即人體各部。無不以三節連貫而成。如臂之自肩、而肘、而腕。腿之自胯、而膝、而踝。手足及指。皆有三節。（大指二節）是以人身全體論。以各部論。皆有三才之象也。在太極拳穴法有三絕。即眉間、中脘、氣海、是也。世稱死穴。擊重則死。太極拳琵琶式。即所以詆三絕。故爲太極拳之椿步。基礎悉在於是。變化盡在於是。所謂道生一。一生二。二生一。兼三才仍歸入於道也。兩儀之上。各生一奇一耦。而爲二畫者四。是爲四象。『⚌』『⚍』與『⚎』『⚏』在人身爲四肢。如屋之有四柱。在拳法、即實虛、實中有虛。虛中有實。以之分別勁功。斯之謂體。周子所謂水、火、木、金。邵子所謂二分爲四者是也。五行者。在拳法爲前進、後退、左顧、右盼、中定、五者。蓋所謂五行變於足。八卦渾乎手。上方下圓。隨圓就方。上下相隨。變化不已。則易理生生不息之意。河圖之一六爲水。二七爲火。三八爲木。四九爲金。五十爲土。則固洪範之五行也。漢志言天以一生水。地以二生火。天以三生木。地以四生金。天以五生土。此爲五行之說之始。而易之爲書。不言五行。故五行之說。出於歷數之學。非易之道。然而太極拳步法。採五行以象之。實足以發其變化之妙。是以論陰陽五行之變。愈衍而愈精。在昔楊露禪先師太極拳。以八種練法傳世。其中不出剛柔虛實高下疾徐之範圍。平時用功。採用先天八卦符號。乾坤相對。乾掤坤按。乾屬純剛。故掤而向上。坤屬純柔。故按而向下。是又天地之道也。掤勁剛而上承。按勁柔而下順。在拳法尤切實際。故在功深者。每以掤勁出手接敵。再施其他變化。猶如藏甲兵於城中。先在城垣抵禦。然後以兵戎出擊之也。惟在平素養成純剛純柔之體。方盡第一步功夫。故在太極拳每式每着。皆有掤勁。即命名爲掤拳。爲義亦當。至對敵變化。不過剛柔配備不同耳。如坎離相對。坎擠離擺。坎象中滿。故擠以出之。離象中虛。故擺以合之。即就掤擺擠按四正之勁。其剛柔相濟爲用。配備已神。加以四隅。（採挒肘靠爲四隅）乃成八卦。由八卦以成六十四卦。亦無非剛柔兩種原動力配合而成。相助相濟。以成其用。總不出一陰一陽之謂道之義也。

凡天下萬事萬物。皆不出太極之範圍。至太極拳法。則全本易理。非但皮膚擬合也。如『闔戶謂之坤。闢戶謂之乾。一闔一闢謂之變。往來不窮謂之通。』太極拳法。處處不離開合。闢闔即開合也。闢戶爲乾。是爲陽變。闔戶爲坤。是爲陰合。在拳法。陽變以制人。陰合以化人。一制一化。一粘一走。所謂一開一合也。於勢之中。着着之內。一開一合。毫不紊亂。然開而合。合而開。似有軌道之可循。謂爲有形於外之變。其由開而合。由合而開之時際。爲開合之發動點。即所謂陰陽剛柔動靜虛實之間者。拳經有云。『動靜之機。陰陽之母也。動之則分。靜之則合。』苟明其機。固無往而不利焉。就其應開應合。而能適當以順自然。則謂之知機。其精奧全在於是。又所謂『開合鼓盪主宰定』也。變化往來。而演成四正四隅之勁。粘連黏隨。無往不利。則誠往來不窮而術通矣。是必先就有形之着勢。而求得開合之勁與用。然後由『着熟而漸悟懂勁。由懂勁而階及神明』也。

太極拳法。於今有新舊兩式之分。文武兩派之別。大小兩架之異。舊式者。即一般所稱老架子者也。老架子各式。皆取象於道。蓋拳既以太極爲名。雖一動一靜。莫不有所依據。非但以陰陽剛柔之常理喻之。即四正四隅八勁。以象八卦。可謂體象皆合。不可移易。而太極起式之取意。尤奧奇無兩。如『攬雀尾式開勢第一動之形式。與現時『手揮琵琶式』『抱手』相同。惟兩臂係用『合勁』其意爲合制對方來手。左手在前含『切勁』。右手在後含『攔勁』。變式向右。則右手在前含『切勁』。左手在後含『攔勁』。與現時所練『上提手式相同。

（提手式有上提下提之分）此兩動作之形象相合。即爲雙魚形兩儀之象。所含攔切二勁者。『攬雀』式。一名『攔切』式也。亦有名懶扎衣者。由上式接作『單鞭』式。左轉身還原開式時方向。兩手橫分。左手立掌。右手垂腕。（不撮鈎）作地盆步樁。脊直。胸稍含。氣沉丹田。腹內意取丹字。此倒丹之點。四指丹田。兩手路線與形式。即可代表兩魚之接合中線。兩式合成一太極圖形。有練作弓箭步樁。繼變地盆式者。稱之曰『丹變』。此『單鞭式』。在昔全拳內爲數有九。寓九轉還丹之意。攬雀尾與單鞭接練。合稱曰太極式。學者不究。似覺簡單。而用意則頗深也。新式之名。何所自來。以舊式意專主於修養、偏於一隅。遂進而兼採應用之效。歸納各種練法。鎔冶而成。較舊式繁而便應用。健身、致用、修養、三者。並重而不背。可稱動靜平衡之功。其與舊式不同之點。即如太極開式攬雀尾。舊式僅攔切二動作。新式則四正四隅皆備。單鞭爲隅手。單鞭之步。亦不僅乘騎。而有弓箭、丁虛、丁八、等數種。其體用可謂大備矣。

『張三丰授宋遠橋之言曰。予知三教歸一之理。皆性命學也。均以心爲一身之主宰也。保全心身。即永有精氣神也。有精氣神。纔能文思安安。武備動動。安安動動。乃文乃武。大而化之者。聖神也。先覺者，得其寰中。超乎象外矣。後學者效先覺之所知能。其知能雖爲人固有之知能。然非效之不可得也。夫人之知能。天然文武。目視、耳聰、天然文也。手舞、足蹈、天然武也。孰非固有也明矣。前輩大成。文武舉神。授人以運動修身進之。不以武事修身傳之。予及此傳於武事。然不可以末技視。依然强身之具。修養之道。性命之功。聖神之境也。夫如是，予授之爾。終身用之不能盡矣。至予得武繼武。必當以武事修身傳之也。修身入首。無論文武。成功也。三教三乘之源。不出、太極。願後學以易理格致於身中。留於後世也可一。按三丰先生此項讚文。論各教統一修練之法。悉由體育修身之道。而太極拳之眞義。則以武事修身。以易理爲原則。而極端發揮天然文武之良知良能。大而治平。小而修齊。爲人之道。皆在於此。

依前所載。太極拳向無文武之分。自專講修養。與專講應用殊途後。始創文武兩派之稱。謂專講修養者爲文派。專講應用者爲武派。相互攻訐。各走極端。方且自是其是。而不知皆有所偏也。失太極拳法之眞義矣。至於大小架子之稱。本屬一途。强分爲兩。按拳經云。「先求開展。後求緊湊。」開展之意。謂舒暢筋骨。流通血脈。練時放大姿式。先由健康之途着手。以期漸近自然。即所稱大架子也。姿式舒展通暢。身體自健。然後就原式縮收緊湊。漸至綿密。研磨應用方法。加入內勁。先求着熟。後求懂勁。姿式雖漸縮小。用意則漸漸增多。此爲次第進功之步驟與方法。而妄分大小。截成兩派。是眞殘賊太極拳術。任意斷鶴續鳧。徒學無識之紛爭。爲私人標榜之借口。甚爲識者所竊笑。按之太極拳。原本易理脫胎而成。包羅萬有。極字宙事物之變。而不能逾其範圍。豈復能以文武大小自限。適彰其偏陋。而昧於本源。深可概惜。然則習太極拳者。豈可不于河洛易象推衍其原理。舍本逐末。差之日遠。其謬詎可以道里計哉。

第三節　太極拳與體育

體育之發達與否。影響民族之强弱。其重要盡人而知。然能實行講求者。甚屬寥寥。故在今日。欲强我中華民族。則盡力提倡體育。實爲我國民人人應盡之責任。提倡太極拳術。固不足以包括體育之全部。然太極拳在體育上。實佔有其他體育方法所不及之重要性。尤適應于今日中國之現實情狀。惟言太極拳與體育之詳切關係。應先明悉體育之眞意。然後不煩解而自知也。

體育二字。包含運動、衛生、及其他能使身體强健之一切事項。此廣義言之也。若狹義言。則指所育之運動而已。體育意義。非但健康身體。即爲達到其目的。更須有心的培養。漸次養成完全之人格。即吾於太極拳効能節中所謂之修養。亦即身心合一之運動也。而在今時之體育項目中。含太極拳術外。而能達到身心合一之運動者。殊不多見。故倡運動者。多不能達到體育二字之眞義。蓋偏於身體的運動也。身體與精神。須平時作有關切之運動。自然可養成完全之人格。非一蹴可幾。故體育之根本。身體精神。不能分途修練。其最高之標的。爲身心合一。身體與精神。有相互之影響。如吾人精神爽快。則體力增加。作事勤奮。精神不快。則筋力減少。遇事退縮。精神興奮。則趾高氣揚。精神萎靡。則垂頭喪氣。他如聞鷄起舞。見獵心喜。此精神之影響於身體者也。至若手足有疾。則精神頹唐。昂首張胸。

則思想積極。此身體之影響於精神者也。委以心志之發達活動。常爲身體狀態所支配。而身體不強。又足以使精神思想日趨萎化。直接影響個人。間接影響民族也。心之作用。悉表現於精神之狀態。不出智德二育之範圍。智之修養。大別之爲記憶、思考、判斷、想像、等。德之修養。則沉着、果敢、信義、仁愛、有勇、知恥、等。皆屬之。故體育運動之目的。常伴智德二育以共進焉。

太極拳法。當然爲體育項目之一種。而其效能。則不僅運動身體。且極端達身心合一之體育眞義。在運動身體方面。亦如他項體育之成効。分述於次。

太極拳各式。皆爲開合動作。一往一復。一上一下。有左即有右。有前即有後。而內部用勁。亦皆相對。關於全身筋肉。能起相當之收縮作用。而爲平均且有秩序之發育。臻於堅實充滿。非但徒增脂肪也。

太極拳運動骨骼。以臻於靈軟活潑爲主。故全屬柔緩動作。拳經云。「形如搏兎之鵠」一。極言其輕靈迅速也。而動作之能輕靈迅速。全賴於骨骼之柔軟。富有彈性。而不硬化。故蓄勁發勁。有開弓放箭之稱。依式運動。能使全身骨骼聯縣貫串而不滯。乃可上下相隨。屈伸開合。施之於應用。而得機得勢也。若衡以生理之說。成年人骨骼中成分。石灰質日漸增多。哈倍司管漸塞。膠質日漸減少。故骨骼堅硬。難以彎曲。動作遲笨。與童年大異。是以欲成就至高之武技。而骨骼必先求柔軟靈活。恢復童年時之活潑自由。不以堅硬爲貴。其惟太極拳之柔緩運動。爲至高無上之方法乎。

太極拳對於筋肉骨骼運動所得之成效。既如上述。而在吾人身體之組成。筋肉之外。則爲皮膚。一般運動。殊能使皮膚强健。顏色紅潤而光澤。日趨美觀。且可調和體溫。防止風寒暑濕之浸襲。而太極拳之運動。於是而外。則能特殊發達觸覺。臻於異常靈敏之境。有不可思議之妙運。蓋以感覺機關。爲吸收智識之門戶。非但五官之視聽己也。其利用觸覺者尤多。觸覺之能力。有不待腦海之命令。而能自動察覺、判斷、處置、非耳目口鼻之能所可及。在技擊術之應用。人第知賴於耳目觀察以攻以守也。而不知急遽之際。快似流星。疾如迅雷。豈可專恃耳聞目見以辨攻守之機。所賴者、觸覺之靈敏與否耳。以觸覺決定勝負。蓋什之七八。感而遂通。捷如影響。是故太極拳姿式及推手。即所以磨練觸覺。使日趨靈敏。而利用之以察敵力之大小方向而應付之也。故含有體育的、技術的、兩種運動之意義焉。

人體內部之循環、神經、排洩、呼吸、諸系。皆可因適宜之運動。而日趨健康。練太極拳。亦具有同臻於强健之效力。更無可贅。簡言之、運動可使血液之循環作用增加。而底於清潔。然過劇之運動。則足以致病。神經系主持全體之感覺及運動。神經之過遲過敏皆爲病。故須以適宜運動調和之。常見習某種運動數十載者。其動作遲笨。感覺呆滯。反失其天賦適當之機能。不能謂非運動不適宜之過也。排洩各器。因運動而各司其職。得適宜的新陳代謝。則不生病患。至呼吸之重要。今之體育家及衛生家均主之。吾國古來相傳之吐納導引諸術。皆呼吸運動也。太極拳全爲正呼吸法。亦名深呼吸。動作與呼吸始終一致而不亂。爲最高之原則。此則非他種運動方法所同具。即前述人體各系與運動之關係。每見有失之過。有失之不及。求其確合於適宜之分量而不偏者。亦惟太極拳矣。

以適宜於各級年齡。適應於中國環境。著稱之太極拳。而有前述運動以强健體魄之能力固矣。更含有技擊上獲得勝利之絕技。爲其他體育方法所不具。亦無待申論。惟對於心的修養。智德之增進。尤爲獨具之特長。未可以狹小之技術觀念視之也。但其理論。既繁且夥。擷其要目。對人之德。爲崇信義。守禮讓。輕死生。重廉恥。扶傾濟弱。除暴安良。關於修身者。勤鍛鍊以耐勞苦。習柔緩以去暴戾。愼暴動以和性情。務鎭靜以富思考。重實用以增勇氣。熟機變以應非常。至於技術務精妙嫻熟。對敵獲必勝經驗。意志能堅固不撓。凡足以增智慧、蓄道德。而完成偉大人格事業。無不由太極拳以武事修身而可獲效。倡體育以恢復我民族精神者。顧可忽乎哉。

第四節　太極拳與科學

中國古來相傳之事物。胥以經驗事實取信於後世。故得源遠流長。久而不失。若太極拳之爲人所重視。特殊普及。美舉遠播。即其一證也。凡稱太極拳之良美者。並未必即爲早有得於科學精義之士。其所稱述信受之者。今皆於經歷其事實。親獲其效益。然其所以良美。故

○固不盡僅爲空談哲學○假儒術自重○而附會穿鑿○以神其說也○其姿式運用○既歷久經驗良好○則正所謂『天下之物○莫不有理○』非根於科學○而實自合於科學○且嘗證之○無不合於科學也○第科學之類別至夥○夫豈皆與太極拳相合○惟就其所具之體用爲範圍而參證○以言運動之範圍○其目的在於强身○而凡關於運動生理　運動衛生、生理解剖，諸學○盡應取而則之○方可獲美滿之效果○苟有不合○則不但難達所求之目的○必且戕賊生弊○有碍健康○亦何貴有此運動哉○太極拳之運動主於柔緩○繼則按功行淺深○次第加入各勁○純採自然○循序漸進○而毫無勉强難爲之弊○不論男女老幼○及年齡大小○身體强弱○習之無不相宜○在西洋之體育方法○每按人體分部運動○似易考察效果○然偏於手足之動作者多○於內部臟腑神經○不甚講求焉○即使身體得特殊粗壯○筋肉得特殊發達○於智德二育○反顯見退化○或竟成爲完全粗野無識之士○舍能跑跳外○別無一長○且有因過激運動而喪失生命者○如遠足競走獲選冠軍之孫澂○旋罹肺疾而殞命○不能不令人驚懼也○然則所謂運動何部○則何部發育者○決不能不牽動於其他各部○如太極拳各式運動之效果○固皆各有所主○而各部動作○配備停勻○且多調和運動○能收全體平均發育之功○而無倚重倚輕之弊○尤其動作與呼吸合拍○由呼吸而鼓盪內臟○內臟之運動○亦不減於手足形迹也○是故以運動生理學而統計核算○其效果眞有出乎意料之外者○例如摟膝拗步式○與倒攆猴式○在拳式中○其練習次數、則甚相當也○前後左右之動作、則甚平均也○其要旨、則爲上臂之伸縮○腿足之收放○腰胯之轉動。脊柱之屈伸也。其應用、則習步法之進退靈敏。手之連環摟打推按帶引指點掌印也。而所得之效能。不但手臂與腿足腰胯發達而靈敏。及對敵應用臻於精妙而嫻熟。乃足以使神經銳敏活潑、增進智慧。且復能愈腰痛及腎衰諸疾患。其他各式之功效。類如此也。

夫運動固爲求强身。而由方法不善。及居處飲食與運動前後之不加調攝。多生病患。非運動之過。因忽於運動衛生學之條件。而不加考究之故也。太極拳之運動。習者師友遞傳。有至嚴格之宜忌。誠習是術者之金科玉律。直稱之爲太極拳運動衛生學。亦無不可。並可適用於他項運動也。習太極拳衛生條件。以時間、地點、空氣、三者爲主要。最適宜之時間。爲清晨盥漱前後。及晚時酉戌之間。惟晨時宜專心練習。晚時宜兼及研究。視爲故常。不得作輟。而練習需時之長短。在初學連續運動半小時。久之增至一小時。長此爲限。且須運動之後。有適當之散步與休息。則不生形弊神竭之害。又運動時間。須遠離飲食之前後半小時或一小時。且注意先淨二便。則無害於胃腸。而食多，飲多，睡多，皆所忌也。地點之選擇。宜於坦平潔淨當受日光之所在。不必定擇高山曠野茂林海濱之地。惟重要在於清靜而無雜擾。即花園寺觀幽僻之處皆所宜。以清靜則心志專一。精神內斂。進功迅速也。苟得清靜。雖臥室書室。皆爲良好之運動場所。又何必齗齗於擇地哉。空氣須新鮮清潔。不但運動時所須要。平時亦然。惟運動時呼吸加緊。在太極拳且爲深呼吸。若塵土飛揚。氣味惡濁。其受患更逾於平時。昔人每有採日月精華之說。蓋皆取空氣新鮮也。練習之場所。須積極避免風霧烟塵。能常清潔。並洒以淨水則當矣。此外隨時注意攝生項目。言之甚夥。皆所以求得運動之益。防止運動不善所生之害。

太極拳之功行。係以手足運動內臟。而注重氣與勁之能力。故稱之曰內功。然其入手之方。必澈底明瞭人身各部之組織與功用。順其自然。而獲效殊速。則生理解剖。不可不講也。按人體神經受刺激而生之運動。爲反應動作。若遇壓力。即自起抵抗。若睡夢中被蚊咬。則自動撲擊。皆非受意識支配而後動作。如有意之動作。積久而成習慣。亦可成爲自動。太極拳即利用此固有良能。而發揮之也。故其最高之標的曰懂勁。而發生滋長此勁之源。則在乎氣。是必於臟腑運動。而堅固生命根源。乃能成功。惟心臟肝肺腸胃等。屬自動的。爲不隨意筋。不能受神經之支配而如意動作。悉賴肺部呼吸鼓盪之力使之動。故氣爲成功之根基。內部各臟。既各有其功用。外部筋肉皮骨。分之則各成其能。合之則聯貫致用。須先明一部分之結構。在生理上之作用。然後自得其內外全體大用也。太極拳之練習。非但聯貫及單式。最初即須於身體各部逐件考察單練。如指應如何。掌應如何。肘與肩應如何。胯與膝應如何。有無不合於生理。是否有顯著效益。是必平素練此一肘一指之功。於臨敵時乃能致用。豈第純成套姿式爲能事乎。神經筋肉等。經日久之實習。漸次隨意變化。而至於得心應手。不假意識。而成適當之自動。孰非據生理解剖學而分節發展其效能有以成功哉。

太極拳非但以運動而健康其體魄精神。其立意重在技擊。夫以赤手空拳。而欲勝敵愉快。一般以力之大小，與體魄之強弱，為評斷。太極拳則不然。其原則純取以柔克剛。以小敵大。以靜制動。以逸待勞。諸理論而成立。突破「有力打無力。手慢讓手快。」之定理。而至於「四兩撥千斤」之妙運。是則體力之大小強弱。與太極拳無若何重要關係。惟在能運用適當。恰乎可制人而不制於人。在拳法稱之曰。「懂勁。」至如何能以懂勁。則應經過「熟着」之路途。「熟着」云者。即練習實驗對敵有效之方法。發無不中。完成技擊勝利之意義也。着法所含。千變萬化。而勁之運用。尤神妙難測。習之既非容易之事。若細求之。則叅根於物理學、力學、幾何學、心理學、彙集而成。但寢饋於中者。不自覺耳。是亦科學之技擊法也。茲就太極拳各式各着各勁。以各種科學分斷印證之。如海底針式。單鞭下式。扇通背式。彎身錘式等。與滑車之力相合。野馬分鬃式。進步搬攔錘式、等。與尖劈之力相合。手揮琵琶等式及挒勁。與槓桿之力相合。至輪軸、螺旋、等力之原理。則太極拳各式各着各勁幾完全利用之。又如遇敵時。攻防進退之速度。必與敵之速度相合。即「動急急應。動緩緩隨。」之意。並如何應敵。倉卒不失其機。則均合於動力學也。其如運行有曲綫。發勁有定點。運動注意重點。受力力避平面。搭手如球面切綫。擲人用垂直或準割綫。步法用半圓、正圓、三角、等。乃至於拋物、橢圓、弧形、平行、半徑、對角、垂直中分、各綫。其應用之處。不可勝數。是又悉合於幾何學也。在對敵之範圍。則心理學尚矣。昔人所謂上驚下取。指南打北。舉打肩歪。腳踢膊斜者。皆此謂也。然此就對敵而言。若夫運動精神。必留意於知、情、意、三者。則不至冒莽從事。有害性情。太極拳之以柔爲主。馳騁天下之至堅。尤足以平和心氣。鎮靜性情。更無不合於敎育的心理學也。於此而外。若專以各種科學比而論之。其理至繁。其義亦夥矣。吾人究于於是術者。舉其一而反之。又何待縷縷也。

第三章　太極拳文獻

第一節　張三丰傳

明史方伎傳。記張三丰事跡云。張三丰。遼東懿州人。名全一。一名君寶。三丰其號也。以其不修邊幅。又號張邋遢。體碩而偉。龜形鶴骨。大耳圓目。鬚髯如戟。寒暑惟一衲一蓑，所啖升斗輒盡。或數日一食。或數月不食。書經目不忘。游處無恆。或云一日千里。善嬉語。旁若無人。嘗游武當諸巖壑。語人曰。此山異日必大興。時五龍，南巖、紫霄，俱燬於兵。三丰與其徒去荆榛。闢瓦礫。創草廬居之。已而舍去。太祖故聞其名。洪武二十四年。遣使覓之不得。後居寶鷄山之金台觀。一日自言當死。留頌而逝。縣人共棺殮之。及葬，聞棺內有聲。啓視則復活。乃遊四川。見蜀獻王。復入武當。歷襄漢。蹤跡益奇幻。永樂中。成祖遣給事中胡濙。偕內侍朱祥。齎璽書香幣往訪。遍歷荒徼。積年不遇。乃命工部侍郎郭璡隆平侯張信等。督丁夫三十餘萬人。大營武當宮觀。費以百萬計。旣成，賜名太和太岳山。設官鑄印以守。竟符三丰言。或言三丰，金時人。元初與劉秉忠同師。後學道於鹿邑之太清宮。然皆不可考。天順三年。英宗賜誥贈為通微顯化眞人。終莫測其存亡也。

謹按稗官野史。所記張三丰別傳甚多。事跡亦各不同。當以明史所記為可徵信。惟三丰之存亡。迄無信實之考據。有謂至清之中葉尚在人間者。此道流之傳述。雖見諸記載。然未可據為信史。余於民國二十二年夏。遊太原府屬（現屬陽曲縣）之崛崓山。汽車僅抵崗村。距山尚遠。汾水間之。且須覓渡。土人言村西北有山。深可十餘里。山巔有懸崖洞。高數千尺。傅青主先生曾讀書於此。只通鳥道。絕難攀登。虎豹之屬。常出沒焉。余與張陶然女士欣然往。攀籐斬葛。備歷艱險。抵洞後。下視汾河如綫。村落環拱。慨然有出塵之想。此行最可喜者。洞內有明崇禎時碑碣。拂拭可辨。上載『嘉靖中張三丰眞人曾修道於此』。至足珍也。

太原縣屬之南峪村。有山高數十仞。名葦谷山。山巔有蘭若。相傳為張三丰修養之所。考太原縣志人物類載。『張眞人。名君實。號三丰。遼東義州人。狀貌魁偉。行步如飛。太祖及成祖求之皆不得。後遊太原之南峪山。嘗絕烟火。累月不饑。或分身助人力作。數著靈異。忽為病丐狀。來乞村民施缸。云死即瘞南峪山上。詩果死，如言瘞之。後村人又遇於西安諸處』。太原縣之名勝。為晉祠鎮。唐公李淵發祥之地。原為桐葉封弟之所。汾晉兩水環之。中外人士。多遊於此。西十餘里為天龍山、葦谷山。天龍險峻幽深。有齊高歡避暑宮。及盜跖旂石。諸古蹟。葦谷山麓有村名南峪。故葦谷由。亦稱南峪山。言名勝者。知晉祠天龍。而不知有葦谷。蓋由幽徑僻。艱險難登。三丰於是乎不居晉祠天龍。而踐葦谷耶。數百年來。遊人絕迹。且漸忘之矣。余聞土人言。三丰遺蛻貯磁缸中。瘞葦谷山下。符縣志所言。屢擬考其究竟。久之不果。曾弟子聶君立軒自晉祠來。以相與探訪爲言。因欣然往遊。聶君爲新教育家。專致力農村事業。性喜考古。於太極拳造詣甚深。素爲晉祠天龍一帶之武士文人所崇拜。因得鄉導南抵南峪。初至村立小學。教席崔愚若。對此毫無所知。村民百餘戶。自清代迄今。二百年來無讀書者。余等悵然若失。幸村中有李老。年七十餘。鬚髮皤然。多識掌故。謂「昔有邋遢師傅。自遠方來。遍遊各山嶽。後止於此山之石洞。時與村人往還。助人農作。寒暑一衣。其靜坐之石床。旁置一大磁罈。客至談道。頻以手向罈中取食。不知其何物也。相傳忽去忽來。歷年甚久。吾（李老自稱）幼時，聞耆老言。邋遢師，張姓。明時人。來村時。已數百歲。後坐化於石洞。村人之好善者。置木龕內。移山砌石室中。封其口。不知爲何時事。十餘年前。好事者啓小孔窺之。趺坐若入定狀。後有瘋人啓而入。持木棒擊毀之。村人弓二禿。憫邋遢師遺容之毀也。遂於室內木龕前塑一泥像。至今猶在」。余等遂邀此老爲道。登葦谷山。山徑崎嶇。僅容一人。從者畏險。莫敢返視。行約二里。抵山砌玉皇廟。廟東數十武。地頗坦平。荒草沒脛。有石室。其門南向。門爲小石所砌封。上有一孔。徑可數寸。因攢而充之。投身其中。光甚暗。久之、始辨。室高五尺。當門有塑像一尊。

作合十趺坐狀。背後置一木龕。朽壞已久。木質粉化。稍觸即撲撲落地。龕內有脊骨尾閭骨等。可想見當日趺坐情形。兩顴已斜倒地上。餘骨亂堆龕內外。原着黃色綠袍已如灰燼。室在山坳。故甚乾燥。李老當渠三十年前來覓時。見皮肉乾臘，軀體猶未壞也。嗣出石室。復攀荊握蔓而登峯巔。置身雲霄。陸空四望。汾河如帶。村落如盤。更想見仙人方寸中。視塵世如兒戲也。山巔最高處。有一天然石洞。旁有石牀。可容一人。李老謂即張邋遢師當日修道處也。出洞後。俯視來路。蜿蜒曲折。蔓草間之。偶一失足。誠莫知其底止矣。繼念修道於此之三丰眞人。登臨跋涉。不畏其苦。回憶縣志所載之『行步如飛。』自不虛也。下山後。謝李老而訪瘋人。則一三十餘齡之男子。問以往事。喃喃不知作何語。揲躚笑顧而去。余按太原縣志及懸崖洞碑碣之所載。謂三丰之蹤。修眞遊於太原一帶。爲眞實不虛。而南峪村之跡。歷年甚久。亦鑿然有據。縣志載「瘞於山下」。則固可證其死也。村人置木龕中。事雖不符。然未聞再有其他道者修化於此。則亦可証其爲三丰矣。惟南峪村人不諳書。惜無碑碣及私家記載可參證。至今只知爲邋遢師。而不知爲張三丰。且知之者。亦惟耆老數輩耳。明史記三丰事云。「終莫測其存亡也」。後人言三丰者。疑尚在人間。自洪武永樂求之不得。於嘉靖時尚遊太原。止懸崖洞。相距數代。其年壽亦可驚矣。三丰棲葉谷山時。意者、與遊懸崖洞當同一時期。兩山相去。不遠百里。然則棲葉谷後。忽來忽去。遞及坐化。當在嘉靖以後也。太原縣志。修於清道光間。三丰死於南峪。不審是否根據舊志。抑得之傳聞。舊志作於何時。未及考究。若得之傳聞。則非紀心之記載。又無怪與村人所傳及山洞之事實異也。是則往昔文人之斷記。固不可盡信矣。在以三丰爲眞仙者。固信三丰不死。即死亦不至無聲無臭如此。殊不知死之一關。爲生物所同歷。三丰又何可不死。死於南峪。與死於他處等耳。村人無知。見其邋遢如丐。則鄙棄之矣。乃於其死後。置之木龕。藏諸石室。即可知其素著靈異。實有異於凡丐。惜無時日可考。泛言之。當在明嘉靖後。清道光前耳。若証以木龕如灰。則歷年之久也可知。恨無植物學者而證之。凡上所記。爲余無意中之幸遇。而有以感夫人生之暫。雖仙人不可留。且補私家傳記之闕。然亦無善太極拳之傳說。蓋三丰得道之士。位列仙眞。太極拳法。其餘技耳。故不以武顯耶。

第二節　張松溪傳

曹秉仁寧波府志。載張松溪傳。其文云。松溪、鄞人。善搏。師孫十三老。其法自言起於宋之張三丰。三丰爲武當丹士。徽宗召之。道梗不前。夜夢元帝授之拳法。厥明以單丁殺賊百餘。遂以絕技名於世。由三丰而後。至嘉靖時。其法遂傳於四明。而松溪爲最著。松溪爲人。恂恂如儒者。遇人恭敬。身若不勝衣。人求其術。輒遜謝避去。時少林僧以拳勇名天下。值倭亂。當事召僧擊倭。有僧七十輩。聞松溪名。至鄞求見。松溪蔽匿不出。少年慫恿之。試一往。見諸僧方較技酒樓上。忽失笑。僧知其松溪也。遂求試。松溪曰。必欲試者。須召里正約。死無所問。許之。松溪袖手坐。一僧跳躍來蹴。松溪稍側身。舉手送之。其僧如飛丸隕空。墮重樓下。幾斃。衆僧始駭服。嘗與諸少年入城。諸少年閉之月城中。羅拜曰。今進退無所。幸一試之。松溪不得已。乃使諸少年舁圓石可數百斤者累之。謂曰。吾七十老人無所用。試供諸君一笑可乎。舉右手側而劈之。三石皆分爲兩。其奇異如此。松溪之徒三四人。葉近泉爲之最。得近泉之傳者。爲吳崑山、周雲泉、單思南、陳貞石、孫繼槎、皆各有授受。崑山傳李天目、徐岱。天目傳余波仲、陳茂宏、吳七郎。雲泉傳盧紹岐。貞石傳夏枝溪、董扶輿。繼槎傳柴玄明、姚石門、僧耳、僧尾。而思南之傳。則有王征南。征南、名來咸。爲人尚義。行誼修謹。不以所長炫人。蓋拳勇之術有二。一爲外家。一爲內家。外家則少林爲盛。其法主於搏人。而跳踉奮躍。或失之疎，故往往得爲人所乘。內家則松溪之傳爲正。其法主於禦敵。非遇困厄則不發。發則所當必靡。無隙可乘。故內家之術爲尤善。其搏人必以其穴。有暈穴、有啞穴、有死穴、相其穴而輕重擊之。無毫髮爽者。其尤秘者。則有敬、緊、徑、勁、切、五字訣。非入室弟子不以相授。蓋此五字不以爲用。而所以神其用。猶兵家之仁、信、智、勇、嚴、云。

第三節　王征南墓誌

有清以前。言武技者。無內外家之分。自黃黎洲先生爲王征南作墓誌銘。始指定少林爲外家。武當爲內家。黃之文云。少林以拳勇名天下。然主於搏人。人亦得而乘之。有所謂內家者。以靜制動。犯者應手即仆。故別少林爲外家。蓋起於宋之張三丰。三丰爲武當丹士。徽宗召之。道梗不得進。夜夢元帝授之拳法。厥明以單丁殺賊百餘。三丰之術。百年以後。流傳於陝西。而王宗爲最著。溫州陳州同。從王宗受之。以此教其鄉人。由是流傳於溫州。嘉靖間張松溪爲最著。松溪之徒三四人。而四明葉繼美近泉爲之魁。由是流傳於四明。四明得近泉之傳者。爲吳崑山、周雲泉、單思南、陳貞石、孫繼槎、皆各有授受。崑山傳李天目、徐岱。天目傳余波仲、吳七郎、陳茂宏。雲泉傳盧紹岐。貞石傳董扶輿、夏枝溪。繼槎傳柴玄明、姚石門、僧耳、僧尾。而思南之傳。則爲王征南。思南從征關白。歸老於家。以其術教授。然精微所在。亦深自祕惜。掩關而理。學子皆不得見。征南從樓上穴板窺之。得梗概。思南子不肖。思南自傷身後莫之經紀。征南聞之。以銀卮數器。奉爲美檟之資。思南感其義。始盡以不傳者傳之。征南爲人機警。得傳之後。絕不露圭角。非遇甚困則不發。値夜出偵事。爲守兵所獲。反接廊柱。數十人轟飲守之。征南拾碎磁偷割其縛。探懷中銀望空而擲。數十人方爭攫取。征南遂逸出。數十人追之。皆踣地匍匐不能起。行數里。迷道田間。守望者又以爲賊也。聚衆圍之。征南所向。衆無不受傷者。歲暮獨行。遇營兵七八人挽之負重。征南苦辭求免。不聽。征南至橋上棄其負。營兵拔刀擬之。征南手格。而營兵自擲仆地。鏗然刀墮。如是者數人。最後取其刀投之井中。營兵索綆出刀。而征南之去遠矣。凡搏人皆以其穴。死穴、暈穴、啞穴、一切如銅人圖法。有惡少侮之者。爲征南所擊。其人數日不溺。踵門謝過。乃得如故。牧童竊學其法。以擊伴侶。立死。征南視之曰。此暈穴也。不久當甦。已而果然。征南任俠。嘗爲人報仇。然激於不平而後爲之。有與征南久故者。致金以仇其弟。征南毅然絕之曰。此以禽獸待我也。征南名來咸。姓王氏。征南其字也。自奉化來鄞。祖宗周。父宰元。母陳氏。世居城東之車橋。至征南而徙同嶴。少時隸盧海道若騰。海道較藝給糧。征南嘗兼數人。直指行部。征南七矢破的。補臨山把總。錢忠介公建□以中軍統營事。屢立戰功。授都督僉事副總兵官。事敗。猶與華兵部勾致島人。藥書往復。兵部受禍。讐首未懸。征南終身菜食以明其志。識者哀之。征南罷事家居。慕其才藝者。以爲貧必易致。營將皆通殷懃。而征南漠然不顧。鋤地擔糞。若不知其曾有易於求食者在也。一日遇故人。故人與營將同居。方與松江教師講習武藝。教師倨坐彈三弦。視征南麻巾縕袍若無有。故人爲言征南善拳法。教師斜盼之曰。若亦能此乎。征南謝不敏。教師軒衣張眉曰。亦可小試之乎。征南固謝不敏。教師以其畏己也。強之愈力。征南不得已而應。教師被跌。請復之。再跌。而流血被面。教師乃下拜。贄以二縑。征南未嘗讀書。然與士大夫談論。則蘊藉可喜。了不見其爲麤人也。予嘗與之入天童。僧山燄有膂力。四五人不能掣其手。稍近征南。則蹶然負痛。征南曰。今人以內家無可眩曜。於是以外家攙入之。此學行當衰矣。因許敘其源流。忽忽九載。征南以賢子死。高辰四狀其行。予求誌之。生於某年丁巳三月五日。卒于某年己酉二月九日。年五十有三。娶孫氏。子二人。夢得、前一月殤。次祖德。以某月日葬於同嚳之陽。銘曰。有技如斯。而不一施。終不鬻技。其志可悲。水淺山老。孤墳孰保。視此銘章。庶幾有考。

第四節　王征南內家拳法

黎州季子黃百家之述內家拳法云。自外家至少林。其術精矣。張三丰既精於少林。復從而翻之。是名內家。得其一二者。已足勝少林。王征南先生。從學於單思南。而獨得其全。余少不習科舉業。喜事甚。聞先生名。因裹糧至寶幢學焉。先生亦自絕憐其技。授受甚難其人。亦樂得余而傳之。居室隘窄。習余於其旁之鐵佛寺。其拳法有應敵打法色名若干。（長拳滾斫、分心十字、擺肘逼門、迎風鐵扇、異物投先、推肘補陰、彎心杵肋、舜子投井、剪腕點節、紅霞貫日、烏雲掩月、猿猴獻果、綰肘裹靠、仙人照掌、彎弓大步、兌換抱月、左右揚鞭、鐵門閂、柳穿魚、滿肚疼、連枝箭、一提金、雙架筆、金剛跌、雙推窗、順牽羊、亂抽麻、燕抬腮、虎抱頭、四把腰、等法。）穴法若干。（死穴、啞穴、暈穴、咳穴、膀胱、蝦蟆、猿跳、曲池、鎖喉、解頤、合谷、內關、三里、諸穴。）所禁犯病法若干。（懶散、遲緩、歪斜、寒肩、老步、腆胸、直立、軟腿、脫肘、截拳、扭臀、曲腰、開門捉影、雙手齊出。）而其要則在乎練。練既熟。不必顧盼擬合。信手而應。縱橫前後。悉逢肯綮。其練法、有練手者三十五。（斫、削、科、磕、靠、擄、逼、抹、芟、敲、搖、擺、撒、鐮、擋、兜、搭、剪、分、挑、綰、衝、鈎、勒、耀、兌、換、括、起、倒、壓、發、插、削、鈞。）練步者十八。（擺步、後擺步、礙步、冲步、撒步、曲步、蹋步、斂步、坐馬步、鈞馬步、連枝步、仙人步、分身步、翻身步、追步、逼步、斜步、絞花步。）而總攝於六路與十段錦之中。有歌訣。其六路歌曰。佑神通臂最爲高。斗門探鎖轉英豪。仙人立起朝天勢。撒出抱月不相饒。楊鞭左右人難及。煞鏟衝擄兩翅搖。其十段錦歌曰。立起坐山虎勢。迴身急步三追。架起雙刀斂步。滾斫進退三回。分身十字急三追。架刀斫歸營寨。紐拳礙步勢如初。滾斫退歸原路。入步韜在前進。滾斫歸初飛步。金雞獨立緊攀弓。坐馬四平兩顧。顧其詞皆臟略難記。余因各爲詮釋之。以備遺忘。詮六路曰。斗門，左膊垂下。拳拳相對爲斗門。右足踝前斜靠左足踝後。名連枝步。右手以雙指從左拳鈎進復鈎出。名亂抽麻。右足亦隨右手向左足前鈎進復鈎出。作小蹋步還連枝。通臂長拳也。右手先陰出長拳。左手伏乳。其四長拳。足連枝。隨步拳微搓挪左右。凡長拳要對直。手背向內。向外者即病。中藏法拳。仙人朝天勢。將左手長拳往右耳後向左前斫下伏乳。左足搓左。右手往右耳後向右前斫下。鈎起闊左拳背。拗右拳正當鼻前。似朝天勢。右足跟劃進當前橫。向外靠左足尖。如丁字樣。是爲仙人步。凡步俱蹲坐。直立者病。法所禁。抱月。右足向右平後大撤步。左足隨轉右。作坐馬步。兩拳平陰相對。爲抱月。復搓前手還斗門。足還連枝。仍四長拳。斂左右拳。竪又當胸。陽面右外左內。兩肘夾脅。揚鞭。足搓轉向後。右足在前。左足在後。右足即前進追步。右手陽發陰。膊直。肘平屈。橫直如角尺狀。左手扯後。欲脅微斂。轉面左手亦陽發陰。左足進同上。煞鎚。左手平陰屈橫。右手向後兜至左掌。右足隨右手齊進至左足後。衝擄。右手右後翻身直斫。右足隨轉向後。左足揭起。左拳衝下着左膝上。為釣馬步。此專破少林摟地挖金磚等法者。右手擄左肘。左手即發右手內豎起。左足上進逼步。右足隨進。後仍還連枝。兩手仍還斗門。兩手搖擺。兩足搓右作坐馬步。兩拳平陰着胸。先將右手掠開。平直如翅。復收至胸。左手亦然。銓十段錦因。坐山虎勢。起斗門。連枝足搓向右。作坐馬。兩拳平陰着胸。欽步三追。右手撒開轉身。左手出長拳。同六路。但六路用連枝步。至搓轉方右足在前。仍還連枝步。而此用進退斂步。循環三進。雙刀斂步。左膊垂下。拳直豎當前。右手平屈向外。搓左足內兩足緊斂步。滾斫進退三迴。將前手抹下。後手斫進。如是者三進三退。凡斫法上圓中直下仍圓。如鉞斧樣。分身十字。兩手仍着胸。左手撒開。左足隨左手出。右手出長拳。循環三拳。右手仍着胸。以右手撒開。左足轉面。左手出長拳。亦循環三拳。架刀斫歸營寨。右手復叉左手內。斫法同前。滾斫法但轉面。只三斫。用右手轉身。紐拳礙步。拳下垂。左手略出。右手下出上進。俱陰面。左足隨左手。右足隨右手搓挪。不轉面兩紐。滾斫退歸原路。左手翻身三斫。退步稍隨前進。左手平着胸。略撒開。平直。右手覆拳兜上。至左手腕中止。左足隨左手入。斂步翻身。右手亦平着胸。同上。滾斫歸初飛步。右手斫後。右足搓挪。金鷄獨立緊攀弓。右手復斫。左足搓轉。左拳自上至下。左足釣馬進半步。右足隨環連枝。即六路拳衝釣馬步。坐馬四平兩顧。即六路兩翅搖擺。還斗門。轉坐馬搖擺。六路與十段錦多相同處。大約六路練骨使之能緊。十段錦緊後又使之放開。先生見之笑曰。余以終身之習。往往猶費追隨。子一何簡捷若是乎。雖然。子藝自此不精矣。先生之所注意。獨喜自負。迴絕乎凡技之上者。則有盤斫。拳家惟斫最重。斫有四種。滚斫。柳葉斫。十字斫、雷斫。而先生另有盤斫。則能以斫破斫。此則先生熟久智生。劃焉心開。而獨創者也。方余之習拳於鐵佛寺也。琉璃瀲淡。土木猙獰。余與先生演肆之餘。濁酒數盃。闌闠繞步。候山月之方升。聽溪流之鳴咽。先生談古論今。意氣慷慨。因爲余兼及槍刀劍鉞之法曰。拳成此外不難矣。某某處即槍法也。某某處即劍鉞法也。以至卒伍之步伐。陣壘之規模。莫不淋漓傾倒。曰。我無傳人。我將盡授之子。余時鼻端出火。興致方騰。慕睢陽伯紀之爲人。謂天下事必非齷齪拘儒之所任。必其能上馬殺敵。下馬勤王。始不負七尺於世。當是時。西南既靖。東南亦平。四海晏如。此眞挽强二石不若一丁之時。家大人見余跅弛放蹤。恐遂流爲年少狹邪之徒。將使學爲科舉之文。而余見家世飄零。當此之時。技即成而何所用。亦遂自悔其所爲。因降心抑志。一意夫經生業。担簦負笈。問途於陳子夔獻、陳子介眉、范子國文、萬子季野、張子心友、等。而諸君子適亦俱在甬南。先生入城時。嘗過余齋。談及武藝事。猶爲余諄諄愷切曰。拳不在多惟在熟。練之純熟。即六路亦用之不窮。其中分陰陽止十八法。而變出即有四十九。又曰。拳如絞花槌。左右中前後皆到。不可止顧一面。又曰。拳亦由博而歸約。由七十二跌。（即長拳滾斫分心十字等打法名色。）三十五掌。（即斫、削、科、磕、靠、等。）以至十八（即六路中十八法。）由十八而十二。（倒、換、搓、挪、滾、脫、牽、縮、跪、坐、攧、拿、）由十二而總歸存心之五字。（敬、緊、徑、勁、切）故精於拳者。所記止有數字。余時洋竄擧業。雖勉強聽受。非復昔日之興會。而先生亦且貧病交纏。必枯容悴而傯矣。今先生之死止七年。吾鄉盜賊亦相蟻合。流離載道。白骨蔽野。此時得一𢆯懌足以除之。而二三士子猶伊吾於城門晝閉之中。當事者命一二守望相助等題。以爲平盜之政。士子撫拾一二兵農合一之語。以爲經濟之才。龍門子秦士錄曰。使弼在必當有以自見。言念先生竟空稿三尺蒿下。寧不惜哉。嗟乎。先生不可作矣。念當日得先生之學。即豈敢謂遂有關於匡王定霸之略。然而障一堡。或如范長生樊雅等保護鄉閭。自審諒庶幾焉。亦何至播徙海濱。扨簪四顧。望壓起而無適所如今日乎。則昔以從學於先生而悔者。今又不覺甚悔夫前之悔矣。先生之術。所授者惟余。余既負先生之知。則此術己爲廣陵散矣。余寧忍哉。故特備著其委屑。庶後有好事者。或可因是而得之也。雖然。木牛流馬。諸葛書中之尺寸詳矣。三十年來。能復用之者誰乎。

謹案各節文獻所載。言張三丰所傳拳法爲內家拳。迄無稱太極拳者。而姿式名稱亦且大異。言太極拳爲張三丰所傳者。惟楊氏舊譜太極拳論後附記云。「此係武當山張三丰老師遺著。欲天下豪傑延年益壽。不徒作技藝之末也」。在陳氏拳譜。則云爲其遠祖所自創。其另有與楊氏相同之譜。則以通家之誼。或係反得之楊氏者。故其辭字相同。而附記亦如此云云也。武禹襄之甥李亦畬先生序太極拳云。「太極拳不知始自何人」蓋武氏學自陳溝。陳溝之譜。無張三丰所傳之說。而武氏亦未承認爲陳氏所自創。觀李自序云。「從母舅學習此技。口授指示。不遺餘力」。竊疑武氏並譜亦無之。李跋又云。「得譜於舞陽縣鹽店」。可知李之譜非武氏所傳者。武氏所傳。爲口授耳。然則張三丰傳太極拳之說。僅見於楊氏譜之附記。而楊氏之附記。必別有所據矣。近人致疑於此。考據成秩。迄無究竟。皆未論及宋氏太極功之譜。蓋未見之。無怪其然也。余於宋譜之記載。而信證其不誤。以宋譜所記。非爲張三丰之太極十三式。乃敘其所學之三世七。而旁及他派耳。楊氏附記云云。或閧此耶。詰者曰。宋氏譜一手抄本耳。何足爲據。曰。各家拳譜。皆手抄本。往昔印行者甚少。且有禁令。如言不足據。則皆不足據耳。豈獨宋譜耶。且治考據學者。以博爲其道也。如以印者爲眞。抄者爲假。斯妄人矣。余見宋譜。已逾二十年。而許氏太極拳勢圖解之編著。在民國八年。亦已根據宋譜列論。宋書銘氏之名。著稱燕京。於時已十餘載。吳鑑泉諸先輩。皆入其門稱弟子。彰彰之迹。豈容假借。第宋氏沒而其道無傳。後學不知。故致疑張三丰所傳之說爲無據耳。因並妄斷三世七等拳法爲虛僞。是不惟未見宋氏拳譜。且不知有宋書銘其人與事跡也。考據云乎哉。由此証知張三丰創傳拳法爲不妄。在私家記載。則有太極十三式。志傳所稱。則有內家拳。蓋其所能之拳法或甚多。而傳世者。人僅知此一種。今則內家拳法已失其眞。惟太極十三式尙流播於世。有幸有不幸也。玆篇採內家拳法有關之傳記以實文獻。亦不妄源淵之意耳。

第四章　太極拳名著

第一節　太極拳論『附註』

一舉動、舉動者、舉手動足也。太極拳以動爲用。一動無有不動。又一爲數之始。雖微動、略動、皆謂之一舉動。皆宜合乎規矩。不得以小而忽之也。

週身俱要輕靈、週身、全體也。俱、皆也。輕靈、指不重滯而言。拳式開始後。由一舉動以至於無窮動作法式。全體皆毫不重滯，舒暢自然也。

尤須貫串、尤，更也。貫串、聯接不斷也。言練習拳式。既以全體無滯。更須聯接不斷。則始終輕靈。無絲毫重滯間斷參於其間。一式如此。式式俱如此觀也。

氣宜鼓盪、鼓盪、震動也。氣由呼吸之際提升縮。以運動軀體。以與體外各式動作合拍。則內外一致。可以助長體力及內功。故曰、氣宜鼓盪也。但如有意努力爲之。而離乎輕靈自然之規矩。則不徒無益。反生大害矣。

神宜內斂、神、精神之現於外者也。如興奮則趾高氣揚。萎靡則垂頭喪氣。皆神現於外之表示。練拳式時，多有昂首張胸。以示勇武。或心馳外物，而不專一。斂、收也。言外馳之神。宜收斂於內。猶求其放心之意。

毋使有缺陷處、毋、勿也。缺陷、破損不完整也。輕靈貫串。智慧之發揮使然。鼓盪爲氣之充。內斂乃神之用。凡此所指。皆勿使有破缺損陷之處。各條以姿式爲言也。

毋使有凸凹處、凸凹、不平之貌。太極拳之運動。如環無端。若有凸凹之處。則失之矣。

毋使有斷續處、斷續者、斷而復續也。太極拳無一式停止隔絕。而直接下式之處。各式脈絡互通。一氣呵成。故取象乎太極一圖。如有斷續。義既無取。更何所象乎。

其根在腳、發於腿、主宰於腰、形於手指、此言意、氣、勁、三者。運行，路線也。根、本也。腳、足底也。語云。至人息以踵。由踵而生。上發於腿也。主宰於腰者、以腰脊爲全體之主宰也。人體之棟柱。厥惟脊骨。四肢附焉。起落進退。俯仰轉折。全賴於腰。脊骨之附着。上實下虛。實者爲心胸。虛者爲腰腹。以虛靈之故。乃能主宰全體而運用之也。形於手指者、循腰脊至於肩。至於肘。而腕。而掌。達於手指也。太極拳之運動。以虛靈爲本。然若漫然爲之。無所主宰。勢必浮靡散漫。喪其本眞。故必有物以提其綱領。豎其線路。由腳至手指。其內聯系貫通。如響斯應。有激上激下一貫到底之妙。乃能週身輕靈。運用自如。否則下停於胯膝。中滯於腰脊。上阻於肩肘。則全無是處矣。

由脚而腿而腰、總須完整一氣、完整、無阻滯無斷續也。人體之全重。悉支於兩腿。重則不易移動。不能輕靈。今欲使舉重如輕。舍此道而無由。然由脚至腰。如有阻滯有斷續。其內勁不完整一氣者。仍無由達。仍不能支配身體使之自如。故曰。總須完整一氣。此要言不煩之秘訣也。

向前退後、乃得機得勢、向前退後、拳法自具之動作也。機、要也。時會也。勢、形勢也。拳式之向前退後。爲全體之動作。移動全體之重量。而不背上述之道。乃能得其要而不失時會。獲得致勝之形勢也。反襯不由此道者。其意志爲身體狀態所支配。而不能支配身體之動作。則決不能得機得勢。即無以達成功之域也。

有不得機得勢處、身便散亂、其病必於腰腿求之、散亂者、不完整也在習者自身感覺不能輕靈如意。而失機失勢。則謂之散亂也。凡此散亂之病。皆發於腰腿。發於腰、則上體笨滯。運用輒乖。發於腿、則兩脚癡重。進退無方。故曰。其病必於腰退求之也。此言散亂之病。因於不得機得勢。以呼應上文完整之利。可以得機得勢。一利一病。全繫乎腰腿。反覆叮嚀。示人以眞訣。習者其亦知所重矣。

上下前後左右皆然、前文言得機得勢。指向前退後。猶未足以盡也。須知無論若何動作。皆關於腰腿內勁之如何。內勁聯貫完整。則處處得機得勢。其不聯貫完整腰腿各自爲政者。則全身散亂。向前退後及上下左右之動作。皆不能得機得勢矣。所謂一着錯則全盤輸。

故曰。上下前後左右皆然。以明關係之重也。

凡此皆是意、不在外面、 此承上文所列習太極拳之真訣而總括之。恐習者之誤會也。凡上文所言。如週身輕靈貫串。蓄氣斂神。意爲之也。毋使有缺陷凸凹斷續之處。意爲之也。由脚而腿而腰而指。以內勁一線貫串。皆意爲之也。必存此意。守此法。念茲在茲。意之所至。氣勁隨之。內舒暢而外自然。非敷陳於體外。有形可見。有跡可徵也。若誤認爲外。勢必專習腰腿。用力將事。豈有此拳法。而此太極拳則非是也。故鄭重言之曰。凡此皆是意。不在外面也。

有上即有下、有前即有後、有左即有右、 上文言習太極拳之體。自此以次。彙言太極拳之用矣。拳式爲法既繁。爲意至夥。言其用、則變化萬千、非可指數。然得其要者。一言而終。茲示其綱領曰。動作之向上者。上之極則必下。向前者。前之極則必後。向左者。左之極則必右。千變萬化。皆不離此原則。若者之曰開合勁、往復勁、爲各項應用法所必具。故不厭其煩而列舉之也。

如意要向上、即寓下意、若將物掀起、而加以挫之之意、斯其根自斷、乃壞之速而無疑、 寓、寄也。存也。掀、揭也。提也。意要向上者、泛言拳式拳法之任何向上之一動也。即寓下意者、於向上之動作時。即寄存向下之意。不待向上之勁完畢。而始向下也。若將物掀起而加以挫之之意者、言猶振衣者之掀提衣領。而挫折震動。又如策驅者之舉鞭挫折。

而生聲響。其用勁可比響也。於是因挫折之故。其根自斷。乃壞之極速。而無可疑焉。在拳法之往復折疊勁。寔折疊於一往一復之中間。無一式一動無之。蓋其要全在於意要向上時。已存下意。則蓄勁厚而挫折迅速。若向上之勁畢。始轉而向下。則勁薄散不蓄。雖欲撅挫而無從。此即蓄勁如開弓、發勁如放箭、之意也。無論上下左右前後。其意皆同。

虛實宜分清楚、一處自有一處虛實、處處總此一虛實、　虛實所在。有以力之有無分之者、誤也。太極拳法。全在用意。用意久而漸成自然。稱之爲懂勁。凡一動作。有虛有實。先須分晰清楚。如上者爲虛。則下者爲實。左者爲實。則右者爲虛。此對待之虛實也。或腕實而肘虛。或掌虛而臂實。此一處自有之虛實也。若此式之運用爲虛。彼式之運用爲實。或先虛後實。或先實後虛。或虛實相間。以至當虛則虛。當實則實。實中有虛。虛中有實。意之所向。捷若影響。所謂處處總此一虛實也。然非有純功。何能運用適當哉。

週身節節貫串、無令絲毫間斷耳、　言週身者、非支節爲之可以成功也。乃混元一氣。毛髮無遺。若徒練一手一足之能。而得此失彼。如盲者之倘能履。跛者之倘能視者。不足以語此。是必節節貫串。如臂之使掌。掌之使指。萬竅畢開。百骸俱通。無使有絲毫間斷之處也。此承上文虛實宜分清楚之意而言。一言分晰。則支節爲之。失貫串之旨。故再以節節貫串。提醒耳目。絲毫之間斷倘不可。況支節分晰而爲之乎。

此論以週身起。以週身終。深得行文照應之法。而全篇以貫串及用意兩大手眼示人。如「

尤須貫串」。「須完整一氣」。「週身節節貫串」。反覆指示。如『凡此皆是意』。『意要向上。即寓下意。』『若將物掀起。而加以挫之之意。』鄭重叮嚀。體用悉備。即此是法。

長拳（太極拳亦名長拳）者。如長江大河。滔滔不絕也。十三式者。掤、攦、擠、按、採、挒、肘、靠、此八卦也。進步、退步、左顧、右盼、中定、此五行也。掤、攦、擠、按、即乾、坤、坎、離、四正方也。採、挒、肘、靠、即巽、震、兌、艮、四斜角也。進、退、顧、盼、定。即火、水、木、金、土、也。

此節在舊譜即附於前論之後。茲仍之以存其眞。文極明淺。無庸贅註。

第二節　太極拳經詳註

太極者、無極而生、　太、大也。至也。極者、樞紐根柢之謂。太極爲天地萬物之根本。而太極拳則爲各拳之極至也。無極而生者。本於無極也。此拳重在鍛練精神。運勁作勢。純任自然。不甚拘於形式。以虛無爲本。包羅萬象。故曰無極。然初學者。究當就有形之姿勢入手與習。久之、着熟懂勁。始能入於神化之境。

案周濂溪太極圖說。無極而太極。註云。上天之載。無聲無臭。而實造化之樞紐。品彙之根柢也。故曰無極而太極。非太極之前復有無極也。此云無極而生。究有語病。

動靜之機、陰陽之母也、變易物體之位置。或動體進行之方向曰動。保存或維持其固有之位置或方向曰靜。機者、朕兆也。如陰符經天發殺機之機。夫動靜無端。陰陽無始。太極者。其樞紐機關而已。太極拳當行功時。中心泰然。抱元守一。未嘗不靜。及其靜也。神明不測。有觸即發。未嘗無動。於動時存靜意。於靜中寓動機。一動一靜。互爲其根。合乎自然。此太極拳術之所以妙也。

動之則分、靜之則合、動、變動也。動之則分陰分陽。兩儀立焉。靜之則冲漠無朕。而陰陽之理。已悉具其中矣。太極拳術當行功時。其各姿勢一動一靜相間。其動者，前後左右上下。均有陰陽虛實可循。故曰。動之則分。其靜的姿勢。雖無痕跡可指。然陰陽虛實已具其中。故曰。靜之則合。若作運勁解。則太極之陽變陰合。即物理學分力合力之理也。太極拳術遇敵欲制我時。則當分截其勁爲二。使敵力不能直達我身。（背勁）所謂動之則分是也。若將敵粘起用提勁。陽之變也。及起須靜以定之。使不得動。或敵勁落空。稍靜即發。利用合勁。陰之合也。倘敵欲發我。則應中心坦然。審候應機。靜以俟之。微動即應。所謂後人發先人至是也。

夫道一而已矣。當混沌未判。洪濛未開。本無動靜。何有陰陽。故以虛無爲本者。無不合道。天地如是。太極如是。太極拳習至極精處。亦如是也。然此指先天而言。指習拳術功深進道者而言。初學之士。驟難語此也。及乾坤既定。兩儀攸分。有陰陽。始有動靜。則言太極者。不能不就有形象者以講求之。太極拳之分合動靜。合乎陰陽。如動勢須求開展。運勁務明虛實。剛則化之。故曰分。柔則守之。故曰合。坤在靜中求動。無爲始而有爲終。必須伏炁。乾則動中求靜。有爲先而無爲了。只要還虛。蓋萬物之理。以虛而受。以靜而成。天地從虛中立極。靜中運機。故混沌開而闔闢之局斯立。百骸固而無極之藏自主。無不從虛靜來也。重陽子曰。此言大道之原。而功先於虛靜。虛則無所不容。靜則無所不應。由是觀之。習太極拳者。倘以虛靜爲本。則分合變化。自無不如意也。

無過不及、隨曲就伸、　過逾也。不及、未至也。隨、無逆也。就、即之也。過與不及。皆爲失中。失中則陽亢陰暌。未有能合也。太極拳於曲伸分合等處。運勁過則生頂抗等病。不及則有丟扁等病。欲求不即不離。則應隨之而曲。就之而伸。隨機應變。毋固毋我。因力於敵。以中爲主。而粘連黏隨以就之。自無不合。所謂君子而時中也。案初學此者。每失之過。迨稍懂勁。則每失之不及。學者宜審愼之。

人剛我柔謂之走、我順人背謂之粘、　人者、敵也。剛、指剛強有力而言。柔者、無抵抗也。走者、化也。柔以承之。變化敵力之方向。不爲敵制。故曰走。順者、自由便利也。背者、不自由不便利也。粘者、取制敵人之力也。遇敵施剛力時。我惟順應其勢。取而制之。使俯就我之範圍。如以膠着物。故曰粘。太極拳常以小力敵大力。無力勝有力。弱勝強。柔制剛。爲其主旨。但以常理言之。小固不可以敵大。弱固不可以勝強。柔固難期以制、剛。然云敵之勝之制之者。必有其所以制勝之理在。蓋敵力須加吾身。方生劾力。苟御制得道。趁其用剛發勁之始。察機應變。探取擒獲。使還制其身。則我雖弱。常居制人地位。敵雖強。常居被制地位。雖於自由發展。力雖巨奚蓋。此老聃齒敝舌存之說也。頗合太極拳剛柔之義。然非好學深思之士。未足以語此。

動急則急應、動緩則緩隨、雖變化萬端、而理爲一貫、　此言己動作之遲速。當隨敵動作遲速之程度而異。但欲識敵之遲速程度。須先體察敵力之動機。方能因應咸宜。何謂動機。周濂溪通書有云。動而未形有無之間者曰機。又曰。機微故幽。雖識如此。設非功深。不易知也。然苟得其機。敵雖變化萬端。由一本而萬殊。而我則執兩用中。扼萬殊使歸一本。審機應候。無過不及。敵運勁甚速。而我應付遲緩。則失之緩。敵勁尚未運到。而我先逆待。或加以催迫。則敵反有機可乘。是謂性急。其弊一也。守一以臨。純任自然。無絲毫之凝滯矣。故曰。得其一而萬事畢是也。

由着熟而漸悟懂勁、由懂勁而階及神明、然非用力之久、不能豁然貫通焉、　此言習太極拳者。雖功自有一定之程度。而不可躐等躁進也。太極拳之妙。全在用勁。（此勁字係靈明活潑由功深練出之勁、不可僅作力量解、）然勁爲無形。必附麗於有形之着。始能顯著。言太極拳者。每專恃著於運勁。而輕視用着。以致習者無從捉摸。有望洋興歎之慨。虛度光陰。難期進益。較循序漸進者。反事倍功半，不遵守自然之程序故也。昔孔子講學。常因材施施敎。故諸門弟子。各得其益。拳術雖屬小技。然執塗人而語以升堂入室之奧。未有能豁然者也。故習此拳者。應先模仿師之姿勢。姿勢正確矣。須求各姿勢互相聯貫之精神。拳路熟習矣。須求各勢着數之用法。着熟矣。其用是否能適當。用均得其當矣。其勁是否不落空。勁不落空。是眞爲着熟。再由推手以求懂勁。研求對手動作之輕重遲速。及勁行之趨向方位。久之自微懂而略懂。進至於無微不覺。無處不懂。方得稱爲懂勁。懂勁後、不求用着而着自合。進至無勁非着。無着非勁。漸至不須用着。祇須用勁。再至不求用勁而勁自合。洵至以意運勁。以氣代意。精神所觸。莫之能禦。則階及神明矣。是非數十年純功。曷克臻此。

虛領頂勁、虛、一作須。似宜從虛。虛者、對實之稱。實即窒滯難巧也。頂者、頭頂。亦曰顖門。小兒初生時。此處軟骨未合。當隨呼吸顫動。道家稱爲上丹田泥丸宮。蓋藏神之府也。佛家摩頂受記。道家上丹田練神。易曰。行其庭。不見其人。（庭指天庭、頭頂也、行、神氣流行也、不見其人、虛也、）黃庭經云。子欲不死修崐崙。（山名、喻頭頂、）均示人修養之要訣也。夫人之大腦主思想。小腦主運動。而頭頂實首出庶物。支配神經。爲主宰之樞府。其地位重要如此。宜爲修養所注重。練太極拳者。向主身心合一。內外皆修。精神與肉體二者。同時鍛鍊。故用勁時。必運智於腦。貫神於頂。務使頂上圓光。虛靈不昧。所以鍊神也。蓋頭爲全身綱領。綱舉則目張。頭頂懸則週身骨骼正直。筋肉順遂

○偶有動作○全身一致○左右前後○無彎肘之虞矣○

氣沉丹田、丹田、穴名○道家謂丹田有三○一居頭頂以藏神○一居中脘以蓄炁○一居臍下以藏精○此指下丹田也○（臍下三寸）常用深呼吸○使氣歸納於此○自能氣足神旺○黃庭經云○呼吸廬外入丹田○審能行之可常存●蓋常人呼吸短促○每至中脘而回○（中脘、橫膈膜也、）不能下達此處○因之循環遲緩○肺力薄弱○不足以排泄腹中炭養○血脈不能紅活○於人之壽命○關係至鉅○老子曰○天地之間○其猶橐籥乎○又曰○虛其心○實其腹○蓋吐故納新○（吐、吐腹中濁氣、納、吸新鮮空氣也、）歸根復命○（根、根蒂、指下丹田命門精氣也、歸根者、以意導志於此也、）以心意導精氣於下丹田○而施烹煉也○久之自能延年却病○下丹田爲全身重點所在○習拳術者○沉氣於此○則屹然不動○不易撼倒○但沉者、徐徐而下○在有意無意之間○非若外家之用力下沉○外鼓小腹也○倘或不慎○每致腸疝諸症○日本之靜坐家岡田虎二郎○罹糖尿病逝世○議者疑是努力下丹田所致○非無因也○

不偏不倚、忽隱忽現、偏、偏頗失中也○倚、倚賴失正也○隱、隱藏○現、表現○忽隱忽現者、神明不測也○上指身體姿勢○下指神氣運勁而言●太極處明中正者也○於姿勢則必中正○於運勁若有意無意○使神氣意力○全身貫徹○無過不及○忽隱忽現○令人不可捉摸○練習純熟○便易領悟○幾何學定理○兩點之間○祗可作一直線○太極拳上領頂勁○下守重心。周身中正。便無不是處矣。但領守均須含活潑之意。富自然之趣。過於矜持。則神氣凝滯。姿態呆板。運勁不能虛靈。動生障礙矣。故曰。忽隱忽現也。

左重則左虛、右重則右杳、　此仍承上文而言。吾隱現無常。敵以吾力在左。思更加重吾左方之力。使失平衡。吾則虛以待之。令敵力落空。敵揣吾右方有力。可以擒制。吾即隱而藏之。虛實易位。隨機善應。敵更何所施其技耶。

仰之則彌高、俯之則彌深、　仰、升。俯、降也。敵欲提吾使上。吾即因而高之。敵欲押吾使下。吾即因而降之。敵遂失其重心。反受吾制矣。因仍變遷。潛移默化。運用之妙。在於一心。

進之則愈長、退之則愈促、　進、前進也。長、伸舒也。退、後也。促、逼迫也。吾前進時。倘敵順領吾勁時。吾則長身以隨之。使無可退避。或敵乘勢前進。吾即引而伸之。使力到盡頭。自不得再退。吾若退後。敵力逼來。每致逼促。無路可透。然退而即進。雖促不促矣。易云。天行健。君子以自强不息。示人遇事當積極進行。不可退縮也。太極拳雖以柔靜爲主。但非務爲退避。其佯退者。乃以退爲進。非真退也。若覺退時。倘遇敵隨之深入。逼迫不自安矣。又敵退後時。吾進而廹之使愈促。吾退後時。敵力跟來。吾則或俯身摺疊。以促其指腕。或旁按臂彎、使敵促迫不安。而不能再進。全在因勢利導。不必拘泥也。

一羽不能加、蠅蟲不能落、　羽、翎羽也。加、增之也。落、降也。着也。言善太極功者。感覺敏銳。稍觸即知。稍縱即逝。雖輕如一羽。微如蠅蟲。稍進吾體。亦即知覺。趨避而不令加着也。夫虛靈不昧之謂神。有知覺然後能運動。致虛極。守靜篤。寂然不動。感而遂通。有不期然而然者。非鍛鍊有素。支體敏靈。富有觸力。未足以語此也。

人不知我、我獨知人、英雄所向無敵、蓋皆由此而及也、　虛靜則陰陽相合。覺敏則剛柔互濟。敵偶動作。吾無不知。吾之動作。敵盡難知。拳術家所向無敵。蓋均由此。孫子曰。善戰者、無赫赫之功。又曰。知己知彼。百戰不殆。不知彼而知己。一勝一負。人不知我。我獨知人。則所向無敵矣。

斯技旁門甚多、　泛指他項拳術而言。

雖勢有區別、　流派不同。姿勢各異。

概不外乎壯欺弱、慢讓快耳、　他種拳術。重力量。尚着法。而不求懂勁。故於機勢妙合運用靈敏以靜制動諸訣。概不過問。

有力打無力、手慢讓手快、此皆先天自然之能、　謂力大與敏捷二者。均爲天賦能力。

非關學力而有所爲也、　非由學而能者。

察四兩撥千斤之句、顯非力勝、　如秤衡秤物。滑車起重。全賴槓杆斜而等理。太極拳以小力勝大力。以無力制有力。與科學暗合。

觀耄耋能禦衆之形、快何能爲、　古稱七十曰耄。八十曰耋。年老之人。舉動遲緩。然古之名將。如廉頗等。雖老尙能勝衆。是必不僅恃手足速快己也。
立如平準、中正安舒。不偏不倚。脊背三關。自然得路也。
活似車輪、圓妙莊嚴。靈活無滯。則週身法輪。常轉不已矣。
偏沉則隨、偏、指一端也。如吸水機。如撤酒器。使一端常虛。故能引水。如欹器之不堪盈滿。滿則自覆矣。
雙重則滯、有彼我之雙重。有一己之雙重。太極拳以虛靈爲本。單重尙且不可。況雙重乎。
每見數年純功、不能運化者、率皆自爲人制、雙重之病未悟耳、古云。恃德者昌。恃力者亡。易曰。天行健。君子以自强不息。蓋言虛則靈。靈則動。動則變。變則化。化則無滯耳。善應敵者。常致人而不致於人。而况自爲人所制乎。用功雖純。苟不悟雙重之弊。猶未學耳。
欲避此病、雙重之病。
須知陰陽、陰陽之解甚多。前已述之。茲不復贅。
粘即是走、走即是粘、一而二、二而一者也。制敵勁時謂之粘。化敵勁時謂之走。制而化之。化而制之。制即化。化即制也。
陰不離陽、陽不離陰、陰陽相濟、方爲懂勁、知彼己之剛柔虛實。則陰陽互爲消長。以虛濟盈。而不失其機。斯眞懂勁。

懂勁後、愈練愈精、反視不懂勁。則愈練愈不精也。默識揣摩、漸至從心所欲、懂勁後。能自揣摩。默而識之。有餘師矣。本是舍己從人、毋意、毋必、毋固、毋我。隨機應變。不拘成見。多誤舍近求遠、不知機而妄動者。動則得咎。所謂差之毫釐、謬之千里、區別甚微。人易謬誤。學者不可不詳辨焉、是爲論、古人云。獲得眞訣好用功。苟不詳爲辨別。則眞妄費工夫矣

第三節　十三式歌

十三式式莫輕視。命意源頭在腰際。變轉虛實須留意。氣遍身軀不少滯。靜中觸動動猶靜。因敵變化示神奇。式式存心窺用意。得來全不費功夫。刻刻留心在腰間。腹內鬆靜氣騰然。尾閭中正神貫頂。滿身輕利頂頭懸。仔細留心向推求。屈伸開合聽自由。入門引路須口授。功夫無息法自修。若言體用何爲準。意氣君來骨肉臣。想推用意終何在。益壽延年不老春。歌兮歌兮百四十。字字眞切意無遺。若不向此推求去。枉費功夫貽嘆惜。

第四節　行功心解

以心行氣。務令沉着。乃能收斂入骨。以氣運身。務令順遂。乃能便利從心。精神能提得起。則無遲重之虞。所謂頂頭懸也。意氣須換得靈。乃有圓活之趣。所謂變動虛實也。發勁須沉着鬆靜。專主一方。立身須中正安舒。支撐八面。行氣如九曲珠。無往不利。（氣遍身軀之謂）運勁如百煉鋼。何堅不催。形如搏兎之鵠。神似捕鼠之貓。靜如山岳。動若江河。蓄勁如開弓。發勁如放箭。曲中求直。蓄而後發。力由脊發。步隨身換。收即是放。斷而復連。往復須有摺疊。進退須由轉換。極柔軟、然後極堅硬。能呼吸、然後能靈活。氣以直養而無害。勁以曲蓄而有餘。心爲令。氣爲旗。腰爲纛。先求開展。後求緊湊。乃可臻於縝密矣。

又曰。先在心。後在身。腹鬆。氣斂入骨。神舒體靜。刻刻在心。切記一動無有不動。一靜無有不靜。牽動往來。氣貼背。斂入脊骨。內固精神。外示安逸。邁步如貓行。運勁如抽絲。全神意在精神。不在氣。在氣則滯。有氣者無力。無氣者純剛。氣若車輪。腰如車軸。

第五節　打手歌

掤擸擠按須認眞。上下相隨人難近。任他巨力來打我。牽動四兩撥千斤。引進落空合即出。粘連黏隨不丟頂。

又曰。彼不動。己不動。彼微動。己先動。勁似鬆非鬆。將展未展。勁斷意不斷。

第六節　八字歌

掤捋擠按世界稀。十個藝人十不知。若能輕靈並堅硬，粘連黏隨俱無疑。採挒肘靠更出奇。行之不用費心機。果得粘連黏隨者。得其寰中不支離。

第七節　心會要訣

腰脊爲第一之主宰。猴頭爲第二之主宰。地心爲第三之主宰。丹田爲第一之賓輔。掌指爲第二之賓輔。足指爲第三之賓輔。

第八節　週身大用歌

一要心靈與意靜。自然無處不輕靈。二要遍體氣流行。一定繼續不能停。三要猴頭永不拋。問盡天下衆英豪。如詢大用緣何得。表裏精粗無不到。

第九節　十六關要訣

活潑於腰。靈機於頂。神通於背。不使氣。流行於氣。行之於腿。蹬之於足。運之於掌。通之於指。斂之於髓。達之於神。凝之於耳。息之於鼻。呼吸往來於口。縱之於膝。渾噩於身。全身發之於毛。

第十節　功用歌

輕靈活潑求懂勁。陰陽既濟無滯病。若得四兩撥千斤。開合鼓盪主宰定。

第十一節　用功五誌

博學。是多工夫、審問。不是口問、是心問、慎思。聽而後嘗留心想念、明辨。生生不已、篤行。如天行健、

第十二節　四性歸原歌

世人不知己之性。何能得知人之性。物性亦如人之性。至於天地亦此性。我賴天地以存身。天地賴我以緻局。若能先求知我性。天地授我偏獨靈。

識案、本篇太極拳論。原題為張三丰遺著。太極拳經。為山右王宗岳遺著。其十三式歌、行工心解、打手歌、亦相傳為王宗岳所著。然拳經文氣充溢老到。語簡而賅。允為傑作。與餘篇迥乎不同。疑非一人手筆。而按之文中引證四兩撥千斤語句。顯係王氏以前名賢著

傳。但未可考究出之誰氏也。謹於太極拳論。稍加詮釋。僭妄臆斷。實所不免。亦爲便初學計耳。太極拳經詳註。全錄許禹生先生註。未敢妄贊一辭。有此經得此註。兩足千秋矣。八字歌、心會要訣、週身大用歌、十六關要訣、功用歌、皆許宣平遞傳宋遠橋者。用功五誌、四性歸原歌、爲程珌所傳。均載於宋氏譜中。爲習太極拳者所不可不知。八字歌以前各文。余原得之紀子修先師。紀得之楊氏者。宋譜則由許師禹生所抄傳。謹就原譜次序編列。其中闕疑訛誤。未敢以己意增刪改定。一仍其舊。以存其眞耳。每與諸同學揣摩講論。以實踐相期許。愈讀愈覺有味。迴溯紀師遠逝。已二十年。吳許兩師。皤然老矣。今檢舊譜。不禁感慨係之。

第五章　太極拳之教練法

第一節　教授太極拳應施之步驟

學太極拳難乎。不難也。蓋由教者無正當之途徑。學者遂失自然進功之程序。虛度光陰。難期進益。故欲練習太極拳而成功。須先確定施教之步驟。夫學者之信仰。雖基於教師之精神感化。然教師之技術亦不可輕。良以技術者。即精神之客觀表現。最足以勵學者之信仰。爲教師者。性情溫和。態度優美。技術精良。富於啓發之言論。每涖操場。以身作則。模範以示學者。尤貴言行合一。不爲虛渺之空談。凡有所言。必徵諸實際。尙活潑。戒粗野。貴敏捷。戒輕躁。恭禮儀。戒因循。此教者之態度應如是也。學者姿勢之良否。純賴平日隨時爲之矯正。若成爲習慣。即不易改。教授姿勢。應說明動作之次第方法。及各式注意之點。與生理上所得之效果。並將不良之姿勢。正其謬誤。使學者明其運動。知所取法。不妨以多次重複之解釋。變其辭語。多方取譬。以輸入學者之心耳。積之既久。其所得之姿勢運動。必整齊而活潑。此教授太極拳之初步應如是也。勤於鍛鍊之學者。若得良師之指授。半年而可有甚合規矩之正確姿勢。此爲余所數見。但所謂勤於鍛鍊者。一日必有四五小時不息之用功。尙須以意志貫注之。非若一般學者惟晨間片刻之運動。尙彼此借爲談話之時間。其終無成也必矣。學者姿勢正確之後。應量其程度。漸次告以各勢對敵應用之法。以相當之時期。逐次講解完畢。則學者之姿勢。進而爲有意識之鍛鍊。此學者進功初步也。蓋練習太極拳徒能作姿勢之運動。不明應用。等於習其他運動身體之操法。決無所謂功夫。非僅初學者如是。即已學數十年。苟不明應用之方。亦毫無功夫之可言也。故必明習應用。練時貫以意識。斯爲下功之初步。學者當此之時。致全力於此。必發生疑難。步步根尋。教授者應以各式所具之變化。隨問隨答。且作實際之比譬。以求學者能發生適當之應用。進而單練專練。以求一勢之着熟。再求勢勢之着熟。着熟云者。應用方法已熟之謂也。斯謂教授者指引入門。由此便可底於成功也。或有詰余者曰。此種教授步驟。施之習外功者甚當。若內功拳術。（即太極拳）即講勁不講着。倘一概而論。豈非內外不分乎。余應之曰。此言差矣。似非眞知太極拳者。此江湖欺人之說也。太極拳之眞傳不若是。太極拳經有曰。『由着熟而漸悟懂勁。』此勁字指由日久練出之靈覺解。非着熟無以入懂勁之域。非懂勁無以竟太極之功。今若棄着而言勁。不啻緣木以求魚。今之誤入歧途者多矣。遂致用功數年。而無所就。胥由教授者不明步驟。故少成功也。

第二節　練習太極拳應歷之程序

偉矣、太極拳之普及。習之者己有恆河沙數之多。而成功者爲數仍少。非敎法之未盡。即習法之未善也。蓋一般敎練之法。惟致力於所學之姿式。及四正推手術。雖數年純功。亦僅足以强健體魄。欲求日有進益。其道無由。夫成功之道。昔賢昭示甚詳。先姿勢。次熟着。次懂勁。不佞屢言之矣。然尙未足以盡自修之能。玆再言其程序。一曰、進功路徑。姿勢正確熟習之後。進而爲應用着法之研用。傳法必須切確與姿勢相合。統手步身法而言之。不得有絲毫不得機勢處。更須日常與相手施之實用。由着法之熟。自然進入於懂勁之域。然確須精熟。不得自欺欺人。精則玄妙自生。熟則成爲習慣。有不知然而然。莫之致而至之效。惟無論研磨着勁。以一法一字入手。俟有成就。再續增多。此中貴一少字。以少則易用。多則難精。精一着一勁而名世者不乏也。二曰、研究方法。着勁立有根基。則進步更易。昔賢宋遺橋氏所傳用功五誌。堪爲後學正軌。其文出於禮記中庸。亦吾儒進德之憲則也。一、博學。初步貴少而精。既精矣。即宜廣習萬法。以資補益。古語所謂他山之石可以攻玉也。二、審問。學既能矣。更審其利弊。問其能否施之實用。是皆心的功夫。非以口問也。三、愼思。學而不思則罔。思而不學則殆。故思與學不可或離。然貴一愼字。非隨其心之所之而思。乃根據眞理與實驗而思也。四、明辨。由學、問、思、三者所得。辨正其是非與能否。而擷其精華。尋其捷徑。不爲邪說僞道所惑。斯之謂明。五、篤行。辨既明矣。則無絲毫闕疑，惟有篤實用功。奮勉力行。其進步之速。一日千里。易所謂天行健。君子以自强不息也。學者於博、審、愼、明、篤、五字。加之意焉。三曰、成功要訣。技擊之術。最難得者竅要。既得其眞。若間斷爲之。必無成就。故首貴勤而有恆。勤則朝夕於斯。念茲在茲。即擧一杯。置一箸。亦無時不本此意爲之。恆則定爲日常科目。猶飮食之不可或離。非僅用功如此。乃可進於神化之境。而身歷此境者。其快愉不啻登仙。然亦有高自位置。以懂勁功深自標。不計眞實有無所得。徒恃虛僞誇大以號召者。是自欺欺人之流。爲研究學術者所不取。故載道之士。又貴一實字。上列三端。能篤信遵行。則其成功可立而待。然非所以望於淺嘗輒止浮薄之士也。若徒知之而能言之。則徒知能言之士多矣。奚足取哉。

第六章 太極拳術語釋義

第一節　虛領頂勁氣沉丹田

太極拳經語曰。「虛領頂勁。氣沉丹田。」亦有作須領者。頂勁、即頭頂懸之意。勁即人身之中氣。虛領頂勁。言頂勁時、衣會之處要虛。又言虛虛領起頂勁也。如繫重物於綫。虛緩提起之意。若作須領。則言務須領會此頂勁之意。又有作虛靈者。蓋即周身俱要輕靈之意。對實重笨滯而言也。頂勁上提。脊骨須正。頭不傾斜。目平視。頦內合。頭頂平。非故意做作。要出於自然。習頂勁者。每多用力用意。用力則項強。用意則作態。故頂勁必須虛領也。淺言之。頭一用頂勁。則精神陡振。虛領之。則動作無滯。覺全身輕利。且頭爲一身之主。頭正則身正。頭用頂勁。振起精神。則全身之精神。無處不振矣。此爲習太極拳入門須知。終身不易之要訣。凡一舉動。必須如是也。「氣沉丹田」之句。各家拳術多有之。太極拳尤重。氣者、呼吸之氣也。沉者、下沉也。丹田亦名氣海。在人身臍下三寸。臍爲人體之中。沉氣於此。則身有所主。而不易動搖。惟不得如外家之努力逼氣。須以意下沉。如水中微塵。自然下沉。而不加以壓力也。久之精氣日聚。身如山岳。全體之氣。積於丹田。則沉着而效大。健身致用。兩有餘矣。按人體以三節分論。頭居最上。要頂勁。主於虛。丹田居中。要沉氣。主於實。脚居最下。爲全體重量所寄託。在理應重而實輕。蓋上下皆應輕靈。而居中之丹田獨宜實也。是所謂「氣沉丹田。」係指全體之氣而言。沉字有集中之意。一般言氣者。皆兼意而言。不專指呼吸之氣。但僅言丹田以上之氣。用意下沈。而於丹田以下之部分。若腿若脚。俱忽視之。夫丹田以上之氣。固下沈於丹田矣。然則丹田以下之氣。若再下沉。不將沈於兩脚中否。就已往觀察。不知丹田之功者。姿式太高。不能下勢。飄浮若無根之草。知之者。觀其動作。多癡重若牛。兩脚着地。類以全力下踏。即移步亦極遲滯。豈非氣沈兩脚之明証歟。苦衡以貓鵲之義。蛇雀之形。則瞠乎遠矣。然則下部之氣。將如何至於丹田乎。亦惟圓其襠。提其穀道。則氣自上升。而腿脚輕靈。換言之。即丹田以下之氣。用圓襠提肛之法。而上提於丹田也。於是乎上下皆輕。而重點全寄於丹田矣。此為「氣沈丹田」之眞義。亦即今之習太極拳者所急宜明悉而加意者也。

第二節　提弔裹護含拔鬆沈

提者、頂勁上領之意。由百會提到會陰。腦後由後頭以下項中兩大節間下至長强。上下豎起。不可過。不可不及。過則頂硬項强。不及則向前塌傾。領不起全身。振不起精神。前節已詳申其意。吊者、吊襠。裹者、裹襠也。襠要撐圓。要合往。無論何勢法何步法皆如是。則下部輕而旋轉無滯。故吊襠有提肛之意。裹襠為築步下根基之要訣。護者、護臀也。臀部在外乃拳法中多向外翻。因挾襠挺胸之故。太極拳則適相反。襠撐圓而臀自內收。謂之曰護臀。含者、含胸也。胸部挺出。可使肺部發育。已為運動生理學之定論。太極拳注重含胸。毋乃相反。而違生理。且每見有因是而佝僂其背者。狀極難看。噫、此則誤解拳經。而入歧途者也。含胸與挺胸。在生理上毫不差異。挺胸意在使肺部擴大。多吸養氣。含胸則毫不着力。虛以受之。其容量或逾於挺胸。且所謂含者。含而不露之意。合口爲含。如置食於口。合口則食不外露。即謂之含。蓋即就口之原狀合而閉之足矣。非將口再內凹之始謂含也。含胸之意亦然。即胸不外露足矣。乃學者佝僂以效橐駝何哉。拳經謂『立身須中正安舒。』又陳先師長興。立身中正。人號牌位。夫豈有佝僂其腰而稱中正者哉。抑豈有橐駝其背而號牌位者哉。則含胸意非佝僂。可曉然矣。拔者、拔背也。拔背云何。太極拳之氣與勁。「其根在脚。發於腿。主宰於腰。形於手指。」又須「斂入脊骨。」拔背則主宰於腰者。由是集中。而過肩、過肘、形于手指。拔背則氣勁能斂入脊骨。且拔背與含胸相對。胸若存含意。則背斯存拔意矣。「凡此皆是意。」非顯見於外。有會心者。自可悟出。鬆者、鬆肩。沈者，沈肘也。鬆肩則肩膀之骨縫開。兩臂轉運。自然靈活。沈肘則勁內含。而引氣達於丹田。否則氣勁停於肩。停於肘。終不能至於手指。且現出硬滯不化種種弊病也。

第三節　中正與單重雙重

拳經曰。「尾閭中正神貫頂。」太極拳姿式。無一式不正。而主宰在於尾閭。人體上身。全賴脊骨支柱。故脊骨之在人身。猶棟梁之於屋宇也。以脊骨全部論。當背之部。要寓外拔之勁。脊骨下端。要中正不偏。通體要直上。與頭頂之勁相貫通。則上身正直。故曰。「立身須中正安舒。」凡在對敵時失敗倒地者。皆因於身體不正。或俯，或仰，或偏，或倚，自已處於失敗地位故也。按重學之例。「凡物立平面上。其重心不能出支撐面範圍以外。否則不能維其獨立。」是以支撐面愈廣。則愈不易使重心出其範圍。反之，若稍涉偏倚。則重心離出支撐面範圍而致傾倒矣。故太極拳原則。係以防人為主。而重保特自護。能下勢圓襠。則體積底面大。即支撐面廣。能立身中正。則不涉偏倚。無傾倒之機會。於防人之能事已畢備矣。尙何慮有失敗倒地之患乎。

「單重」「雙重」皆為太極拳之弊。然非相對之名詞。世傳不單重即為雙重。不雙重即為單重者誤也。單重之弊。在於隨。雙重之弊。在於滯。何言乎爾。譬一手用力五十分。而他手毫無。此為上身本體自比之單重。如一足用力五十分。而他足毫無。是為下身本體自比之單重。此特手與足比。足與足較之單重耳。若以兩手與兩足比。如兩手皆前。而兩足獨後。兩足勁重。而兩手勁輕。是則手與手比。足與足比為雙重。而手與足比。則為單重。亦即全體上下相比之單重也。單重之弊。遇敵方相機而加以引力。（如掤採帶領閃脫諸勁）則順之而敗。故其弊曰隨。深言其易被敵方利用。而隨之取敗。不復能自制也。

雙重云者。若兩手用勁與方向皆相同。兩足用勁與方向皆相同。皆名雙重。惟兩手用勁與方向皆相同。為手之雙重。兩足用勁與方向皆相同。為足之雙重。上巳言之。若兩手兩足同時用勁與方向皆相同者。則爲全體之雙重。若右手與右足。或左手與左足。用勁與方向皆相同者。是乃右手與右足。或左手與左足之雙重也。可名半體之雙重。總之，有兩手與兩足之雙重。有一手與一手之雙重。又有一手與一足之雙重。既成雙重。則其弊爲滯。而不能運化耳。驟視之。亦若甚有功行者。然實際應用。則不但不足以制人。以滯而不化之故。反爲人所制。不敗則已。敗則不復可收拾矣。其弊較單重有過而無不及。

然則去雙重之弊。其惟單重。不單重則雙重矣。將如何而可。曰。昔者人多誤解以單重雙重爲相對名詞。不入於此。即入於彼。故終身難得窾要。而所學終無是處。拳經云。『欲避此病。須知陰陽。陰不離陽。陽不離陰。陰陽相濟。方爲懂勁。』以陰陽爲喻。仍欠明顯。然所包者大。無遺闕之憾。茲專以勁之剛柔配備解之。可執此例彼也。設兩手之勁。（此勁字借作力解）共一百分。左右手各得五十。分配甚均。則爲雙重。若將百分悉用於左手或右手。一有一無。則爲單重。此言兩手。而兩足之理亦然。夫對敵應用之勁。既無需乎配備之停均。亦無用於極端相反之單重。以應用之時。變化萬端。多無定向。而爲動力。在自護方面。須積極免除爲敵利用之機。在攻擊方面。更須萬分輕靈。以應敵之量變。即此二者。自護則須除單重之隨。攻擊則須革雙重之滯。是以兩手足備勁之分量與剛柔。每爲二與八、三與七、四與六、之比。如仍以百分爲例。右手八十。左手二十。右足二十。左足八十。此爲對敵時最平之配備。即成爲一平方或立方物體。亦甚平均。而不倚重倚輕。且在動力。則變化易而運用無濟。既不單重。故雖剛而不至牽動全體。目無隨沉之弊。有時或右手三十。左手七十。右足七十。左足三十。此則爲運動自修時之用。如再變爲六十與四十之比。則僅能自護。而不足發擊。故最少不得下於此例。而最多不得至九與一之比。爲亢龍之悔也。此爲習技擊者萬全之道。在此各級比例中。大數爲剛爲陽。小數爲柔爲陰。其配備固皆平衡。然其中尤以八十與二十。七十與三十之比。爲最適中。而合於『陰不離陽、陽不離陰、陰中有陽、陽中有陰、』之原理。其結果稱之曰。『陰陽相濟。』與單重之有陽無陰。雙重之陰陽相離。迥然不同也。而此中竅要。一歸諸實驗。久之則無意皆意。不法皆法。惟初習者。必由規矩以求。則用力少而成功多。如茫無適從。率意爲之。則焉足以及神明之域。然亦偶有以雙重單重而反獲勝者。是屬倖致。至不安全。亦猶槍法之單手出槍、爲死中求生之險着。不可以爲訓也。總之，理固如斯。法非定例。神而明之。存乎其人。若膠柱鼓瑟。刻舟求劍。豈特一太極拳之不可成功哉。

第四節　着勁粘走

着、亦作招。方法之謂也。如用某法擊敵。則稱之曰某着或某招。不但太極拳有此術語。其流行甚普遍也。在一般拳法。多稱某着爲某手者。是又易曉而不煩解釋矣。太極拳之各式。所含應敵方法。計分打穴，擒拿，卸骨，擊，發，等數部。而其要不外攻防兩法。用一着字可以概括之。打穴之着。松溪征南有其傳。擇要言之。楊家姿勢之海底針。搬攔錘。雙風貫耳。白蛇吐信。探馬鎖喉。陳家溝姿勢之演手肱拳。猿猴献菓。指襠錘。宋家姿勢之各搬攔。海底針珠。指點錘。等等皆是。而此外各勢以穴爲標的者。爲數甚夥。考其致命之點。而絕對不可打者。計有八處。一曰，頭頂。二曰、兩耳。三曰、咽喉。四曰、中脘。五曰、兩筋。乳下。六曰、前陰。七曰、內腎。八曰、尾閭。以上不盡以穴指明。而顯言其部位。俾吾人注意易知。而不敢輕試也。其餘能致命之處。部位尚多。偶一失手。即不免適逢其會。而制人於死。是以至今而穴法不傳。正恐人知之而生意外也。先賢王征南氏所傳死穴。暈穴、啞穴、咳穴。吾師紀子修先生每試之。而不敢施於人。若少林穴法之傳。其着雖甚效，。然若以大指點湧泉（在足心）而論。其使用甚不易。即對方長臥若家。試問以近人習技之功。能否一點其湧泉而斃命。非僅不易。實不能也。至於練習點穴之法。其說頗雜。不侫未嘗試焉。弗敢具論。次言擒拿。楊氏姿勢手揮琵琶。高探馬。撇身錘。肘底看錘。擒拿法也。陳氏姿勢更標小擒拿之目。此法則別有傳焉。其擒拿之部位。約有六。曰頭、曰腕、曰拳、。曰、掌。曰、肘。曰、腿。其法則以至微之小力。擒制敵之一部分。使失却抵抗能力。甚至疼痛難當。筋斷骨折焉。少林拳法有三十六擒拿。三十六解法。知者甚多。惟偏於以力服人。東倭有所謂神拳護身術者。可稱科學化之擒拿法。然皆未若太極拳之合理而奧妙。習者應以之作參証也。御骨之術。專研骨骼結構者優爲之。甚非奇異。故習太極拳必明生理解剖學。吾國鄉間。有接骨之醫。手術駕西醫而上之。頗多世傳。不輕以授人。北方之理髮師。

於最短時間內。將人之全身接筍之骨卸開。而復接歸原狀。被卸者毫不覺苦。太極拳施用挫勁以卸骨。有時被卸者亦毫無異覺。此則以部位之準確。及手術之靈敏與否為斷。非貿然事也。

擊法、在太極拳中主剛硬。以全力為之。非僅臂力。推手術乃友誼之研究。所擊之部分。在前為兩肩窩。或推或擊。上為兩下臂。居肘腕之間。下為兩大腿。擊之搖動敵志。後為兩胛骨之中頸項之下。每用撅太過從後擊之。以上所指。皆擊之而不致傷害。故經常習用之。此外部位。如眉間、耳根、咽喉、中脘、期門、海底、尾閭、腰腎、八部。擊之雖輕。亦易致傷生命。慎之慎之。至於折指、剪腕、剷肘、蹴脛，踢踝。以及跳踏脚指脚背。皆足以傷壞四肢。雖不至有生命之虞。然局部之創痛頗重也。上所歷述。皆指被擊之部位概略分晰。若擊敵之着。則拳、掌、指、腕。肘、膀、膝、脚。百骸俱動。全師而旋。就拳式以分之。不可以數計也。

發人之法。旨在將敵擲發遠倒。其主要意義。即於最短最速之時間。移敵重心於其體外。而致敵於仆倒也。初學發人。於推手法中求之。以雙方技力相等。每勞而無功。而稍明太極拳原理者。決不以笨力相抗。授人以發擲機會。故多廢然而返。改習擊法。是因指導者。誤以發擲歸於懂勁。擊打認為用着。自誤誤人所致。遂使學者以着易用而致力。勁難懂而不敢問津也。庶知發人之法。拳式中佔四分之三。皆固定之着。惟較擊法更進一層。擊法止於着敵身。繫中而已。發法則着敵之後。以能否倒敵爲前提。故發人之着有相當程度者。擊法自早成功矣。是以學者者欲覇拳法之成就。必須致力於發擲。但不必由尙無意識之推手中苦求。宜先習熟拳式中發人之着。以着能發人。然後更進於推手時。利用來勁。揣摩擲發之機。以進入懂勁之域。太極拳着字之意義。大略如上所述耳。

勁字、爲習太極拳者之口頭禪。曰、懂勁。曰、用勁。與各種拳法以勁字作力解者。爲意不同。惟今人空言勁者居多。眞懂勁而能用勁者少。甚至能指明研究之路徑者亦少也。吾人應知勁之表現。在實用而不在空談。爲義已詳他篇。茲不復述。

粘走二字。見於王宗岳先生太極拳論中。原文云。「人剛我柔謂之走。我順人背謂之粘。」又云「粘即是走。走即是粘。」其義本極明顯。惟不可以剛柔順背四字分晰解釋。以字義解則死濡。拳法瞬息萬變。其中常有一活字。故有可意會不可言傳之妙。按人用剛而我用柔。是拳法原理。亦對敵時一種應用也。雖着勢千變萬化。凡此場合。皆名之曰走。走者化也。變化敵之剛勁。使不得加諸吾身。所謂以柔克剛也。因人剛我柔之原理應用。每使我順而人背。即我得勢而人不得勢。至此境界。皆名之曰粘。粘者制也。我順人背。則可制人。而不制於人也。對敵之時。化爲制因。制爲化果。化即制。制即化。因果相生。循環不已。無毫厘之間隔。蓋人用剛我用柔。可使人不順而我順。人至不順時。每仍用剛勁抵抗。我復以柔克之。則又至我順人背之境界。不能盡化而不制。不能常制而不化。故拳經續云。「陰不離陽。陽不離陰。陰陽相濟。方爲懂勁」。若用走法而不能濟以粘。其病也必至偏沉。此之謂隨。若用粘法而不能濟以走。其弊也必爲雙重。此之謂滯。是以隨滯之弊。皆因於粘走不能相生。爲進功之大礙。無成效之可期。明乎此思過半矣。

第五節　開合鼓盪匾抗丟頂粘連黏隨

開合、爲太極拳勁之根本。包括甚多。凡進退、上下、前後、左右、陰陽、剛柔、虛實、皆相對名詞。在應用亦相對聯用。有上即有下。無往而不復。言其象則如圜無端。論其用則所謂開合勁也。以太極拳之妙。專利用往復無端之法以致勝。開合勁爲各勁之基。必熟練。始能熟用。以陽剛化人謂人之開。以陰柔自守謂之合。即物理學分力合力之理也。鼓盪者。言氣之作用。身體各部運動。內臟亦隨之而動。惟使之動者。純以氣壓迫伸縮而鼓盪之耳。此中竅要。在一定字。是以開合鼓盪。皆就練習姿勢用功而言。習之既熟。乃能致用。匾、抗，丟，頂。指平時練習推手及與敵打手而言。凡與人搭手。用勁過柔。失掤勁當先之原則。不能掤圓。必被人剛力壓匾。用粘勁如失其中定之主宰。以致過剛過進。出自身範圍。則成爲以力硬抗之現象。兩者俱不得剛柔之中。爲太極拳所大忌。與人搭手。人手已離走而我不知。此之謂丟。人手以剛力進擊。我無柔化以應之。反拒之以剛。若角觝然。此之謂頂。在推手術中。最重感覺靈敏。微動即知。連四兩以撥千斤。故匾抗丟頂。是所大忌也。粘連黏隨。所以救濟丟頂之弊。粘以制人。須連續無絲毫間斷。粘以隨人。使人無自動之能。則量敵而進。慮勝而會。其權操之於我。自習時如此。對敵時亦如此。誠爲克敵致勝之金科玉律。然必見諸實習。非口頭禪也。

第六節　實地應用各名詞

接手　指與敵人用着法作戰之第一手而言。不限於使用任何着法。與搭手靠手均異。以搭靠多指友誼的研究。通用之於推手術中。在他種拳法。即泛指交手。而太極拳之接手。則專指對敵。若對敵而用搭手靠手。從容待敵。未有不失敗者。是以接手必知機應變。來去神速。能接手得機。無往不利矣。

相手　凡與吾作友誼研究。彼此以着勁實地試驗。以求增進功行者。彼此互稱相手。蓋同心若金。攻錯若石。相輔相助之意也。

拗手　右手與敵右手相接。或左手與敵左手相接。名曰拗手。

順手　右手與敵左手相接。或左手與敵右手相接。名曰順手。

背勁　敵力來時。吾由中途分截。使不能直達吾身。謂之背勁。

順勁　順敵力方向引之。使其落空。而不以剛勁抗之。謂之順勁。

問勁　不知敵動力之趨向。佯攻詐誘。使之明顯發覺。藉以明瞭其企圖。或預擬路線而壓迫引誘。使之入吾計劃中而懲創之。此等攻誘壓迫。謂之問勁。非以口問。係以心意感覺支配動作而問之也。

聽勁　以感覺觸覺靈敏。察知敵之動力。而瞭解其企圖。藉以立時定攻防方法而制伏之。謂之聽勁。非以耳之聽覺爲也。

圈內　兩臂範圍以內。指胸腹等部而言。謂之圈內。

圈外　兩臂範圍以外。謂之圈外。

吃理　吾手進入敵之圈內。謂之吃理。

吃外　吾手進至敵之圈外。謂之吃外。

殺手　用極毒之着。制敵死命。謂之殺手。

上下手　平時友誼研究。攻者爲上手。防者爲下手。

吞吐　用身法吸入敵之來手曰吞。發放曰吐。

粘走勁　制人曰粘勁。以吾手着於敵身。如膠着物。亦曰粘勁。有名黏勁者。將敵勁化走。謂之走勁。亦稱化勁。（按粘黏通用、惟拳中有別、）

纏絲勁　陳氏拳譜講此勁最詳。無論手足收放。均用纏絲勁。纏繞而出。纏繞而回。純係內勁。不顯於外。一說。即抽絲勁。『運勁如抽絲。』一恐其斷。一恐其抽不出。用勁要緩而均也。

合勁　將敵身全力收斂而緊聚之。使不得伸。謂之合勁。

定勁　將敵身上提或擰採。使其重點移動。脚根離地。此時毫無所施其技。搖搌不自主。謂之定勁。即時而施擊發也。

補手　亦曰補勁。用一着一勁猶不足以制敵。乘機繼用之方法。謂之補手。

下編

第一章　太極拳路姿勢圖說

（一）預備式

拳式開始。爲振作精神。必有預備。太極拳以知覺、感覺、觸覺、鍊神。由開合、鼓盪、呼吸、鍊氣。最重聯貫。提神換氣。預備一式。所關甚要。尤以輕靈無滯。還自然之狀態。爲此中三昧。其式、由立正式左足向左分開。兩足距離與肩之寬等。足尖向前。兩足平行。身體直立。兩臂微鬆、下垂。手心向下。指尖向前。稍微內合。頭正。頂懸。目向前平視。凝神靜氣。停立片時。（如圖）

預備式圖

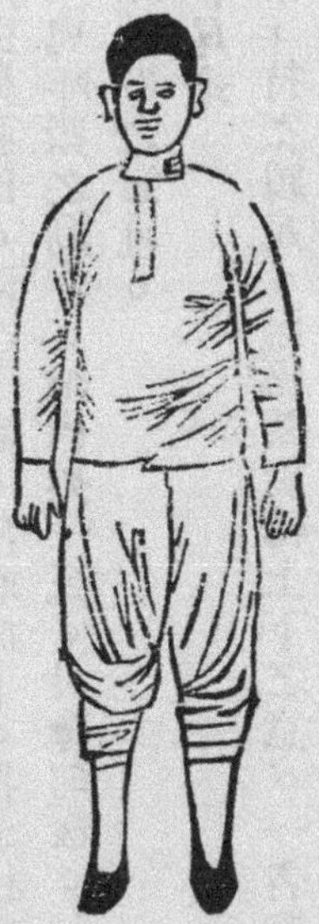

即此練習呼吸。其法由鼻孔吸氣。鬆胸收腹。兩手由左右內抱至丹田。手心向上。指尖

相對。徐徐隨吸氣上提。至胸膈間。吸至胸內氣滿。不可再容之際。即呼氣。呼時用意鼓腹。不可努力。氣由鼻孔出。兩手下翻。手心向下。指尖相對。徐徐隨呼氣下按至丹田。其要在呼吸之時。手與呼吸之動作。須內外一致。升降勻緩。勿急遽。勿間斷。久之，手之按提。氣亦隨之。即鼓盪之意也。

（2）攬雀尾式

許師云。『取兩手持雀頭尾。而隨其旋轉上下之意。一名攬切尾。擬敵人之臂為雀尾。攬之以緩其前進之力。即乘勢前切以擲之也。二說均可。』

譏集、攬切尾、又名攬扎衣。懶擦衣。或曰攔切尾。蓋係方言不同之轉音。惟攬扎衣之名詞。不僅太極拳有之。通臂長拳開式亦名攬扎衣。其歌訣云。『懶扎衣出門架子。變下勢霎步單鞭。對敵若無胆向先。空自眼明手便。』明清兩代。其傳甚盛。此懶扎衣式。為少林之法。紀效新書、武備志、所採輯者是也。太極拳攬雀尾式。動作有六。初習者、以其繁難。僅分攬切一動作。習熟後。再增為提、擠、擺、按、挒、切、六動。分述如下。

（一）開步提手，由預備式左足向前踏出一步。足踵着地。時同屈右膝蹲身。左掌自左胯側。向外上提作圓。經轉下方向上。由胸平收於胸前。掌心向內。指尖向右。右手亦同時徐徐向合。垂肘。撫按於左腕內側。指尖向上。上體正直向前。左腿屈膝。右腿蹬直。成左弓箭步。（如圖一）

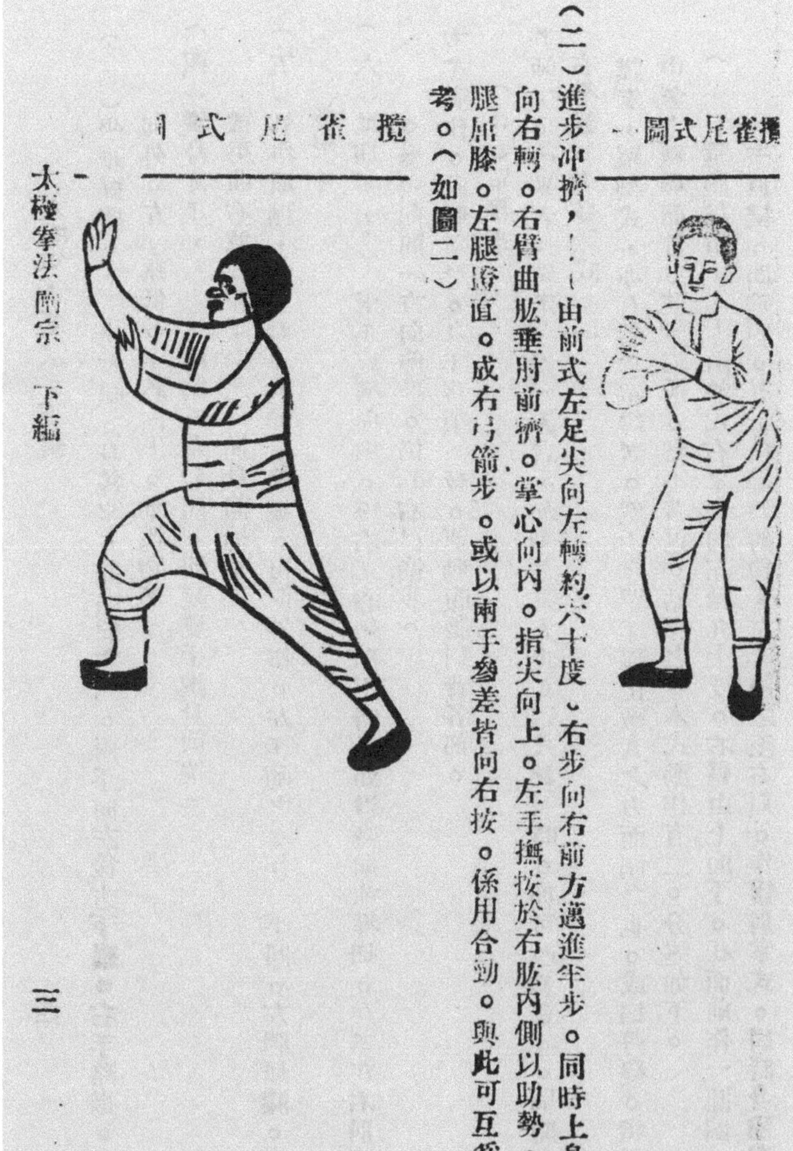

攬雀尾式圖一

（二）進步沖擠，——由前式左足尖向左轉約六十度。右步向右前方邁進半步。同時上身隨向右轉。右臂曲肱垂肘前擠。掌心向內。指尖向上。左手撫按於右肱內側以助勢。右腿屈膝。左腿蹬直。成右弓箭步。或以兩手參差皆向右按。係用合勁。與此可互爲參考。（如圖二）

攬雀尾式圖二

太極拳法闡宗　下編　三

（三）坐步撅攬，——屈左腿。身後坐。並略向左轉。兩手向左後方下攬。右手略揚。掌心向外。左手略低。掌心向上。如攬物然。

（四）進身按手，——手約歸至左胯間。即變雙手進身前按。或不曲右肱。左手撫之。進身前擠。

（五）外掛前掤，——右手上仰。前掤。復向外掛。左手隨之。作一平圓。左腿屈膝。身隨後坐。

（六）推切手，——兩手旋轉向內。至右手心轉向下時。即進身向前推切。左手在右肘彎處。參差向同一方向前推。仍爲右弓箭步。

本式動作。成雙環形。身手務須一致。運動腹腰肩背各部。

（3）單鞭式

許師云。『單者、單手之意。鞭者，如鞭之擊人也。單式練習時。亦可改爲雙手。同時向左右分擊。名雙鞭式。』

謙案，單鞭式，亦有名爲單變者。意謂以單手變化敵人之力而制之也。或曰丹變。指丹田中氣之轉變而言。其說尚通。特不普遍。姑存之。本式動作有二。分述如下。

（一）垂腕攏指，——由前式右足尖向左轉九十度。右臂由上而下。在面前作一圓圈。復至原處。即垂腕。五指攏撮如鈎鈎。左手隨之至右肩。作護肩掌式。同時身隨左轉

○右膝微屈○左足微斂○足尖點地○目視右方○全身重點暫寄右足○

（二）伸臂放掌，——右手不動○左掌經胸前作上弧形○向左伸出○同時左足向左前方踏出半步○與右足成斜平行方式○屈左膝成左弓箭步○全身重點移於左足○正身○鬆肩○沉左肘○左手食指約對鼻端○目前視○（如圖）

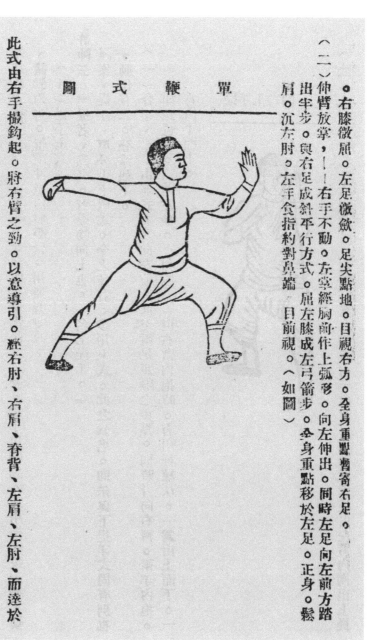

單鞭式圖

此式由右手撮鈎起○將右臂之勁○以意導引○經右肘、右肩、脊背、左肩、左肘、而達於左掌心。平鋪全掌。涵胸吐力。為四肢及背部之運動。左手用鞭勁。或用推、按、捌、切、諸勁均可。惟須注意兩肩平鬆。用通背勁也。

（4）提手上式

許師云。『提者、勁名。若提物向上也。一名上提手。』

謹案、提手、原分上下兩式。今之練者。多用上式。此之為名。即示與下提手式固有別也。動作有二。分述如下。

（一）合手、——由前式右足向左前方進至兩足距離之中點。同時身向右轉。兩手內抱。如琵琶式。右前左後。（如圖一）但右臂內抱時。有兩種練法。一為由上而下。一為由下而上。

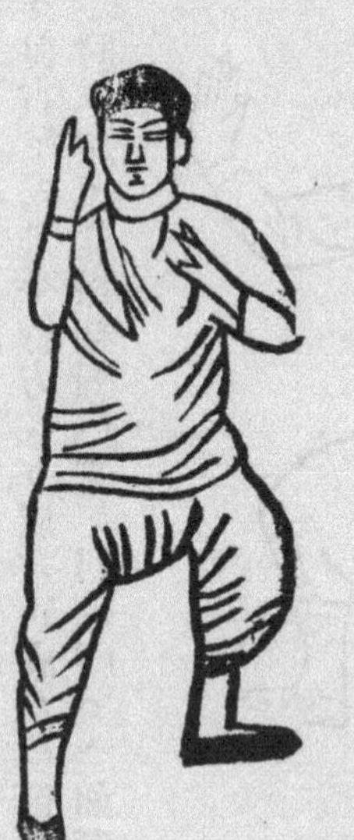

提手上式圖一

（二）上提手、——右腿前弓。左腿蹬直。同時右手向前下插。復垂腕由左臂內掏出上提

。左掌下按。左足向前與右足併齊。兩足距離。與肩寬等。上體正直。右手提至眉間面。（如圖二）

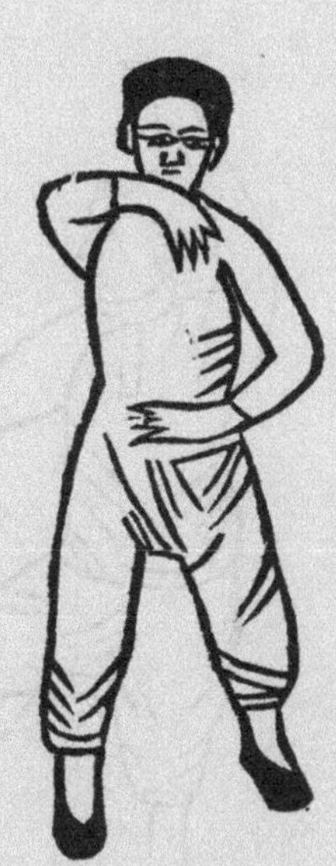

提手上式圖二

練習此式。要在頂勁上提。腰腿隨之上下。以練習脊骨之伸縮力。且可使肩肘腕膝諸關節，之運動靈活。

（5）白鶴亮翅式

許師云。『此式分展兩臂。斜開作鳥翼形。兩手兩足。皆一上一下。一伸一屈。如鶴之展翅。故名。華陀五禽經之鳥形。婆羅門導引術第四式之鶴舉。為十二式之鳳凰展翅。閩之鶴拳。均取此意也。習太極拳者。練習姿勢。有斜展正展之別。實則一為展翅。（斜）一為亮翅。（正）可連貫為之。』

謹案、白鶴亮翅式。又名白鵝亮翅式。或有稱展翅為鳳凰單展翅。亮翅為鳳凰雙展翅者。

名異而實同也。動作有二。分述如下。

（一）展臂、由前式左足向左斜出一步。足尖點地。蹲右腿。成丁虛步。身隨半面向左轉。同時左掌斜下外摟。右手經面前上展於腦右方。手背向外。兩掌心相應。全身重點。寄於右足。（如圖一）

白鶴亮翅式圖一

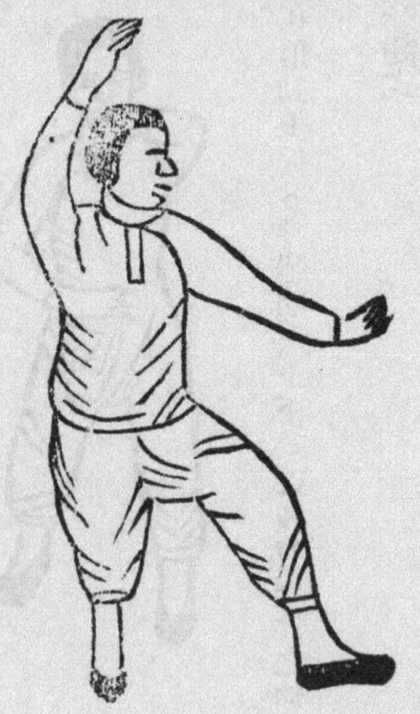

（二）雙舉手、收左足。與右足併齊。兩足距離。等於肩寬。身體仍向右轉正。同時兩手曲肱上舉。至頭與兩臂恰如山字而止。掌心俱向前而略上仰。（如圖二）

白鶴亮翅式圖二

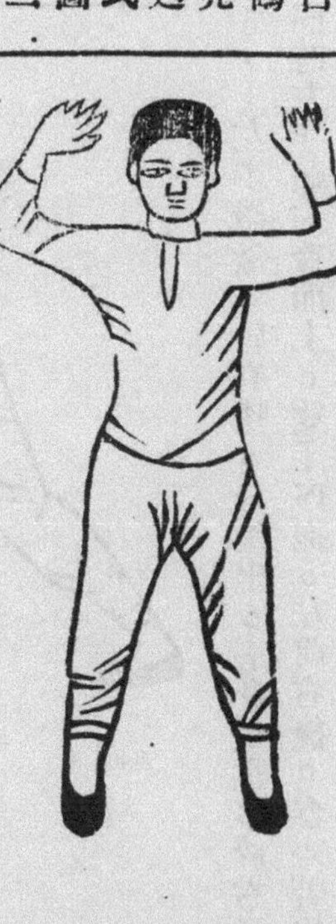

此式兩臂動作須以背心爲樞紐。練習胸背兩脅之伸縮力。開合自然。斯爲正宗。

（6）左右摟膝拗步式

許師云。『摟膝者、即以手下摟膝蓋之意。拗步者、步名也。拳術家以進左足伸左手、進右足伸右手、謂之順步。反是、如出左足伸右手、出右足伸左手謂之拗步。』動作有六。分述如下。

（一）原地摟膝、由前式、虛右足。屈左膝。身下蹲。左掌護右肩。右手下摟右膝。或作右白鶴展翅式亦可。

(二)左摟膝拗步、—身向左轉。上左步。前行。同時左手由右肩起。順勢下摟。過右胯。經左膝外。而按於左胯側。指尖向前。右手亦同時由右下方宛轉上舉。屈肘平肱經右耳側。向前直伸。至於極處。指尖翹起。掌心吐力。(如圖一)

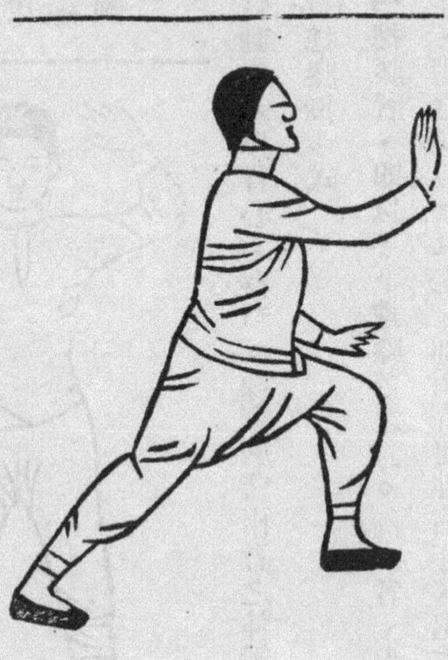

摟膝拗步式圖一

(三)抱手、—左步微歛。屈右膝。身後坐。全身重點移於右足。如丁虛步。右手回撤。同時左手順左胯而上。雙手內抱。左前右後。參差若抱球狀。兩肘微垂。左手食指約對鼻準。右手當胸。掌心約對左肘彎處。(如圖二)

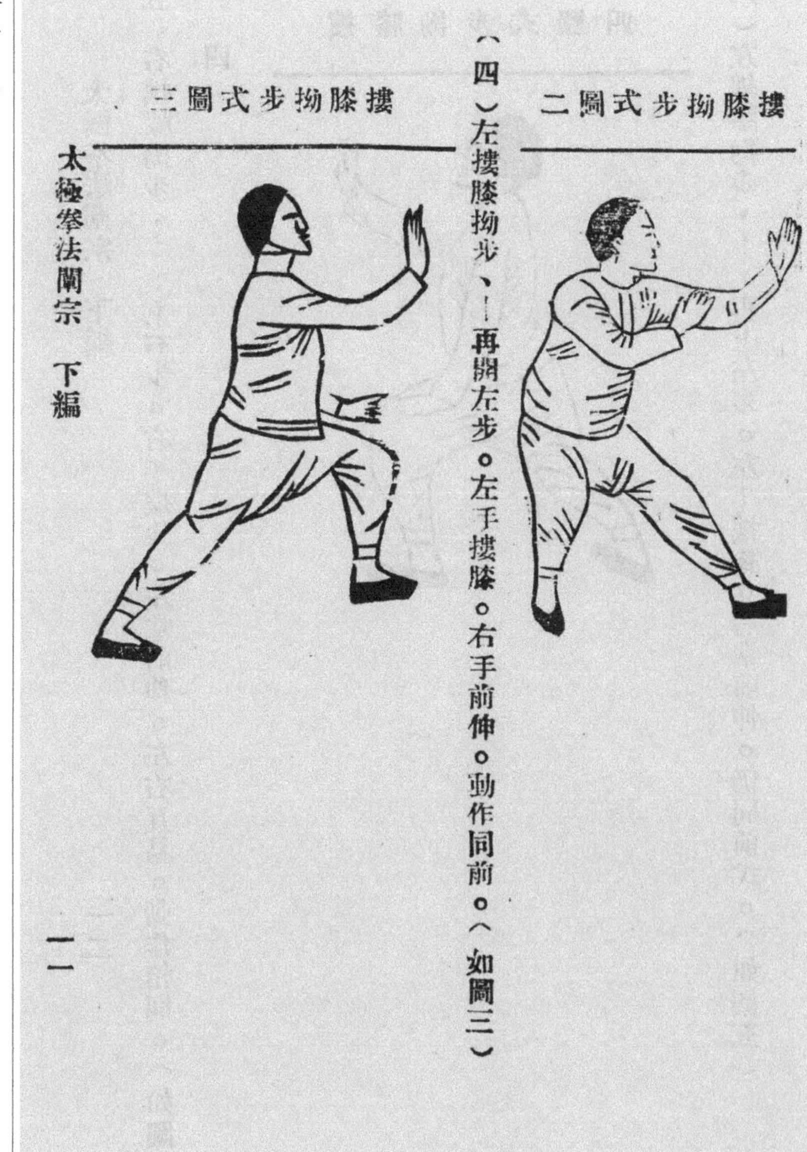

摟膝拗步式圖二

（四）左摟膝拗步、——再開左步。左手摟膝。右手前伸。動作同前。（如圖三）

摟膝拗步式圖三

太極拳法闡宗　下編　一一

（五）右摟膝拗步、——上右步。右手摟膝。左掌前伸。左右互易。動作相同。（如圖四）

摟膝拗步式圖四

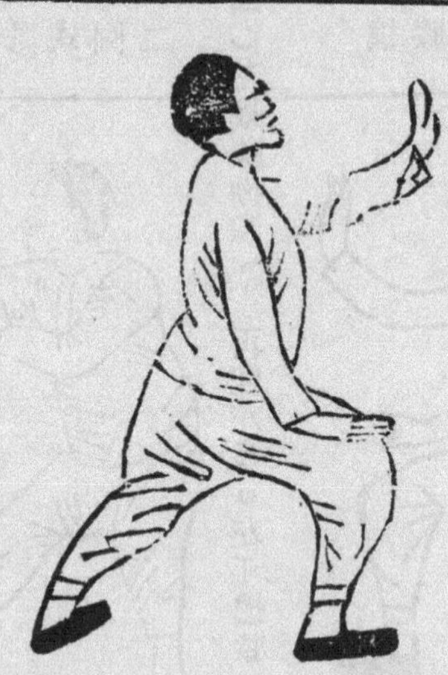

（六）左摟膝拗步、——再上左步。左手摟膝。右掌前伸。仍同前式。（如圖五）

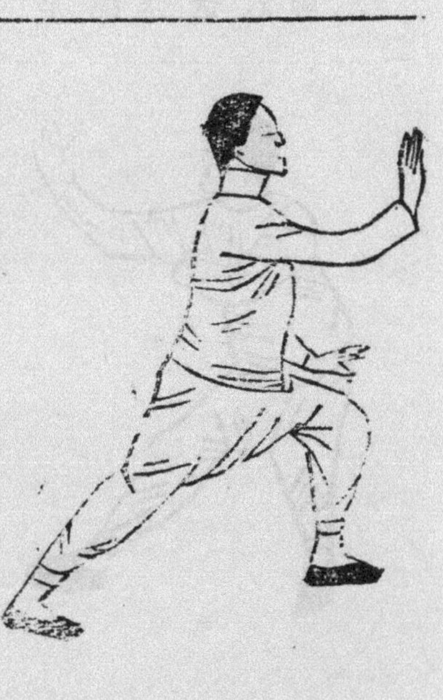

摟膝拗步式圖五

按此式練習次數。所僅將畧異。除上述練法外。有僅練三式。一、三、為左式。二、為右式。亦間不來抱手式者。倘有則以原地摟膝拗右式。而僅練左式者。要皆以左式為殿。以便繼式耳。惟紀子修先師。則以原地摟膝作右白鶴展翅式。尤具有卓見。更覺完備。應並存之。習者不可不知也。

此式兩手運行路綫。皆成弧圓。兩臂動作。須以腰力運之。除練習兩臂腰膝之伸縮力外。尤以運動脊柱各椎骨為主。而脊骨之兩旁。為交感神經。脊骨之內。有脊髓神經。常事運動。則可促神經系統之新陳代謝。使營養佳良。神經細胞纖維增多加大。精神興奮。感覺銳敏○腦部神經○亦以之而活潑○聰明智慧日進○而支配神經中樞器官○及所司各機能○自必健全○腎臟尿囊增大○排泄適宜○自無腰痛及腎臟諸疾矣○

（7）手揮琵琶式

詮釋：○—兩手相抱○如抱琵琶狀○故名○手揮者，兩手動搖○如以指撥弦者然○「動作有次○分述如下○

（一）抱手、……與摟膝拗步中第三動作之抱手式同○（如圖）

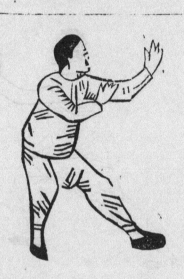

手揮琵琶式圖

揮撫。手心向外。手指向上。

但此式兩手運行路綫。原有三種練法。或爲平圓。或爲順勢立圓。（由上而下）或爲逆勢立圓。（由下而上）均可。

（三）幷步前推、——幷右足至左足後。同時兩手由外向前推按。左手略高。與肩齊。右手當胸。手心皆向前吐力。兩肘下垂。臂微屈。身勿前傾。

（四）抱手、——同前

（五）揮手裏揉、——由抱手式向前進身。再略向左平轉。復後坐。以腰爲樞紐。同時兩手隨向左揮撫。作一平圓。復轉回如原式。惟左手心轉向上。右手心向下。

（六）幷步前推、——幷右足，至左足後。兩手不動。惟兩臂隨身步之勢。略向前伸。右指尖翹起。掌心向前吐力。

練習此式。重在揉推。或裏或外。或平或立。或逆或順。兩手之運行。悉成圜形。要在能運用腰脊之力。注於掌心。以增進迴旋柔化之勁。抱手式本爲太極拳之站樁勢。固當特加注意。然有僅練一抱手式。而即以之代表整個之手揮琵琶式。竟將揉推諸動作屏而不練者。似太簡略也。

（8）進步搬攔鎚式

許師云。『搬攔錘者、即用手攖開敵人手而攔阻之。復用拳迎擊之稱。南人名拳爲錘。此爲太極拳五錘之一。進步搬攔錘者。與後之上步搬攔錘。卸步搬攔錘、之對稱也。』

謹案、搬攔錘有名之爲演手錘者。意或謂以一手敷演敵手。而以拳擊之也。又名掩手錘。即謂先以手掩蔽敵之注意。而以拳擊之也。然掩手錘僅爲搬攔錘之一着。似不能概括名之。

動作有三。分述如下。

（一）裏搬手、——由前式右足向右前方斜開半步。右手作拳。左手撥掌。左足前進一步。同時左手內撥。右拳後撤。虎口向外。屈右腿。虛左足。身略後坐。全身重點寄於右足。（如圖一）

進步搬攔錘式圖

（二）外攔手、——至右拳撤至腰際。虎口向上。蓄勁待發時。左手即向外攔。

（三）前擊鎚、——當左手外攔時。即進身。右拳向前直擊。左膝前弓。右腿蹬直。成左弓箭步。全身重點、移於左足。（如圖二）

搬攔鎚式圖二

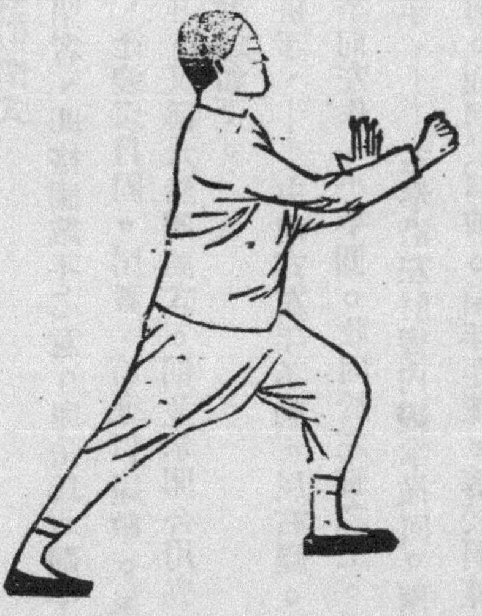

此式動作。搬攔與擊鎚多屬同時。然以姿勢說明之方便起見。不得不分述之耳。尤以搬勁明顯。而攔勁暗藏。致一般練者。多僅一搬一擊。將攔字無形遺失。且有不知攔在何處者。此實不可不注意也。練時、須含胸鬆肩。腰身手足動作均須一致。前擊鎚時。務須正身正脖。用脊骨力。切忌探身前傾。徒用腰力。而失重心。運動方面。重在肩背。其目的在發育此處各筋肉及肩胛關節運動靈活。上體左右旋轉。可使脊柱旋屈自由。且保正脊柱。而促進消化循環排泄等作用焉。

（9）如封似閉式

許師云。『封閉者、即格攔敵手之意。與岳氏八翻手拳之雙推手、形意拳之虎形、相同。』謹案、封者、逢迎以自固。閉者、前進以逼敵。象開合之勢也。有稱為推山手者。蓋第就其形式度之耳。又稱六封四閉式。則並示開合用勁之配備也。動作有三。分述如下。

（一）十字搭手、——由前式左手不動。屈右腿。身後坐。左腿坡直。（進一步亦可）同時右拳向左作一小平圓。收回於左腕之上。兩臂相交如十字。

（二）雙分手、——右拳沿左肘彎內變掌撤回。兩手隨如分開。指尖向上。掌心向內。含胸垂肘。屈回於肩前。兩手距離。等於肩寬。

（三）前推手、——雙手內合。外轉前推。指尖向上。掌心吐力。兩肘仍垂。同時抬左足。再略前進。左腿前屈。右腿蹬直。成左弓箭步。（如圖）

如封似閉式圖

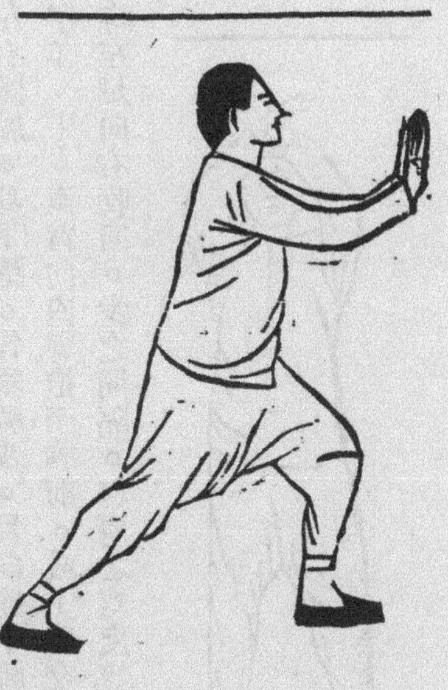

此式動作。爲單純之開合。太極拳眞義。不外一開一合。即一陰一陽。兩儀是也。每式動作。均有若干小部分。自成一小開合。集各小動作。以成一式。即爲一大開合。全部姿勢。合成一總開合。故於單式練習。首須明呼吸導引大意。而由開合入手焉。此式名爲封閉。純係象形。一蓄一發。一開一合。由脚而腿而腰。以達內勁於手指。腹鬆氣沉。陰陽相濟。肩鬆肘沉。切忌旁開。致勁分散。撤拳時後坐。分手時進身。前推時上體正直。不可前傾。搭腕即須分開。分開即須前推。勿稍停滯。致勁間斷。本此練習。庶不致誤。在運動方面。同時練四肢之筋肉關節。並連帶練腰部諸筋。可愈內腎各病。堪稱平均運動也。

（10）十字手式

許師云。『十字手者、兩手腕交叉相搭。狀如十字。故名。凡兩式相連。轉折不便者。均可加十字手。以資銜接』。

動作有三。分述如下。

（一）十字搭手、——由前式身體不動。左右手內轉。右腕交叉於左腕之下。

（二）兩臂分展、——左右足俱向右轉九十度。全身正面向右轉。右步平開。同時兩臂分向左右開展。身下蹲。作乘騎步。目向前平視。

（三）十字手、——兩臂向內彎抱至胸前。或上舉交叉於頭頂上。左臂在內。右臂在外。同時左足向右收回。步之間隔。與肩之寬度等。身體直立。（如圖）

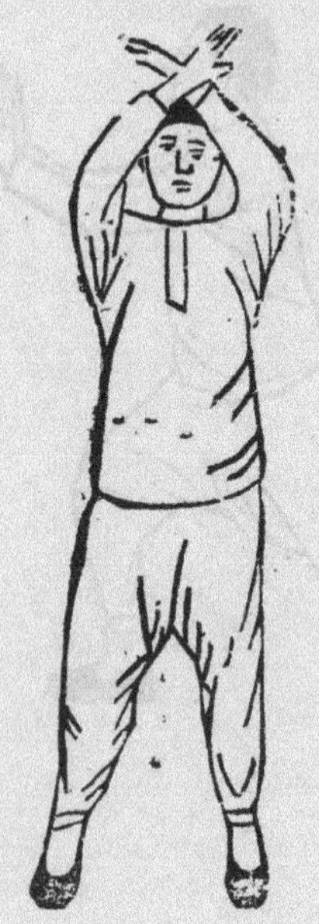

十字手式圖

・由如封似閉接練此式。應手步平行旁開上舉。搭兩腕於胸前交叉。不稍停頓。即接練下式。然一般練者。多由上式蹲身並步。兩手下抱。以代此式。甚有因之而名此式爲抱虎式者。與名如封似閉式爲推山式者、同一謬誤。此式在運動方面。練腰腿兩臂之屈伸。以增進腰臂之橫力。

（11）抱虎歸山式

許師云。『抱虎歸山者、擬敵爲虎。抱而擲之也。又名抱虎推山。當抱敵時。敵思逃遁。即乘勢用手前推也。兩說均是。學者於此式。多不注意。或有以如封似閉代之者。蓋此式與後式攬雀尾。連絡一氣。最易混淆之故。』

謹案、抱虎歸山。又名抱頭推山。上接十字手。下連攬雀尾。而習者不察。有將前動混於十字手或如封似閉者。有將後動混於攬雀尾者。有竟以如封似閉或十字手代之者。有僅以一摟膝拗步代之者。迷離混淆。真正之抱虎歸山式。反遍覓不得。學者應注意也。

動作有五。分述如下。

（一）右摟膝左橫擊掌、——由前式右手向下摟膝。左手由胸前下按。將至左胯。外轉而上。畫一半圓。平伸左臂。向右橫擊。同時左步後撤平步。

（二）左摟膝右橫擊掌、——左手向下摟膝。右手外轉而上。畫一半圓。平伸右臂。向左橫擊。同時斂右步。至與左足相並。足尖着地。左腿微屈。

(三)轉身右摟膝拗步、——右手下摟右膝。左手外轉而上。至左耳側。同時身向右斜後方轉約一百三十五度。開右步。左掌前伸。爲右摟膝拗步式。(如圖)

抱虎歸山式圖

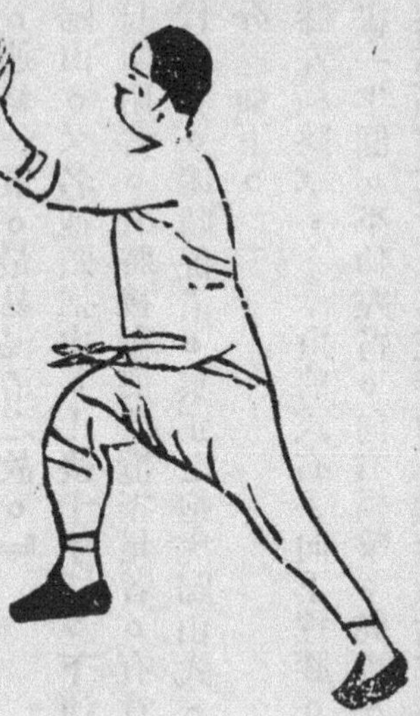

(四)內抱、——左手暫不動。右手向後伸。以肩爲中心。臂爲圓圈之半徑。從下後方翻轉向上。至前方作大圓圈下抱。至手肘與肩平時。即屈左腿。身後坐。上身微向左轉。作坐身抱攔式。

(五)前推、——屈右肱。兩腕相搭如十字形。隨即雙手分向前推。右手略前。左手略後。同時屈右膝。左腿蹬直。仍作右弓箭步樁。

此式兩臂運動。亦成雙圈。以脊椎胸椎爲樞紐。身手與步。務須一致。內抱時。尤可強健腎臟。

（12）攬雀尾式（見前）

（13）斜單鞭式

許師云。『斜者、指方位而言。前抱虎歸山式。係斜方位。此依前式方向。故名斜單鞭式。』

謹案，太極拳以「不偏不倚」「中正安舒」為原則。此稱斜單鞭。及後之斜飛式。均運動之方向為斜隅。而非姿勢動作之傾斜也。

動作與單鞭式同。（如圖）

斜單鞭式圖

（14）肘底看錘式

許師云。『立肘時，肘之下曰肘底。看者，看守之意。一名肘下鎚。』

謹案、肘底看鎚、又稱葉底藏花。擬左臂如葉。右拳如花。而居其下。故名。與岳氏八翻手第四手之姿勢動作雖不同。而意義則一也。

動作有二。分述如下。

（一）移步領手、—由前斜單鞭式。左掌變鈎。右手變掌。左足尖向左轉。約四十五度。同時右腿隨上身之半面向左轉。移成正方向之左弓箭步。或移至兩足平行。成正方向之乘騎步。兩臂隨亦平旋。分向左右平伸。

（二）上托手肘下鎚、—左足略收。足跟着地。復進至兩足距離之中分處。右腿微屈。成丁虛步。同時左手作掌。（或作拳亦可惟意義則不同）由外向內作圈。順膀而上。至胸前上舉。約與眼平。略外轉上托。右手作拳。由外向內。經過胸部。置左肘下。全身重點。寄於右足。（如圖）

肘底看鎚式圖

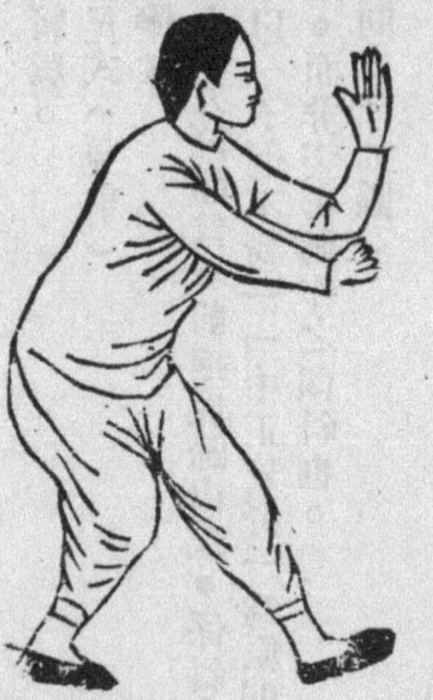

肘底看鎚步法圖

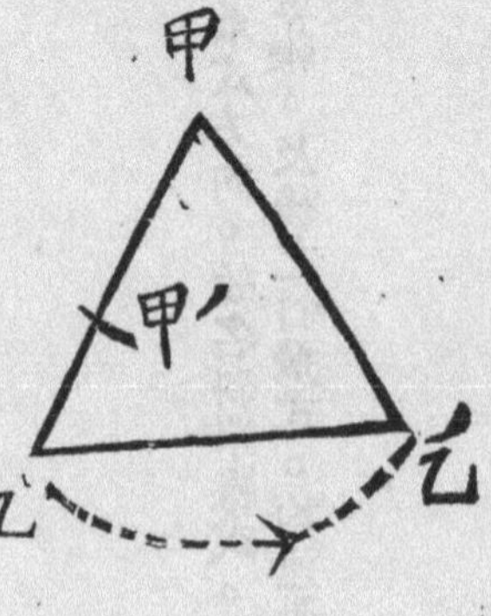

甲

甲'

乙'

乙

此式用三角步法。右臂運行之路線。成一半圈形。左臂在左方。畫一斜立圈形。出拳時。聳身向前。肩鬆肘垂。態度自然。毋稍停滯。尤須注意外三合。（即肩與胯合。肘與膝合。手與足合。）以運動肩肘腕膝各關節爲主。而胸部一開一合。練習深呼吸尤宜。

（15）倒攆猴式

許師云。『倒攆猴者、因猴遇人即前撲。先以手引之。乘其前撲。一方撤手。一方以手按其頭頂之意。一名倒趕後。即向後倒退。引敵趕來。隨以手乘勢襲擊之意。』

譴案、倒攆猴、或作倒輦猴。亦名倒捻肱。言用倒退之步。而肱之運行。內含捻勁也。又名倒捲紅。或稱珍珠倒捲簾。均不外象其形以會其意耳。普通演練。多爲三動。分述如下。

（一）退左步伸掌、—由前式右足不動。左步後退。同時右手下摟。至右胯側。掌心向上。左掌順耳邊前伸。掌心吐力。與右摟膝拗步之姿勢同。（如圖一）

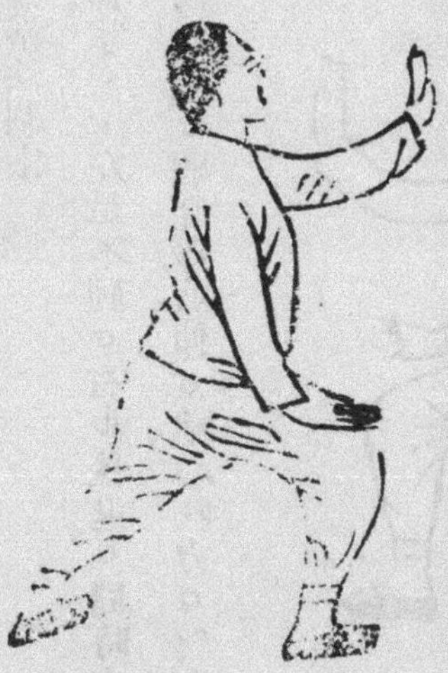

倒攆猴式圖一

（二）退右步伸掌、—左足不動。右步後退。同時左手下摟。至左胯側。掌心向上。右掌由後翻轉向上。順耳發前伸。掌心吐力。與左摟膝拗步之姿勢同。（如圖二）

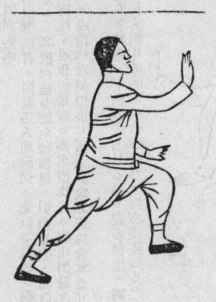

倒攆猴式圖二

（三）退左步伸掌、—與第一動作同。（如圖三）

倒攆猴式圖三

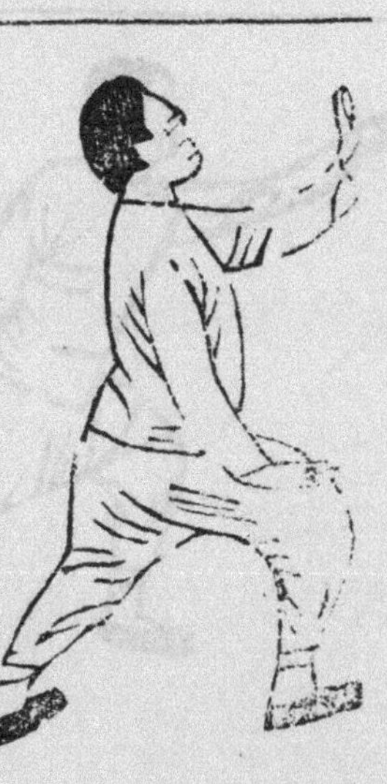

此式動作。不限三數。或五或七。均無不可。惟須單數。使右步在前。以便接練下式。此式與摟膝拗步式之姿勢悉同。而進退適反。彼係上步。此則倒步。摟下之手。位置亦同。惟彼爲按勁。而此則採引諸勁耳。初習者、或練順步。雖較拗步爲易。而求上功應用。則遜遠矣。即練拗步。亦有先撤半步。稍停再後退者。於應用上。尚有可取。然亦難免偷巧息腿。不易上功之弊。是故後退之步。必須一步退至恰當之處。是爲最當。身體正直。最忌前傾。塌腰坐勢。輕靈鬆靜。頭頂懸。脊骨提。以運動督脈。（十二神經）所得功效。與摟膝拗步式同。

（16）斜飛式

師云。「此式如鳥之斜展兩翼而飛。故名。有左右兩式。但練左式。初習者每易斷勁。不如右式之順也。『動作有二。分述如下。

（一）搭腕、——由前式左手暫不動。右手由後翻轉向前。畫一圓圈。向左腕下落。約將至左腕時。左手從右腕上挽過。使兩掌心相對。同時撤回右步於左足側。

（二）斜飛、——左足尖向右轉。右步復向右後斜方踏出一步。同時身隨右轉。右手向右上方。左手斜向下方分展。目注右腕。右腿前弓。左腿後直。全身重點。寄於右足。（如圖）

斜飛式圖

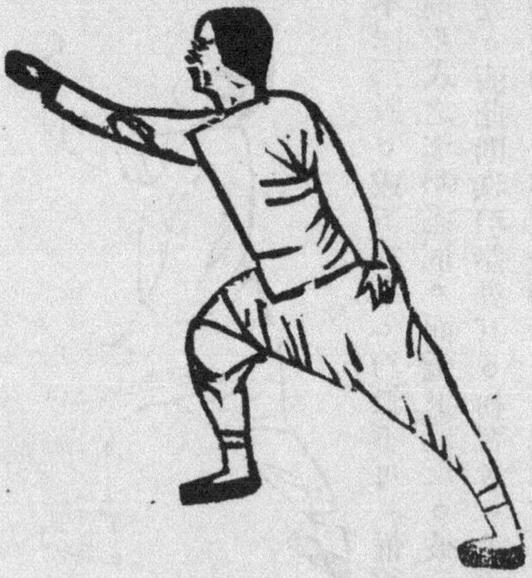

上係右式。若練左式。則於倒攆猴練至右腿在前時。併左步於右足側。右手由後翻轉向前。右腕在左腕之上。掌心相對。再向左前方進左步。前弓。左手斜向左上方。右手斜向右下方分展。目注左腕。而成左斜飛式。有為堅固根基。重覆練腕。而左右兩式俱練者。則先練左式。再將左步併回於右足側。繼向右斜後方轉身。開右步。而成右斜飛式。或於左式後。左步不動。將右步併回。隨身之後轉而復開。以免換勁。亦可。總之。此式以左右俱練為善。然須力求勁之綿密不斷。轉換輕靈。手足之動作。悉以腰身帶領。尤重運勁於腕。蓋本拳法以腕勁為主者。自提手上式後。當推此式。在運動方面。非特練習肩背腰脊之伸縮。即脅力腕力之增進。亦可不期而致也。

（17）提手上式　（由前式右步收回、成正方向、）

（18）白鶴亮翅式　（見前）

（19）摟膝拗步式　（僅練原地摟膝、左摟膝拗步、及抱手三動、即接下式、）

（20）海底針式

許師云。『海底者、人體之穴名。海底針、即手向海底點刺之意。』

動作有二。分述如下。

（一）提步摟手、——由前式收左足。足尖點地。同時左手摟膝。或作護肩掌。置於右肩之前。右手稍後撤。

（二）海底針刺、——右腿下屈。坐身。右臂向前直指。至盡處。向下直伸。指尖下指。或即沿左膝內向下直伸。此時左手。或拊右肱。或沿胯後撤。或仍作護肩拳。均可（如圖）

海底針式圖

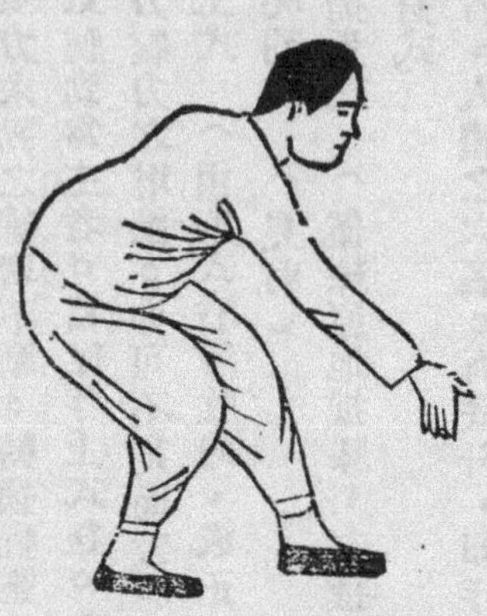

此式右手運行路線。或由外而下。或由內而下。均須注意運點刺之勁於指端。頭正而不低俯。身坐而不傾曲。可練習脊骨與膝之伸縮力。

（21）扇通背式

許師云。『扇通背者、擬脊椎骨爲扇軸。兩臂爲扇幅。如扇之分張狀。通背者、使脊背之力。通於兩臂之謂也。』

謂案、扇通背、或作扇通臂。又有山通臂、三通背、閃通背、閃扇破、等之異稱。蓋口傳者方言不同故也。

動作有二。分述如下。

（一）立身合腕、一一由前式立身。兩腕相合。右臂蓄上挑勁。左掌蓄前推勁。鬆肩沉肘。以通脊力。

（二）通背掌、一一右足不動。左足前進一步。足尖向前。成丁八步。同時左臂向前直伸。指尖向上。掌心吐力。右臂上舉。手背覆額。（如圖）

扇通背式圖

太極拳法。導引內勁之式。單鞭與此式爲義相同。單鞭式係使右臂之勁達於左掌。以意默運之。此式亦係使右臂通於左掌。並先將脊背之力運於兩臂。而後再運於左掌也。練此式亦有運開弓勁者。要以舒順爲原則，運勁時。左掌心之力。與左肋骨相應。作向前之勢。發勁時。頭須頂勁。下須內合。在運勁方面。係練腿力及肩背之力。

（22）彎身鎚式

許師云。『彎身鎚者、腰部後彎。使身折疊。復用鎚進擊之謂。此爲太極拳五鎚之一。』

謹案、彎身鎚、一作撇身鎚。披身鎚。庇身錘。或稱背折靠。

動作有二。分述如下。

（一）肋下交叉手、——由前式右臂下落。左手略回撤。身向左轉。屈左腿。前弓。左手與右腕相搭。交叉於左肋下。全身重點寄於左足。目視右肘。

（二）彎身鎚、——左手暫不動。右手作拳。右足向右移半步。身隨右轉。右肘浮依右肋。彎身。右拳反背由上落下。與肘平。左手隨右腕轉過後。即當胸作掌。略前伸。指尖向上或向前。目前視。步爲弓箭步。或丁八步。（如圖）

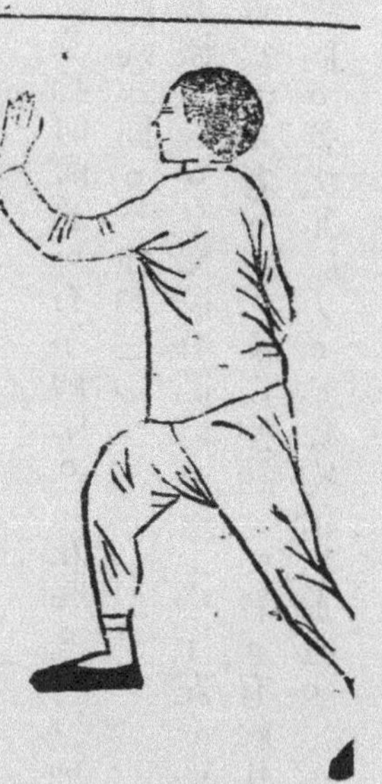
彎身鎚式圖

此式要點。重在彎身。彎身之時。運平圓勁。不憑步之變化。惟恃腰爲轉折。練此式者。每僅歷推兩動作。而不注意彎身之義。誠能澈底明悉其作用。依式練習。手腿之動作。以腰脊爲樞紐。專練腰力。增長橫勁。行之既久。自可臻於輕靈活潑便利從心之境也。

（23）卸步搬攔鎚式

許師云。『搬攔鎚、已詳明於前。卸步者、將步向旁挪移。與退步之向後退者不同。』

動作有二。分述如下。

（一）裏搬手、｜由前式左足不動。右足向右後方斜卸半步。左手內撇。右拳隨之後撤。屈右腿。身後坐（如圖一）

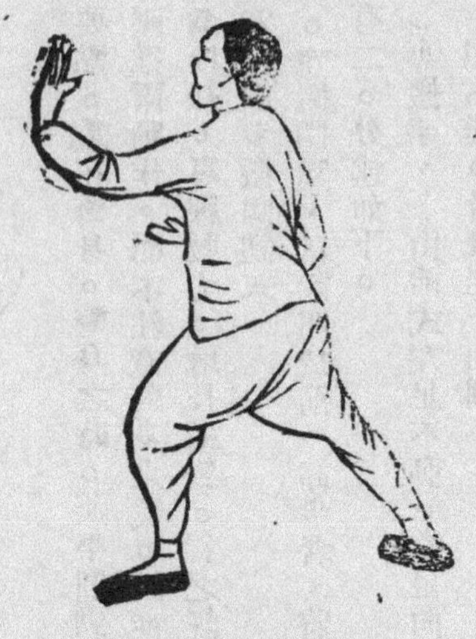

卸步搬攔鎚式圖一

卸步搬攔鎚式圖二

（二）前擊鎚：步同前進。右拳前擊。屈左腿。成弓箭步。左手護衛於右肩彎處。與前進步搬攔鎚式同。（如圖二）

搬攔鎚、原是搬右攔左。有搬攔有攔捶。有上中下左右進退。而此式實只用搬而不用攔。習者多有誤卸步為退步者。有與前搬攔鎚相混者。有練作上步者。均應訂正。在運動方面與前之搬攔鎚式同。惟尤重腰力。不僅靈活肩膀也。

之爲必要也。述其動作如下。

由前式併右步於左足後。左足復前進一步。同時左手由右腕下向前直穿。右手約在左肘彎處。兩手指尖俱向前。手心向下。成順步。

此式七濟搬攔鎚之不足。下接攬雀尾之沖擠。綿密周詳。體簡而用備。練時、頭用頂勁。步要輕靈。運腰勁於兩臂。貫脊力於五指。手足動作。務須一致。非徒鍛鍊腰背。且可强堅手指。

（25）上步攬雀尾式　（由前式上右步、立右肱、左手撫之、向前沖擠、餘同前式、）

（26）單鞭式　用正面乘騎步、餘同前、（以下凡接雲手之單鞭式、俱用乘騎步、雲手還原之單鞭式、仍作弓箭步、）

（27）雲手式

許師云。「雲手者、手之運動。如雲之回旋繚繞之意。其左右手運行。與少林拳術之左右攀援手同。此式於太極拳中最爲重要。」

謙案、雲手或作抎手。又有稱爲運手者。他種拳法亦多有雲手式。惟運動皆速。且非橫步。是少異耳。

動作有六。分述如下。

（一）原地雲手、一由前單鞭式兩足不動。左手亦暫不動。右手變掌下落。自右下方向左。過兩膝。圓轉而上。繞過面前。至右額外。成一大圓圈。上身隨之左右平轉。目視右手。左手俟右手運行至左肩時。即下落。自左下方向右。過兩膝。至右脅前。如圖一（一）

雲手式圖一

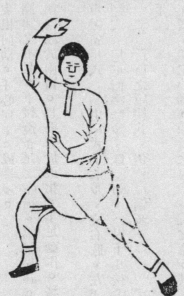

（二）（三）（四）（五）（六）移步左右雲手、一接上動作。右手下落。仍向左過兩膝圓

左移掤。目之注視。悉隨上行之手。如是動作。左右各以三次爲度。至末次。仍復前弓箭步單鞭式。

雲手式圖二

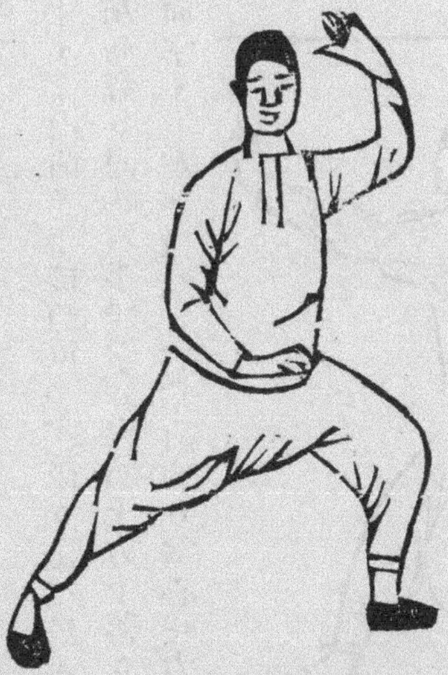

此式在太極拳中凡三見。其左右手之運行。有先右後左者。有先左後右者。步法、有向右成弓箭步。向左成併步者。有向左向右皆不變乘騎步者。練法有異。作用則同。練時、頭宜正直。胸宜稍含。兩腿微屈。脚力上提。兩手運行與兩足挪移。速度須勻稱一致。上身以腰平轉。切忌搖頭擺臀。傾側偏頗。一成習慣。則根本謬誤。在運動方面。重練腰脊之旋轉伸縮。能愈腸胃諸病。

（28）左高探馬式

許師云。「高探馬者、身體高聳。向前探出。如乘馬探身向前狀。故名。左高探馬在右分脚前。右高探馬在左分脚前。」

動作如下。

（一）擇手、｜由前雲手接練單鞭式後。收左足。足尖點地。左手外挽下擇。仰手屈肘。置左肋旁。同時右手變掌。自右上方下落。經面前。搭於左腕上。

（二）撲面掌、｜左手收抉。右掌前伸。掌心吐力。食指約對鼻準。（如圖）

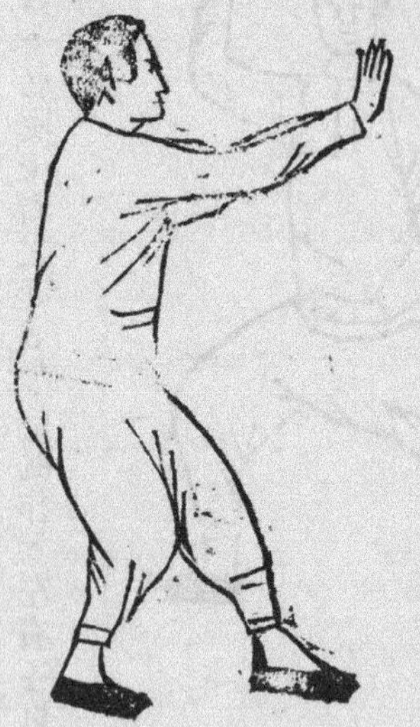

左高探馬式圖

許師云。『分脚者。即用脚向左右分踢之謂。此為右分脚式。下又有左分脚式。』

謹案、分脚、或運扁脚。一名起脚。亦有稱分腿者。

動作有二。分述如下。

（一）撤步摟手、由前式向左後方斜撤左步。同時雙手後攦。或分向外畫一圓圈形。隨向內抱。成十字手式。或運掮向右臂。肘尖下壓。左手按於右腕。同時右足收至左足右方。足尖點地。成丁虛步。勢下蹲。蓄力待發。

（二）分踢、一身聳起。兩手分開。臂與肩平。同時起右脚。向右前方分踢。（如圖）

右分脚式圖

此式所當注意者。撤步擺手須一致。踢時兩臂成水平。後腿微屈。全身重點寄之。踢出之勁。發於腰脊。達於腳背腳尖。

（30）右高探馬式

動作如下。

（一）收步合手、一右腿收回原地。足尖點地。或即向前落下。左步微跟進。成弓箭步。兩臂由外下落。向懷內抱。或右手作拳。由上壓下。或仍作摔手。手心向下。均可。惟兩腕相搭。左腕在上。

（二）撲面掌、一一左手向前作撲面掌。與左高探馬式第二動作同。或如穿手之向前直穿。亦可。（如圖）

右高探馬式圖

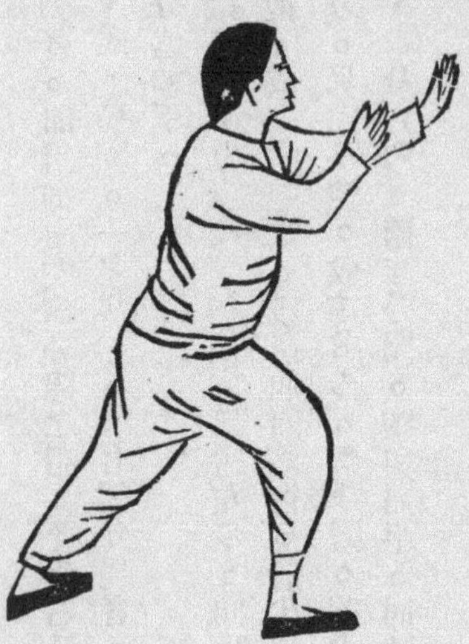

謹案、左高探馬。在右分脚前。右高探馬。在左分脚前。正見太極拳開合往復自然之順勁。而有於右分脚前知有高探馬。右分脚後。即接練左分脚。竟將此式略去。是宜注意。

（31）左分脚式

與右分脚左右互易。而動作相同。（如圖）

左分脚式圖

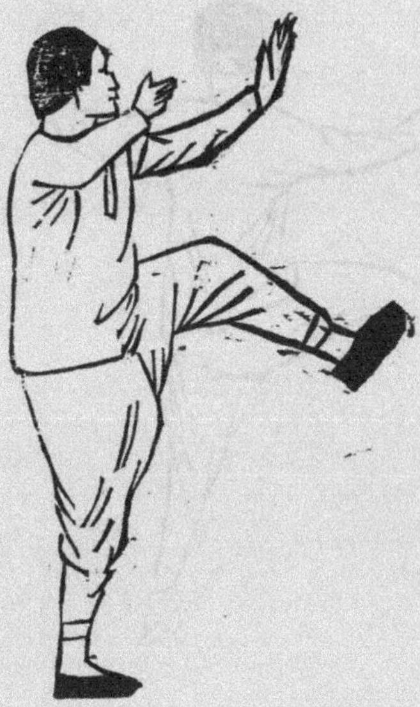

（32）轉身蹬脚式

許師云。「轉身蹬脚者。身向後轉。復以足踵前蹬也。」

動作有二。分述如下。

（一）轉身、——接前式左足踢出後。向內回收。足尖向下。右足立地。足尖隨身向左轉約九十度。同時兩臂由外下交。向後內抱。兩腕相搭。作十字手式。右腿稍蹲屈。目左視。蓄力於左脚待發。

（二）蹬脚、（一）身上聳。兩手左右分開。同時左足向左前蹬。足踵用力。足尖向上。（如圖）

轉身蹬脚式圖

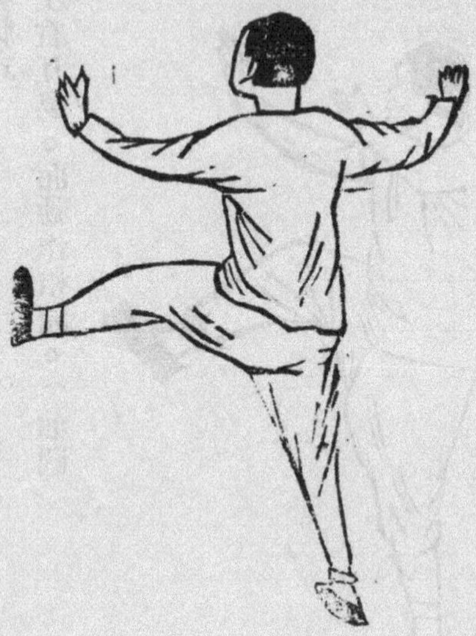

此式練習單腿之站立迴轉。當轉身時。以右足掌作軸平轉。用力勿驟。身須直立。不可前俯。右腿稍屈。全身之力向內收斂。蹬出之勁。發於腰脊。達於足踵。與踢勁根本不同。習者不可不明辨也。

（33）落步摟膝拗步式

許師云。『落步摟膝拗步者。承前式、左足向前落步。隨以左手摟膝之謂也。餘與前摟膝拗步式同。』

由前式左足踰出後。即向前落下。隨以左手下摟左膝。右掌前伸。成左摟膝拗步式。即接練下式。亦有加練一右摟膝拗步式者。則下式應爲上步栽錘矣。

（34）進步栽錘式

許師云。『進步栽錘者、步向前進。同時將拳由上下擊。如栽植之狀。故名。爲太極拳五錘之一。』

謹案、進步栽錘、一作上步找錘。乃承上式爲右摟膝拗步而練者也。或稱踐步打錘。或稱箭步擊錘。亦有稱爲擊地錘者。

動作有三。分述如下。

（一）並步摟膝、——由前左摟膝拗步式。並右步於左足側。同時右手下摟兩膝。左手翻轉向前。上身略向右轉。

（二）開步摟膝爲錘、——左足前進一步。左手下摟左膝。上身復向左轉正。同時右手作拳。由後方上舉。至右鬢角。屈臂向前。作欲探擊勢。

（三）栽鎚、——右拳向下栽擊。拳背向外。左手撫右肱助勢。或置左膝外側。左腿前弓。右腿微屈。作弓箭步亦可。（如圖）

進步栽鎚式圖

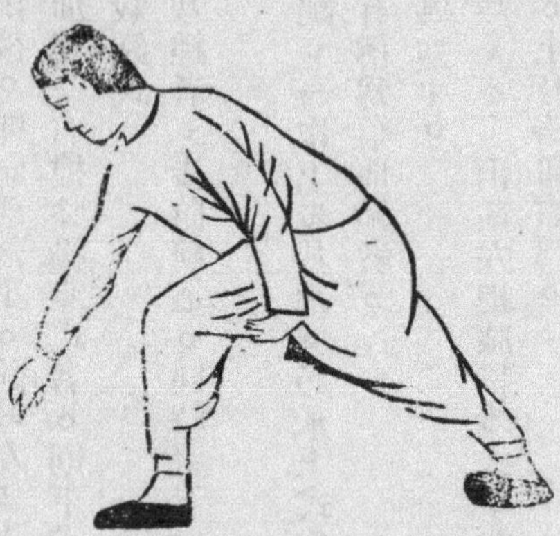

練習此式。右拳必須由上而下栽擊。每見有自右脅發拳者。非栽之意也。栽擊時。須運用脊力。最忌頭頂下垂。冒過足尖。以致氣血傷腦。亦且失却重心。

（35）翻身彎身鎚式

許師云。『與前彎身鎚式同。惟加一翻身動作。而方向不同耳。』

謹案、翻身彎身鎚。亦稱白蛇吐信。與前彎身鎚式同。因加一翻身。故方向不同。且練前式時。右腿可不移步。全恃腰力以運之。如移步、則便利實多。人皆貪省力。恃步而不練腰力矣。此式則須抬步翻身。腰步並用。爲立圓之勁。或將此式混於下式中。稱曰翻身二起脚者。於栽鎚後。僅爲一翻身動作。即接練二起脚式。正如左分脚前之不復知有右高探馬者、同一簡略。習者應當注意。

（36）二起脚式

許師云。『二起脚者、左右足連續起踢也。』

動作有二。分述如下。

（一）捋手左起脚、——由前式、左手收回。貼於左肋。同時起左脚前踢。右手作掌前伸。或拍左脚背。

（二）躍身右起脚、——兩手向左下方捋。左足下落。同時即躍身。起右脚前踢。兩手復轉上前伸。拍右脚背。（如圖）

二起脚式圖

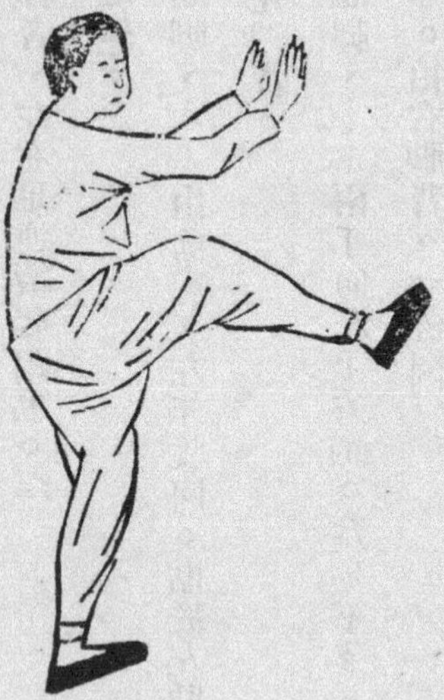

通常見習太極拳而無此式者。其原因有云。『大約年稍老者。習之不便。故教者將此式裁去。』此言甚覺有理。然即青年者習此式。若無相當傳授。亦有因倉卒起落而浮其氣者。若習深呼吸者。於此式亦甚勉强而不順。蓋多昧於自然。而勉力從事所發生之弊也。此式練習兩腿之起落迅速。蹤跳便利。但須注意氣沉而不浮。身正而穩固。庶幾輕靈活潑。而免於病矣。

（37）左右打虎式

許師云。『此式氣象凶猛。狀類打虎。故名。』

謹案、左右打虎、亦稱左右披身伏虎。或稱獸頭勢。動作有二。分述如下。

（一）左打虎式、——由前式右足踢起後。即下落於左足側。左足隨即向左後方斜撤半步。身隨左轉。成左弓箭步樁。同時左臂由腹前後撤。左手握拳。經左脅下。由外翻轉上舉。仰拳置左額上。右臂亦隨同後撤。覆拳。橫置左脅前。虎口貼近左脅。目注前方。（如圖）

左打虎式圖

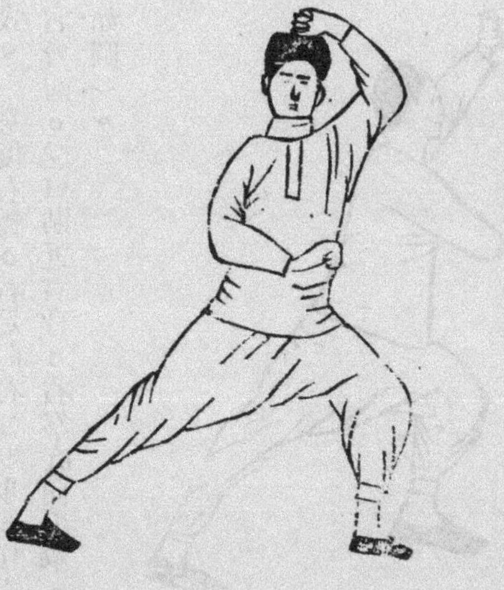

（二）右打虎式、一身復右轉。右足向右移半步。作右弓箭步樁。同時左臂由上壓下。覆拳橫置右脅前。虎口貼近右脅。右拳直向上舉。拳背向外。拳心正對鼻準。目視右拳。（如圖）。

右打虎式圖

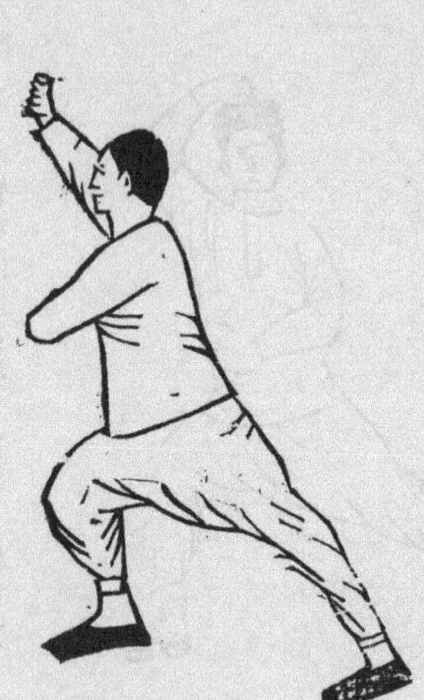

或兩拳同時下落。經小腹前。至右脅下。左臂覆拳橫置右脅前。右拳由外翻轉上舉。仰拳覆右額上。仍如左式亦可。

此式體用凶猛。正如其名。左右相同者。其意義亦同。左右不同者。其作用有別。　許師所傳。兩式步法。皆作弓箭步樁。在別師所授。多作跨虎步。亦名龍門步。謂開如門。兩足一虛一實。氣沉丹田。專主前方。雖步法不同。爲意則一。又此二式。許師所傳。爲先左後右。而紀子修先師。有先右後左之練法。不但此式。以下之各式。亦左右先後互易。然皆甚順。且各有其所以然。無足異也。先練左式者。即如上所述。先練右式者。二起脚後。向右後方落右步。即作打虎式。

（38）披身踢脚式

許師云。『披身踢脚者、身後傾作斜披勢。起脚前踢也。』

動作有三。分述如下。

（一）撤步擺手、由前右打虎式。左足向左後方斜撤半步。身向左後坐。同時兩手作掌。由右上方向左下方作擺手。

（二）披身十字手、身向左斜披。左足尖略向左轉。隨即收同右足於左足右側。足尖點地。左腿下蹲。同時右手搭於左腕下。左手稍向前伸。如十字手。

（三）分手前踢、身聳起。兩手分開。同時起右脚前踢。（如圖）

披身踢腳式圖

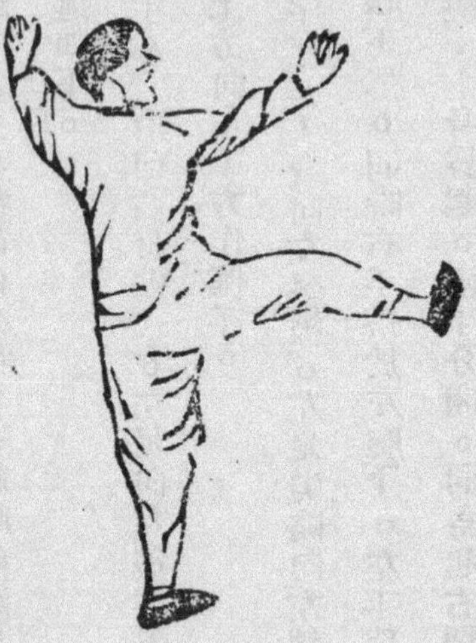

「此式應注意之點在披身。蓋披身須以腰爲樞紐。含進退咸宜之機。與彎身、伏身、蹲身、閃身、擰身、斜身、等不同。詳見身法專章。茲不更贅。

（39）雙風貫耳式

許師云。『此式以兩拳從側方貫擊兩耳。敏捷如風。故名。』讖案、雙風貫耳。亦稱雙峯貫耳。言兩拳如雙峯也。又稱雙分貫耳。謂兩手分開。兩拳貫擊也。

動作有二。分述如下。

（一）落步鎖手、—由前式右足踢出後，向前落下。成右弓箭步。雙手同向前推出。若如封似閉式。再屈左腿。身後坐。兩臂平向懷內撤回。兩腕相搭。左腕在上。兩手心俱向上。

（二）分手雙貫、—兩手分開作拳。翻轉向前上方貫擊。至與額平。兩拳相距約四五寸。兩臂內彎。成橢圓形。此時身隨前進。右腿前弓，左腿蹬直。仍成右弓箭步。（如圖）

雙風貫耳式圖

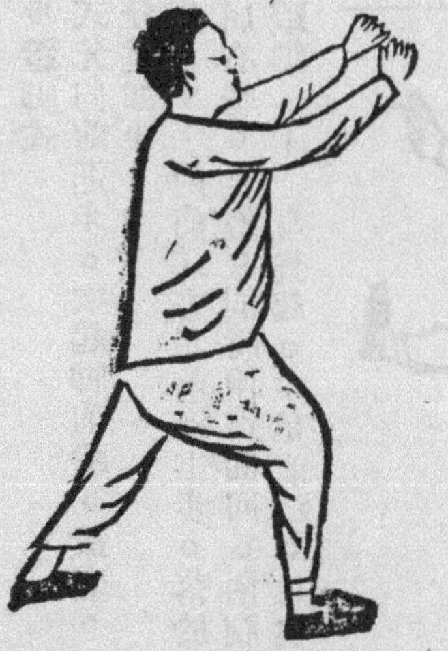

此式兩臂運行路線。恰成左右兩圓圈。其運行時，須與身腿之屈伸一致。按

紀子修先師所傳，此式爲左弓箭步。蓋其於上式披身踢脚後。即接練轉身左蹬脚。落步作此式。再接進步右蹬脚。故此數式。與　許師所授。左右互易。然亦甚順。茲仍從　許師。以作標準。

（40）進步蹬脚式

許師云。『此式先向前進步。次起脚前蹬。故名。』

動作有二。分述如下。

（一）進步合手、——由前式左足前進半步。落於右足之前。足尖點地。身即隨右足尖向右轉九十度。屈右腿。下蹲。同時兩臂曲回。兩腕相搭。作掌當胸。

（二）分手蹬脚、——身聳起。左足前蹬。足尖向上。同時兩手向左右分開。（如圖）

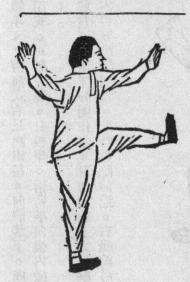

進步蹬脚式圖

蹬脚時。須運腰脊之力於足踵。前既言之。此式尤應注意者。在右腿之微屈。以蓄下式轉身之勢。

（41）轉身蹬脚式

此式與前之轉身蹬脚式所不同者。前之轉身蹬脚式。乃於左分脚後。身向左轉。約爲九十度。即以左脚前蹬。其方向與上式左分脚異。此式則於左蹬脚後。身向右轉。約够二百七十度。先落左脚於右足側。隨起右脚而前蹬。其方向與上式進步蹬脚同。（如圖）

轉身蹬脚式圖

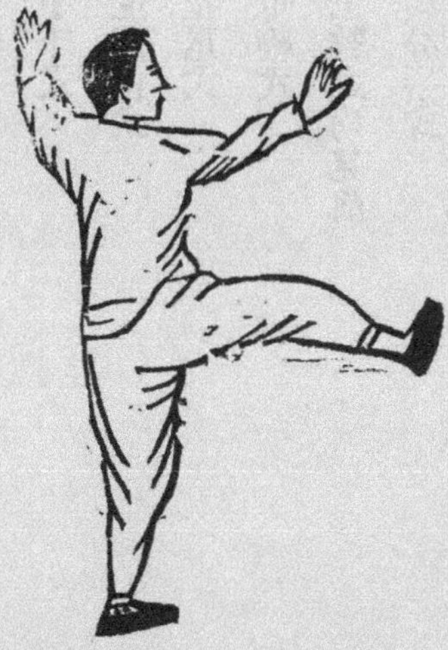

故或有以「回身」「轉身」之稱。以別此二式者。其意亦可取也。

（42）上步搬攔錘式

由上式右脚向前落下。隨上左步作搬攔鎚式。故與進步不同。餘同前。

（43）如封似閉式

（44）十字手式

（45）抱虎歸山式

（46）攬雀尾式

（47）斜單鞭式

以上數式均見前

（48）野馬分鬃式

許師云。『此式須動狀態。如野馬奔馳。兩手分展。如馬之頭鬃左右分披。故名。』

動作如下。

（一）右合手、——與提手上式第一動之合手同

（二）右式、

A 擰身合手、——由上右合手式。上身略向左擰。右手落下。至左肘後。左手伸至右肩

前。掌心相對。若抱物狀。

B右分手、〡右足前進半步。身隨右轉。右腿前弓。左腿蹬直。同時右手向右前上方。左手向左後下方分展。遙遙相對。若雁之展翼。（如圖一）

野馬分鬃式圖一

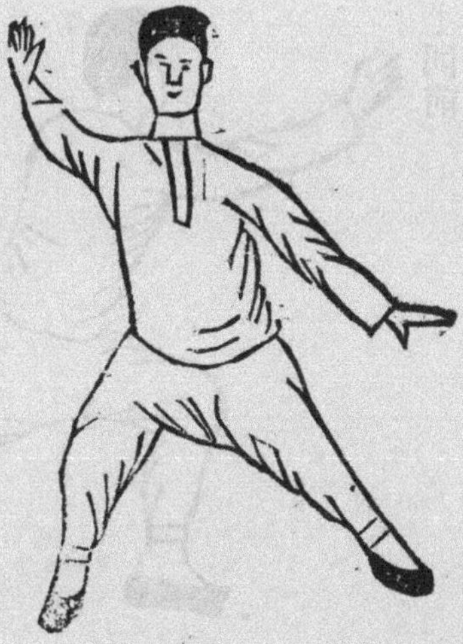

（三）左式

A擰身合手、〡〡與右式動作相同。惟肢體左右互易。而以下前進俱爲一步。（如圖二）

B左分手、〡〡

野馬分鬃式圖二

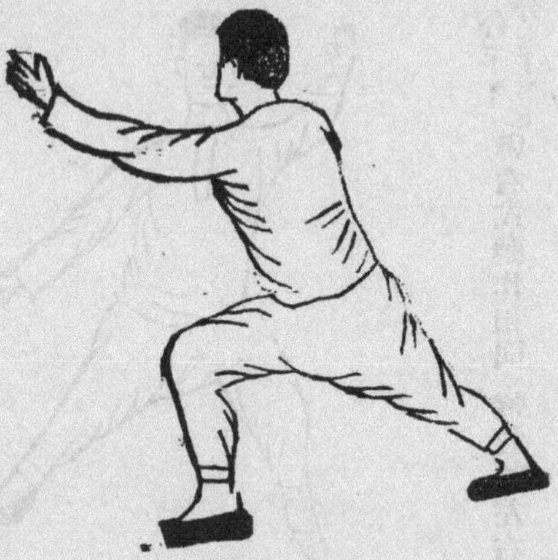

（四）右式、一同前

此式動作。不限三次。惟宜取奇數。以復練至右式爲止。

此式動作之樞紐。全在腰胯。擰身則合。進身則開。手步開合。務須與腰胯一致。頭用頂勁。愼勿偏側。全身舒展。自然活潑。一般練者。多與斜飛式相混同。蓋不知斜飛重在腕力。而此式則重在運用肩臂之力也。

（49）玉女穿梭式

許師云。『此式先前進。次後轉。再後轉。週行四隅。連續不絕。如織錦穿梭狀。故名。』又云。『此式在拳路中。向四隅運動。共分四次。身有轉身，回身、之別。一三兩次爲回身。二四兩次爲轉身。每次所對方向。有一定順序。如自南而北演習。則先西北、次西南、次東南、次東北、』茲分述之如下。

第一次動作有四。

（一）右合手、——與野馬分鬃式第一動之右合手同。

（二）膝手、——由右合手式。右足前進半步。成右弓箭步。同時右手下落。復由左腕內掏出。仰掌前伸。左手覆掌略下按於腹前。指尖向右。目向前視。

（三）擰身合手、——與野馬分鬃左式之擰身合手同。

（四）曲肱探掌、——左足向左前方踏出一步、成左弓箭步。同時上身隨之略向左轉。左臂曲肱仰掌護額上。右手由左腋下向前推出。指尖向上。掌心吐力。（如圖一）

玉女穿梭式　圖一

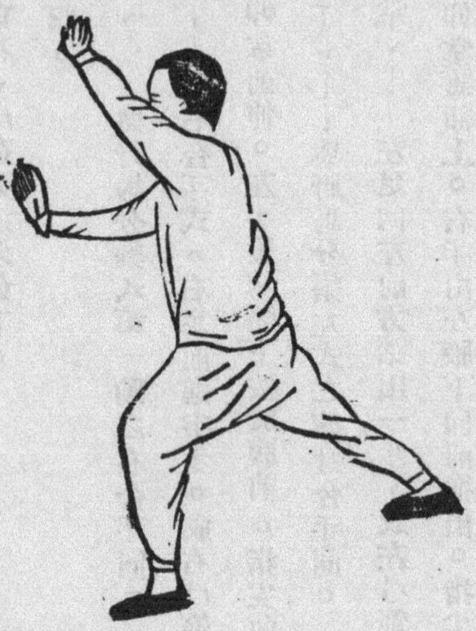

第二次動作有二。

（一）轉身合手、——兩手同撤。合抱胸前。如十字手。右手在外。手心向內。身向右後轉。

（二）曲肱探掌、——右足向右斜方踏出一步。成右弓箭步。同時右肘由外向內作一小圓圈

。右手隨之略轉。仰掌護額上。左手由右臂下向前推出。推至[illegible]

如圖二）

玉女穿梭式圖二

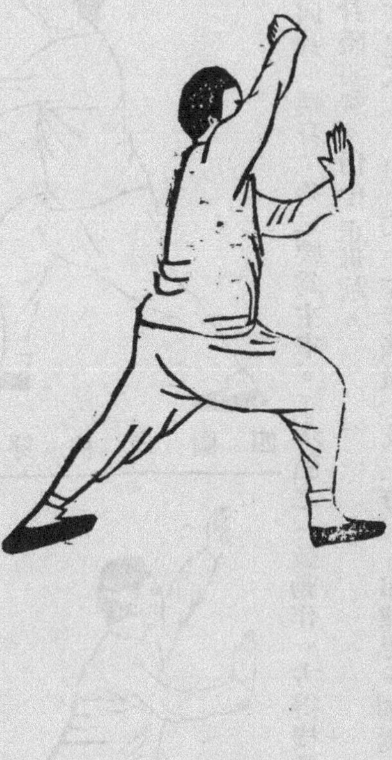

第三次動作。與第一次同（如圖三）

第四次動作。與第二次同（如圖四）

玉女穿梭式圖三

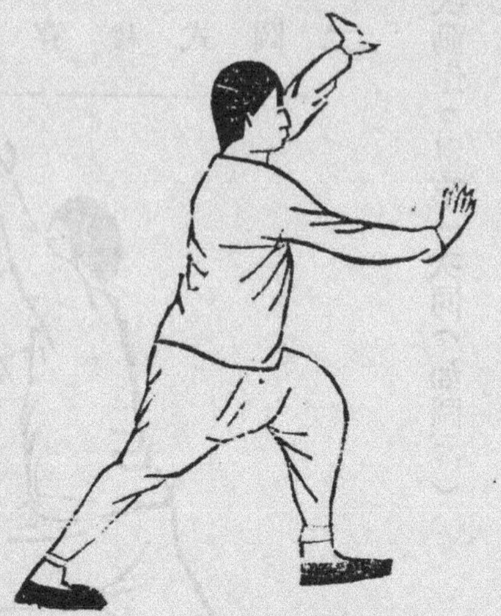

玉女穿梭式圖四

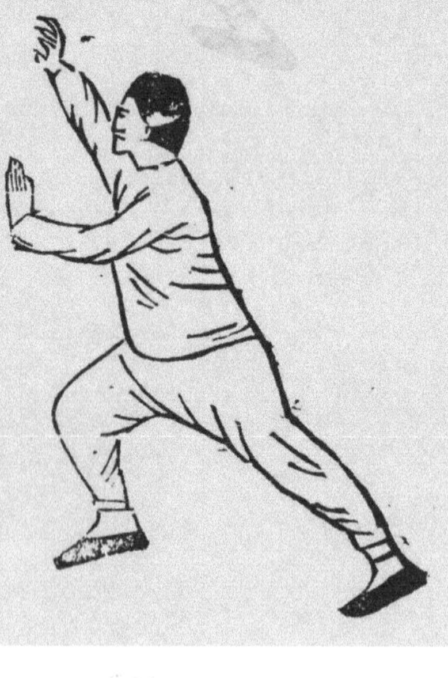

此式擰身、回身、轉身、均以腰爲主宰。手步隨之一致動作。方得機勢。其運動之方向雖在四隅。而身體姿勢。仍中正毋欹。

（50）攬雀尾式——（由前式、左步後撤，成正方向、即練坐步擴攬、餘同前。）

（51）單鞭式——（乘騎步）

（52）雲手式——（見前）

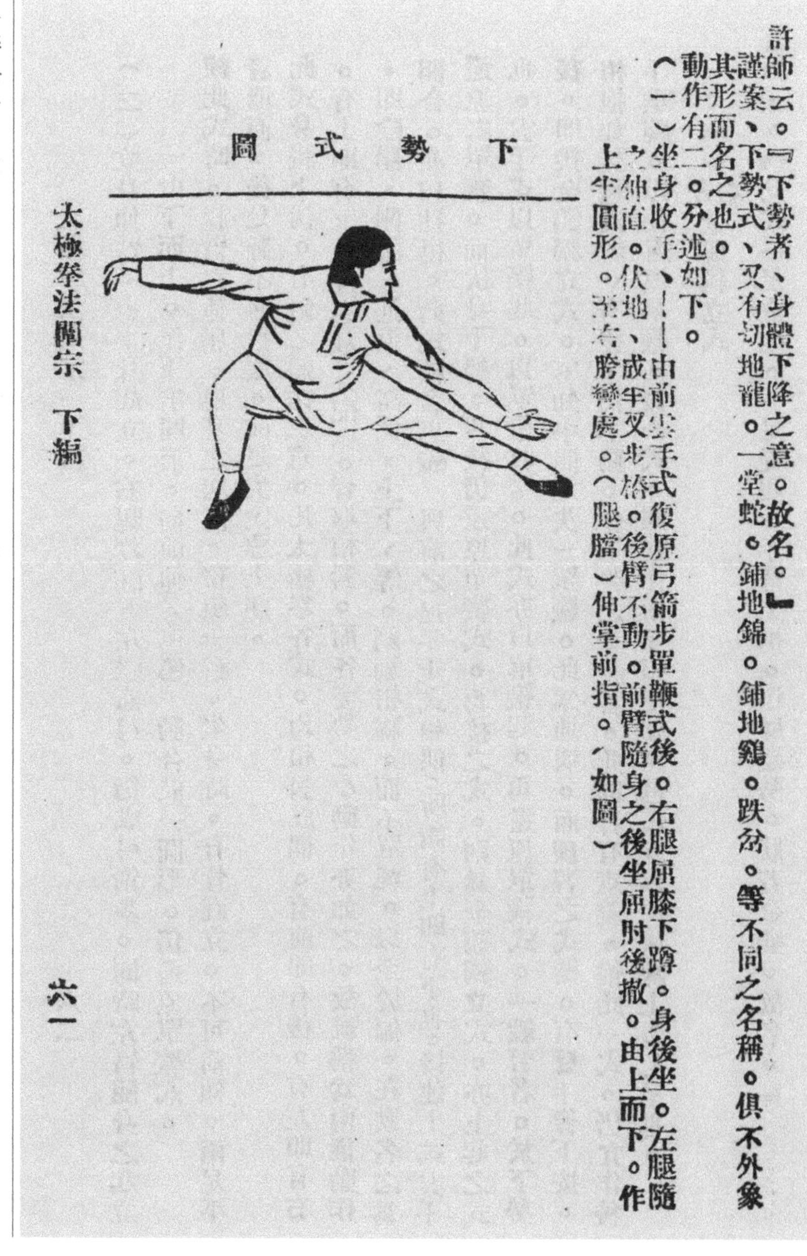

許師云。『下勢者、身體下降之意。故名。』

謹案、下勢式、又有切地龍。一堂蛇。鋪地錦。鋪地鷄。跌岔。等不同之名稱。俱不外象其形而名之也。

動作有二。分述如下。

（一）坐身收手、——由前雲手式復原弓箭步單鞭式後。右腿屈膝下蹲。身後坐。左腿隨之伸直。伏地、成半叉步格。後臂不動。前臂隨身之後坐屈肘後撤。由上而下。作上半圓形。至右胯彎處。（腿膪）伸掌前指。（如圖）

下勢式圖

（二）立身伸臂、上身起立。右腿蹬直。左腿前弓。仍成弓箭步。同時左臂隨身之起立。由下而上。作下半圓形。向前伸。與第一動合成一圓形。仍還原單鞭式。

練此式時。腿臂之伸屈。與身之起落。務須一致。坐身時。脊骨直立。不可前傾。兩足平着地面。後足踵不可提起。前足尖尤忌上翹。

此式身體下伏。有俯之彌深之意。凡太極拳各式。均相對成偶。有前即有後。有左即有右。有上即有下。全路姿勢之配備。皆取相對。而各姿勢之小動作亦如之。故統稱爲兩儀動作•即陰陽、剛柔、進退、高低、上下、等。刻刻相聯。而不單純。以至於偏。在勁名之爲開合。亦曰往復。此式顧名思義，與前之提手上式相偶。所謂有上即有下也。接連上式雲手還原之單鞭。而伏身下勢。起後仍還原單鞭式。再接之式。則爲金鷄獨立式。亦上起之式也。雲手式以單鞭起。以單鞭收勢。此式亦以單鞭起。再還原單鞭式。一般習者。於下勢後。即接金鷄獨立式。不知中間遺失一單鞭。此爲通病。而練習之式樣。有雙手皆下按。相抱如琵琶式者。有後手仍不動。作單鞭之垂腕者。此則皆有意義。惟此一式。仍宜作後手垂腕。以便還原單鞭。後一式。則宜作兩手相抱如琵琶式。以便接練上步七星也。

（54）左右金鷄獨立式

許師云。『此式一足立地。一足提起。手臂上揚。作展翅勢。狀若金鷄。故名。』

謹案、金鷄獨立。或稱更鷄獨立。蓋象夜間之鷄。單腿而立也。亦有稱前式爲金鷄獨立。後式爲朝天鐙者。

動作有二。分述如下。

（一）前進提腿擊掌、—由前下勢還原單鞭式。右手由後向前上舉。經右胯、胸前、面部、而至右額側。同時右腿隨之屈膝上提。至膝蓋與右肘相接爲度。足尖上翹。左腿直立。左手下按於左胯側。（如圖一）

金鷄獨立式圖一

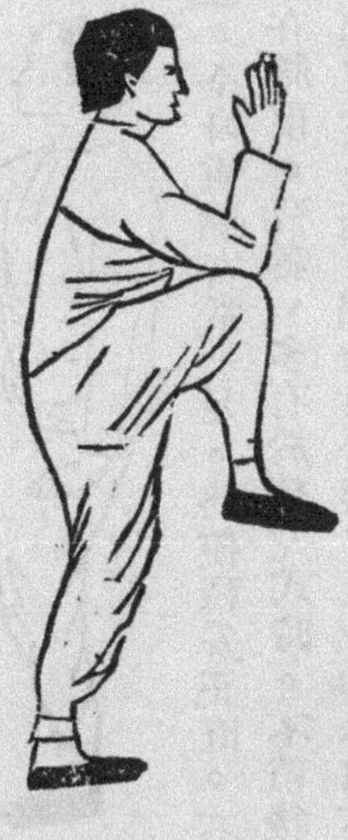

（二）退步提腿擊掌、—右足向後下落。左手上舉。左腿上提。如第一動作。右腿直立。右手下按於右胯側。（如圖二）

金鷄獨立式圖二

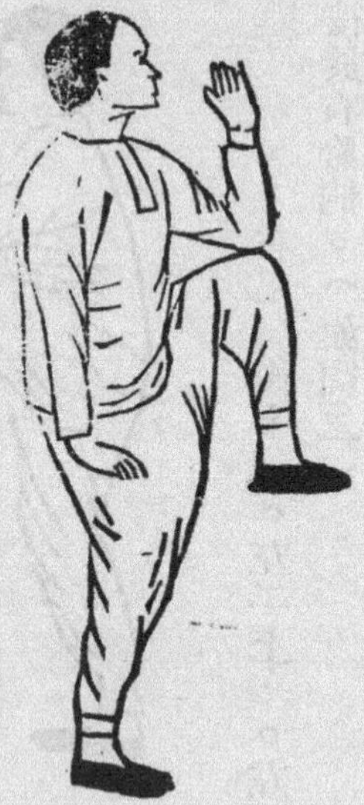

此式單腿而立。全身重點寄於一足。務使穩妥正直。不可動搖。手足起落。尤須一致。其運動樞紐。全在腰頂。習者、多有於練左式時。不稍後退。就原地或且向前落右提左者。至上提之腿。應足尖上翹。則力貫於膝。凡此均不可不注意者也。

（55）倒攆猴式
（56）斜飛式
（57）提手上式
（58）白鶴亮翅式
（59）摟膝拗步式
（60）海底針式
（61）扇通背式

（62）彎身鎚式

（63）上步搬攔鎚式

（64）上步攬雀尾式

（65）單鞭式

（66）雲下式

（67）左高探馬式

以上各式均見前

（68）十字擺連腿式

許師云。『拳術名詞。以伸順拳、踢拗腿、為十字腿。（如彈腿之第二路是）旁踢為擺連腿。此式兼具。故名。』

講案、十字擺連腿。又稱十字靠擺連腿。此十字靠。乃專指兩手而言。蓋謂兩手相搭。成十字手。靠於胸前。而以腿擺踢也。是十字擺連。固有二意。其一、即十字與擺連。俱謂腿也。其一、則以十字謂手。而擺連謂腿也。動作有三。分述如下。

（一）穿手撲面掌、——由左高探馬式。左足前進半步。成左弓箭步。左手仰掌由右手腕上穿出。運下合勁。右手掌心向下。同時隨右臂抽回。屈肱置左腋下。

（二）轉身十字手、——坐左腿。向右後方轉身。略舒右腿。如丁虛步。同時略撤左臂。兩

腕相搭。成十字手式。（如圖）

十字擺連腿式圖

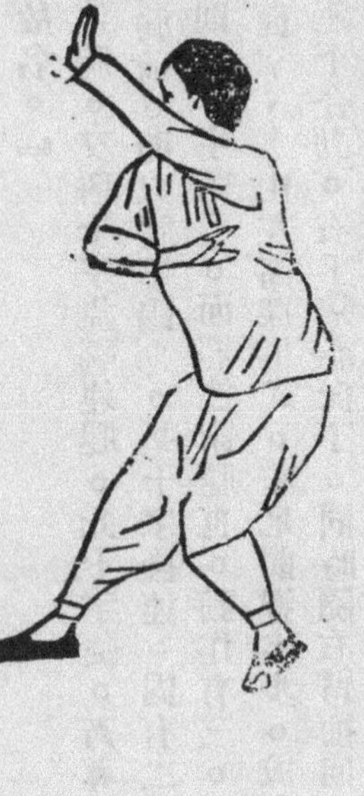

（三）舉掌擺踢、—左臂上舉。掌心向外。右足由左向右擺踢。同時左掌由右向左拍右足面。右臂下落。掌心向下。

此式之左穿手。一名鎖喉掌。係緊接上式動作。運勁在大食二指。一般練者。多不明其意。而作下合手焉。此式用腿側踢。本身時令卸勁。轉身爲半圓形。全身重點寄於左足。右足運動路線。則恰成一圓形。

（69）摟膝指襠鎚式

許師云。『此式於摟膝後。乘勢用拳進擊敵襠。故名。此爲太極拳五鎚之一。』

蹬案、摟膝指襠鎚。或作進步指襠鎚。有稱指膛鎚者。蓋係指襠鎚之誤也。

（一）落步摟膝——由前式、右足落地。成右弓箭步。右手下摟右膝。左掌前伸。作右摟膝拗步式。

（二）上步摟膝，——左足前進一步。左手下摟左膝。右手握拳。虎口向上。貼右脅旁。

（三）指襠鎚、——左膝前弓。身略前探。右拳向前下方直指。左手按於左膝外側。或撫右臂助勢。均可。（如圖）

摟膝指襠鎚式圖

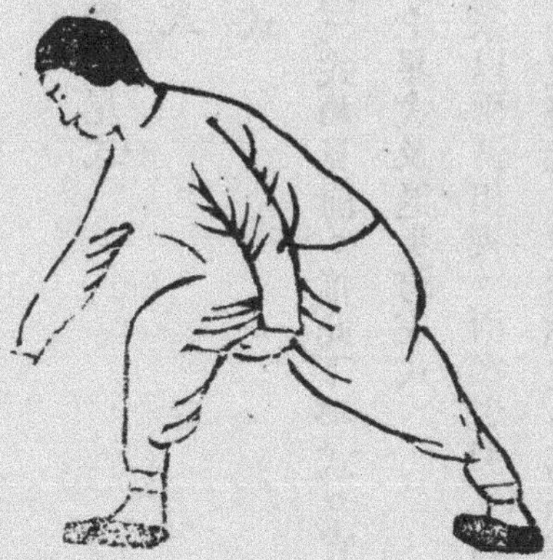

此式要在後腿蹬勁。運脊力於右拳。鬆右肩而探擊。頭頂勁而勿俯。背欲拔而不曲。與栽

鎚之意。大致不差。惟發拳之點不同。且栽鎚係向下栽擊。而此鎚則向前下直搥。其用勁固亦有別也。

（70）上步攬雀尾式

（71）單鞭式

（72）下勢式

以上三式均見前。惟此下勢式。宜作兩手相抱如琵琶式。餘同前。

（73）上步七星式及退步跨虎式

許師云。『拳術家以兩臂相挽。兩拳斜對。名七星式。兩臂分張。兩手分作鈎掌。雙腿蹲屈。一足立地。一足提起。足尖點地。名跨虎式。此兩式有聯合練習之必要。故合之。』

動作有二。分述如下。

（一）上步七星、—由前式、身起立。左腿屈膝。右足上前一步。左手握拳。（或仍作掌）當胸。同時右手亦握拳。隨右足之前進。由後向前。經過右跨上舉。與左腕相交。如十字手。（如圖）

上步七星式圖

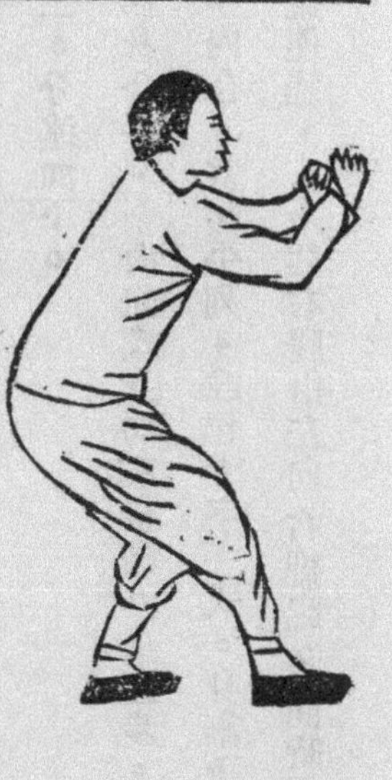

二）退步跨虎、（右足後退半步。屈膝下蹲。隨收左足。足尖點地。成跨虎步。同時兩臂相挽。右手由左臂內掏出。斜向右方伸展。掌心向下。左手經過面前。向左方上舉。掌心向外。目視右手。（如圖）

退步跨虎式圖

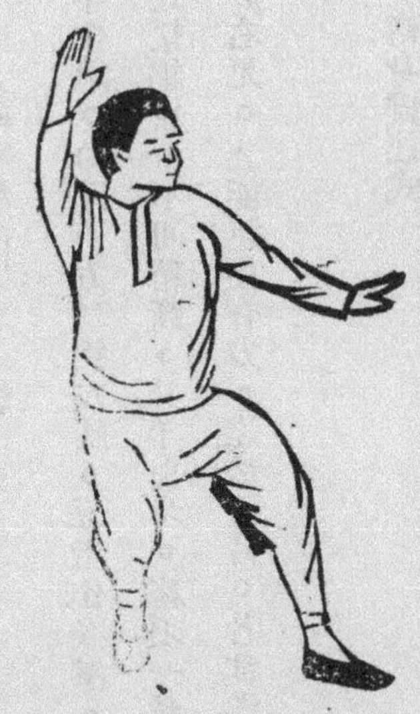

（或左手作鈎。向左下方斜摟左膝。五指作猴拳。指尖後指。兩臂成平。目向前視。）此兩式連接綿密。不可稍斷。身手與步。務須一致。上步則全身重點在左足。退步則全身重點移於右足。要能運用脊力。達於兩臂。若徒洋洋然爲四肢之運動。則等於花拳矣。亟應注意。

（74）轉身擺連式

許師云。『轉身、動作名。轉身擺連者、轉身蓄勢。藉起擺連腿也。』

謹案、轉身擺連。或稱轉身雙擺蓮。或稱轉脚擺連。一作轉角擺蓮。

動作有二。分述如下。

（一）轉身合手、——由前式身向右後轉。上左步。足尖內扣。身仍轉。够一圓周。同時雙手內合。當胸平列。或作十字手式。身漸下蹲。虛右足。足尖點地。

（二）擺連腿、——起右腿由左向右擺踢。同時兩臂前伸。雙手由右向左拍右足背。（

轉身擺連式圖

此式身軀旋轉．成一平圓。狀若旋風。不可欹斜。用勁在下腿而不在脚。

（75）彎弓射虎式

許師云。『此式取人在馬上。彎弓下射之意。故名。』

讓案、彎弓射虎。又名雙摜錘。或稱當頭礮。

動作有二。分述如下。

（一）落步曲肱、——由前式右足向右前方落下。雙手握拳。屈兩臂。由左下落。向右運行。自左腰際經臍前而至右腰旁。上身隨之略向右前傾。

（二）舉臂伸拳、——兩臂翻轉上舉。右臂肩肘相平。覆拳（虎口向下）近右腮。指左前方。勢如持箭。左臂屈肘近脅。舉拳當胸。勢如握弓。兩拳隨向左下方略旋而前伸。右上左下。兩拳相對。此時右腿前弓。左腿蹬直。身略前傾。（如圖）

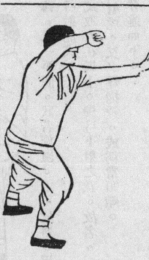

彎弓射虎式圖

此式運動樞紐。全在於腰。兩臂運行。身須隨之。雙拳前擊。隱含螺旋之勁。身雖前傾。而不失中定。

（76）合太極式

許師云。『此爲太極拳路練過還原之意。故名。還原之法。八各不一。有加以攬雀尾、撲面掌、等數式。方還原者。有再作一搬攔捶、如封似閉、二式者。均爲原路所無 。茲不贅述。』

動作如下。

由前式、上左步。兩足並齊。寬與肩等。兩手相交於胸前。再行放下。仍如預備式。復練習深呼吸片刻。還原立正式。（如圖）

合太極式圖

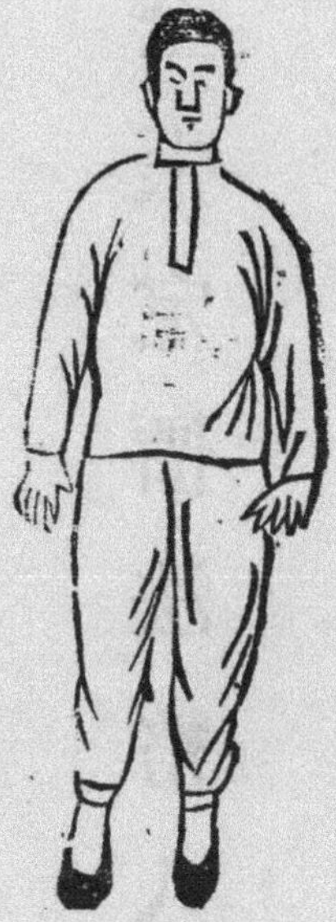

太極拳運動順序掛圖

全張定價法幣八圓

西安
鹽店街仁豐號百貨店
尚仁路利源鐘表店
代售

第二章 太極拳之步法與身法

第一節 步法

拳經云。『有不得機勢處。身便散亂。其病必於腰腿求之。』所謂腰腿者。即指身法步法而言也。若練者僅注意手法之運用。比比不得機勢。雖見進益。缺而不全。蓋未喻『一動無有不動』之意。論十三式之名稱。有曰。手之運行有八方。足之運行有五步。而摺疊轉換。全恃步法身法。否則張惶失措。身便散亂。又何能克敵制勝耶。言其重要。則身步無分。論其順序。則須先熟習步法。而身法自明。乃進於得機得勢之域矣。

弓箭步、　弓箭步、亦稱ㄥ字步。又名蹬弓步。取一腿前弓。如弓背之彎。一腿挒直在後。如箭之直之意。故名。其作法、係前腿進一步屈膝作勾股形。後腿伸直。全足踏實。足踵不可離地。左右距離。以肩寬為準。膝與下腿平直。不得超出足尖。兩足尖均向同一方向作ㄥ字形。單鞭式、摟膝拗步式、皆此步也。

乘騎步、　乘騎步、亦名坐馬步。又名川字地盤（亦作地盆）步。兩足方向直前平行。距離與肩齊。或稍展寬。兩小腿垂立。上腿骨彎曲如坐。與地水平。腿彎處應成直角。雲手式步法是。單鞭式亦用此步。又乘騎有八字式者。將兩足尖稍向外即是。扇通背式。每用此步。又有一字式步。兩足跟相對。成一直線。如一字形。則爲練功用矣。

半馬步、　半馬步、一腿如乘騎式下蹲。一腿坡直。重量寄於下蹲之腿。攬雀尾式之坐步攦攬。即此步也。

丁虛步、　丁虛步、亦名丁字步。前腿略直。足尖向前虛立。如丁字之豎。後腿屈蹲之位置略橫。如丁字之橫。全身重點寄於後腿。前腿虛懸。以便移動。此爲太極拳之站樁步。即琵琶式也。在前之足、稍向外開。兩足爲八字形。又名丁八步。

半仆步、　半仆步者、係一腿屈膝膀向下坐。一腿坡直。仆於地上。一名半仆叉。足尖足踵均着地。兩足尖向同一方向。下勢式、即此步也。

金雞步、　金雞步、亦名釣馬步。又名獨立步。一足着地。一足提護襠間。金雞獨立步法是。

龍門步、　龍門步、一名跨虎步。兩腿下蹲。一虛一實。襠開如門。打虎式、及退步跨虎式、即此步也。

上所列舉。爲拳式中步式之類別。若言步之運行。不外前後左右中五步。驟視之。似甚簡略。而變化實繁。功用至鉅。擇其主要者。略舉於次。

上步、　前步不變。後步向前邁進。曰上步。所以進逼敵人。如上步攬雀尾、上步冲擠進步、在前之步。更向前邁。後步隨之跟進。曰進步。用於緊逼敵人。不及上步時。身稍卸而步即進。是以退爲進也。如進步搬攔、進步栽錘、等是。

開步、未有任何步法。而開始動作時。謂之開步。如開步提手是。

退步、前步向後退却。後步變作前步。曰退步。蓋以手進則步退。以進爲退也。如倒輦猴、及退步跨虎、之類是。

卸步、後步斜撤。前步向側方撤卸。名曰卸步。與退步之向後退者不同。乃緩卸敵力。引進落空之謂也。如卸步搬攔錘式是。

順步、右手在前。右步亦在前。或左手左步皆在前。名曰順步。如琵琶式是。

拗步、右手在前。左步在前。或左手在前。右步在前。名曰拗步。如摟膝拗步式是。

坐步、步式蹲定。以擒制敵力。使不得逃遁。曰坐步。如坐步旋攬是。

仆步、由坐步再下擒壓敵於地上。謂之仆步。又稱鋪地錦。即下勢式之步法也。

斂步、前步不及後撤斜卸。而收回至後足前者。名曰斂步。如摟膝勢變琵琶勢之步。及野馬分鬃之收步。皆是也。

跟步、前步如進步之式。進短而速。連續迅進。謂之逼步。亦名冲步。後步跟進。謂之跟步。此種多以順步爲之。拗步不能也。兩足相距較近者。名曰連枝步。此種跟步。用於追逼敵人。如攬雀尾之掤切手。及搬攔錘等。多用此步。

曲步、步法曲蓄以待發。皆謂之曲步。如分脚蹬脚之斂勢曲蓄。將發未發時之步法是也。

竝步、兩足平立。名曰竝步。如提手上勢、及手揮琵琶。十字手。等之竝步皆是。

斜步、步式如弓箭。而向斜方開進者。曰斜步。亦稱隅步。如大擄、斜飛、及野馬分鬃、等步法屬之。

翻步、身向後翻。步亦隨之。所謂翻身向後。後即前也。名曰翻步。即五步中之屬於後步變前步者也。

疊步 兩腿交叉蹲坐。以變換方向。謂之疊步。又名仙人步。每施用於不及改變其他步法時。擰身蹲坐。此步在五步之中。屬於中定。倒叉步式、又名透步、亦如之。由雙風貫耳變進步蹬脚之步法是也。

前列步法。就原式所具。略舉數種。以啓吾人研究之興趣。式式作實際之探討。由博返約。亦只五步而已。惟用步最要分清虛實。切忌遲緩雙重。老步直立。至其變化。於熟看之後。劃焉心開。自得法外之法矣。

第二節 身法

論拳法者。不能捨身法而言手步。亦不能離手步而專言身法。以身法者。所以輔手步以成其用。而其妙則有非手步所能及者。須知太極拳式手步之動作路線。為數至微。全恃身法牽引以進退返側。與身軀直立徒舞蹈其手足之拳式根本差異。故曰『力由脊發。步隨身換。』而所重在一近字。近則非專恃手步所能爲。而遊擊偷打之法。毫無所施其技矣。練習身法。以推手術爲最效。其法繁夥。須即勢即時以言之。不易形諸楮墨。仍擇各式顯著之身法約略言焉。

起身、　仰之彌高。非但言手法之掤由上乘也。身法尤重焉。其要在項勁上提。脊背具有彈性。如提手上式、及上步七星式、金雞獨立式、等皆是。

伏身、　敵力下行。我隨之而俯。所謂俯之彌深也。其要在於依機勢。如下勢式、其顯著者也。

進身、　步不進而身法進以欺敵。使敵失其重心。謂之進身。如進身按手是。有時藉進身而退步也。亦有稱展身者。如斜飛、等式是。

退身、　退身、即所以進步。又緩化敵力用之。如掤、掛、撻、攬、之身法皆是。

蹲身、　蹲身、以備起發。即『曲蓄有餘』『蓄勁如開弓』之意。最顯著者、各種腿法皆蹲身曲蓄以致用也。

轉身、　向後盤旋以備敵。皆曰轉身。爲敵多人耳。如轉身蹬腳、轉身擺蓮、之身法是。

翻身、　摺疊身軀。變易方位。謂之翻身。恃身法轉折。不假手步之力。謂之斡身。如翻身彎身錘式、兩兼之。

披身、側身半伏。如披衣狀。所以避敵强硬之力。曰披身。與彎身異。如披身踢脚式是也。

擰身、扭轉身法。蓄而待發。謂之擰身。或用疊步。或用合步。如野馬分鬃、玉女穿梭、之身法皆是。

靠身、以身法擊敵。名曰靠身。所謂肩靠胯打之類是也。推手術出隅時。每用肘打肩靠。又如提手上式之進肩、及十字擺蓮之肘靠、皆是。

貼身、緊貼敵身。使之無術避制吾力。名曰貼身。其要在一近字。遠則不足致用。太極拳各式皆用之。

閃身、避敵力之直線。而側閃身軀。一閃即進。至靈至速。與遠避預避者不同。凡採攦時多用之。其妙不可具述。

拳術之言身法。爲名至繁。然非太極拳式所具有者。茲不列焉。實則太極拳身法之玄妙。已極[illegible][illegible]。以其爲近身而用之法也。惟其變化至多。包羅萬有。誠無法以名之。凡人類動作之所能悉具。如强名之。則盡天下之數而無窮。是必徵諸實驗。非空談可得。蓋言之不易。行之亦難。日從事於鍛鍊。好學深思之士。當豁然也。

第三章　太極拳散手

散手者、各勢各着單獨使用之謂也。太極拳之用着。無異於其他拳法。惟專主順自然之能力以漸進。不尚剛疾。不假勉强，先致力於一勢之用。一着之熟。漸至於勢勢能用。着着能熟。乃漸入懂勁之域。平時用功。擇定一勢一着。詳究致用之法。與相手實際試驗。如練攻人之某着。除對方來手盡自然之能力防範外。相機以拳勢着法進而攻擊。如專練防人之某着。則以某着之方法防人。有機即盡自然之能力以攻擊。久之、則拳法中所具應用之着。與吾身天賦自具固有之良知良能合而致用。所謂我即拳法。拳法即我。無意皆意。不法皆法。故曰。無定法則無以入門。守定法則難期神化。惟順自具之知能。以就拳法。而不爲拳法所囿者。乃爲上乘。斯則太極拳之正軌也。略舉各勢散手於下。

（1）攬雀尾式

許師云。「搭拗手時。搭外則外掛前推。搭內則內攬採起前推。若搭順手時。則攬其肘外方前推。搭內則向外掛其肘或腕即前推。」

謹案、與敵搭手。第一先須隱含掤意。掤勁在未發之先。不上不下。不前不後。純然中正之勁。兩臂抱圓。不頂不丟。不匾不抗。不隨不滯。是爲得之。

拗手相接。先施掤勁。敵若以剛力直進。吾對準來力一掤。敵即仰跌。此掤勁發之甚驟。

頸撞勁也。其要在鬆肩沈肘耳。

拗手相接。順化其力。反手按擲。此與外掛前推左右相反。

上掤敵臂。繼變下按手。直入敵圈內。謂之陰陽相濟。

拗手相接。驟由腕外內轉前推。同時以順手撫按敵臂。下用前進後跟步。此法須至靈至速。一接即進。於半秒鐘成功也。

右手搭敵右臂。向我右後方用採手採捋。則敵重心移動。而力斜傾。甚有仆者。吾俟其回力後撤。即變手用合勁推擲。或於其傾仆時。釋右手變掌或拳撲擊其面。所謂引勁落空合即出也。

順手攦敵左臂。即以右臂下壓進身擠擲之。

敵拗手擒吾右腕。即以左手扣定其右臂彎處。使不得前後移動。同時右肘內合。右腕內翻。可彎折其拇指。繼即合手前推。

右手搭敵左臂內。敵臂在上。則向外掤掛起。即以右掌撲擊其面。

掤手禦敵。繼變按手、或攦手、採手。再變推、擲、打、擊。擠手擊敵。繼變按手、或攦手、提手。若攦手化敵。繼變擠手、或前擊。按手拒敵。繼變提手、或攦採。爲習用之著法也。

拗手相接。最簡捷者。曰掤、攦、採、擊。順手相接。曰採、纏、提、擊。此百不失一之着法。須口授。而不可以筆墨傳也。

（2）單鞭式

許師云。『敵以順手進擊時。乘勢引領其臂。使敵身略前傾。即伸掌進擊其胸。用推按勁或・切勁均可。』

謹案、鞭者、勁名。如以鞭擊人之勁。如敵以左手來擊。即以右手順其來勁路線引領。繼仍以右手撲擊其面。敵若以左臂外挑。即順勢鈎掛其臂。同時突發左掌。以鞭勁擊其面部。以拗手採捋敵臂。使敵前傾。隨以順手撲擊。或摸眉、摸額。敵多向後側仰倒。左手與敵右手相搭。攬化其力。即向前推。與單手平圓推揉同。此式着法簡而勁緊。推手術中。用處甚多。亦有用挒勁者。

（3）提手式

許師云。『敵用順手迎面直擊時。一法、我由上搭其臂。用腕擠擲之。或下蹲身向上以擲之。一法、用左手下按敵腕。掏出右手。提腕上擊敵之頦鼻等處。』

謹案、上提手、重在用合勁。敵手一來。即由外合住。則敵手常在下。我手常在上。我以單臂內合下壓。敵必回力上抗。則隨其上抗之力。而提擊其頦面。左壓左提。右壓右提。左右咸宜也。

凡以順手扣壓敵臂。敵若上抗。則隨力上提。不限於任何一式。平時練着。養成一扣一提之習慣。隨時演練。則發無不中矣。

下提手式。係誘使敵勁下合。上部空虛而前傾。則易於提擊。設如敵以右手來擊。我即用左臂向外掤開。隨以右手立五指直插其襠間。敵必急以左手下按。頭必前傾。乃用外掤之左手。順力向下搬扣敵之左臂。同時以右腕上提敵之頦鼻面部。右步前進。腰身聳起以助勢。凡擊敵下部時。皆可變下提手着法。所謂有下即有上也。

往昔先輩於提勁每與擠勁相混。蓋以推手各勁。每於擠勁之後。繼用提勁。動作稍速。則不分矣。

提勁專練。無論掤、採、搬、壓、鈎、截、擠、按。各着各勁之後。皆可任意施用。

（4）白鶴亮翅式

許師云。「一、敵在左側。我用左手由敵腋下穿提上展。右手下撫。則敵必仰倒矣。二爲開纏敵手。」

謹案、此式擅左顧右盼之特長。腰輪平轉。至靈至速。設敵在左側擒我左腕。即仰腕後撤。至左膀附近。同時右掌用鞭勁擊敵左耳。謂之展翅。敵必傾倒。若繼以左掌擊其右耳。謂之亮翅。敵必負重傷矣。此着完成。其速度不過一秒鐘。如遡採敵之左臂。使之前傾。繼用展翅、亮翅、爲法亦同。

擱採敵之左臂用展翅式時。敵若以右手來防。即以左手穿提敵之右肘。敵必傾倒。

（5）摟膝拗步式

許師云、『敵由下方擊來。即以順手向旁摟開。以拗手前推其胸。』

謹案、敵手進擊我之中下兩盤。皆可以順手下摟。以拗手前推。或直揆擊其面部。搭拗手時。敵如以他手進擊我圈內。我即以他手下摟其進搖之手。同時撤回所搭之手。揆擊其面部。或向肩推擲。此則拗手摟順手擊也。

敵拳進擊吾圈內。或面部。或下方。均可以順手旁摟。同時以拗手橫貫敵頭髮之間。隨即以橫貫之手。再復下摟。而以前摟之手。繼續橫貫。左右揚鞭。攻防衆至。輕靈神速。謂之左右摟打。連環不斷。敵雖聖手。不易防也。惟步法則弓箭步、進步、跟步、歛步、卸步、隨宜用之。

用順手摟敵時。如敵臂外逃上轉。將擊吾頭時。即隨粘其臂。向內扣合。仍用摟手。繼以他掌推揆之。

（6）手揮琵琶式

許師云。『敵握吾右腕時。吾右手向懷內後撤。以揉化其力。遂進右足。以左手按其肩下前推』。

謹案、敵手來擊。吾用抱手式。運勁於腕。合擊其肘腕。敵必負痛而逃。或竟毀折其腕。

設敵以右拳來擊。我用左手下摟。右掌揆推。敵如以左手擒我右腕時。即將右手向懷內捩撤。隨以左手穿插敵左肘後。向上扣托。復以右手稍向外捯直敵臂。遂對準敵肩直勁推擲。敵必仰倒，其且損折其肘腕焉。

用雙手捋採敵右臂。使之突然前傾。繼即釋右手。變掌或拳。驟擊其面。或捋採時。勁稍高提。則可繼擊其中脘。或下丹田。此爲致命之着。不可輕易用也。

（7）進步搬攔錘式

許師云。「敵拳當胸擊來。即以順手向內搬開。敵欲外逃。即攔之。乘機拳擊其胸。」

謹案、搬攔錘有上中下左右前後七種。着法大致相同。而異處亦夥。且與繼用之着法有關。分舉於次。

上搬攔錘、敵手高來。以順手搬下。拗手擊其頭部。敵如以順手上托。繼用之着。爲玉女穿梭式。

中搬攔錘、敵手當胸擊來。以順手搬攔。拗手擊其胸。敵如以順手橫推。即變如封似閉式推擲之。

下搬攔錘、敵手向下擊來。以順手搬攔。拗手由自己左腕上出拳前擊。敵如以左手來防。即以左手向上採其左腕。向左後方斜擺。右拳變提手式以擊之。

左搬錘、敵以右拳來擊吾胸。急斜進左步於敵右側。閃身以左手向右橫推敵肘。隨以右拳擊敵右脅。繼用之着。亦爲提手式。

右攔鎚、當以順手搬敵右臂時。敵繼以左拳進擊。則先以右手向左橫推敵臂。再以左手穿敵左肘外。向左橫攔。隨以右拳擊其左脅。

前進搬攔鎚、設敵右手握吾右腕。吾即曲肘近脅。仰腕反壓敵腕。敵如增力反抗。即順其勁。翻拳下扣回撤。乘勢進步或上步。以搬攔鎚擊之。

往卸搬攔鎚、敵手高棚進逼時。卸步以化其力進擊之。如敵我右手相接。敵復以左拳當胸來擊。即以左手搬扣其左腕。右手托肘以助勢。卸步驟採。敵必前傾。隨以右拳擊其頭。卸步僅用搬而不用攔。此外則有時先搬後攔。或先攔後搬。運用靈速。連環無間。惟搬鎚一擊。被敵防住。搬手不動。撤回前拳。聯綴再擊。無不命中。惟在迅速。此搬手之後。兩次擊鎚也。

敵如以搬攔鎚來擊。我亦以搬攔鎚應之。拳家俗謂吃甚還甚是也。然法式既同。則勝者必且有後發先至之巧耳。

（8）如封似閉式

許師云、「用搬攔鎚時。敵若以左手推吾右拳。則將右拳向內撤回。而以左手從下外方攔其手。復騰出右手向前推之。」

講案、如封似閉式之着法。一爲黐手。二爲擒拿。三爲推擲。凡以右手前擊。遇敵以左手向敵堵推時。即可以左手穿至敵左肘後。外攔或轉採。繼即雙手翻掌前推。

如用搬攔鎚時。敵不橫推。而以順手上挑。則順其挑勁上掤。而仍以左手從下外方攔之。復以右手向其左肩推擲。

如用搬攔鎚時。敵不橫推。亦不上挑。而以順手下按。則撤回右拳。立時衝擊其頭部。敵必推挑。吾仍以前法推擲。

用右拳前擊時。敵如順手擒握吾腕。即將右手向懷後撤。至肘與脅帖。而以左手作拳。從敵腕下穿過。回扣其腕。成十字搭手式。隨以右手外擰。左手內擰。則敵手必開。指必伸。全掌橫撫於吾右乳上。此時吾右手已開。左手仍扣緊不釋。左肘帖脅。吾身軀只向左一平轉。敵指必折斷矣。若更以右手執其左肘。則更有把握。敵如撤脫。即反掌向前推擲。此爲太極拳擒拿法之一。

以左手由我右外方纏採敵左臂時。如被敵隨手擒握。即滾腕外翻推擲。其擒手自開而遠跌也。

封閉推擲之着。全在制敵肩肘腕關節。而步法身法隨之助力爲尤要。

（9）十字手式

謹案、十字手爲銜接手法。其用甚捷。師珍祕未言。茲略述其意。俾有心者得之。扣領敵右臂。以右掌擊敵右鬢。敵左手內推時。仍用左手由右下外方纏採敵臂。同時右手向下平開。以腕背擊敵小腹。敵負痛蹲身來防。則竝步作雙貫耳掌合擊其兩鬢。此式連續三着。皆傷人殺手。心狠、意毒、手快、三者兼有之。不可輕授受也。

（10）抱虎歸山式

許師云。「設敵以左手由吾身後右側擊來。即以右手下摟其臂。以左掌迎面擊之。倘敵左臂乘勢上抬外誘或左轉。隨手擊吾頭部。應即進身以右肩承接其臂根。圈右臂後抱敵身。設敵思逃遁。應回身以右手外捌其雙手。前推其胸。」

謹案、此式爲法極橫掌立掌各法之變。同時兼顧上中下三盤防務。而克敵致勝。操攻防之全能。爲着法之首要。

凡敵以右手直擊吾胸。即以右手摟截。而以左掌貫擊其右耳。敵如再以左手進擊。即以貫耳之左掌下摟、或拳截。而以右掌貫其左耳。往復摟截貫打。若雙環護身然。如係追擊。用斜行步。亦名三角步。如係閃退。用斂步。平時用功。以弓箭步爲主。惟摟貫三掌之後。必夾一掤手。變爲攔貫一手。再接摟貫兩手。此中竅要。難以筆述。又法、摟貫連環三掌之後。夾一蹬脚。所謂常山之蛇。擊其中則首尾皆應也。亦爲必勝之着。

敵若在吾右後方來擊。先以右手掤接其手。旋反手下按其腕中。而以左掌推擊其胸或頭部。本式散手應用。與摟膝拗步式。有參考之必要。但須辨其同異。

（11）肘底看錘式

許師云。「設敵以右手擊來。我以左手握敵右肘前領。轉腕上托。而以右手下擊其脅。」

謹案、敵握吾右腕。以左手作掌擊吾頭部。吾即以左手自上而下。摟壓其臂。執其腕。以左肘夾其右腕。向外研肘。騰出右手進擊之。

設右手擊敵。被敵以左手托住。同時右拳來擊。吾即以左手截按。旋以右臂扣壓。抽出左手。作拳向上衝擊其下頦。敵如以右手搬托防範。可連續以右手扣。左拳衝。稍撤即進擊。變化甚捷。

敵以右手來擊。吾順勁引入。夾於左脅。乃以右手還擊。敵必用左手下按。即以左手擒其腕。向左外方反轉。復以右拳擊其左脅。

敵如左手來擊。吾順勁引入。夾於左脅。乃以右手擊其頭。敵必用右手來防。乘機擒其腕下捋。交於左手擒扣。騰出右拳。任意擊之。

敵右手捋吾右腕時。驟向右後方斜領。同時左手扣緊其腕背。俟其臂一伸直。即扣執其手。向外反轉。敵必向右斜倒。繼進右拳擊之。

敵以左手握吾左腕時。即隨勁下扣外轉。復以右手扣執其手。向外反轉。敵必仆倒，繼以左拳進擊之。或變用手揮琵琶式擲之。本式着法。多屬擒拿。前舉數者。皆其主要之着。

（12）倒攆猴式

黔師云。「設敵用拳擊或腳踢。即以前手下摟以格攔之。復以後手迎擊其面部。」

謹案、設敵用右捋手左撲面掌來擊。即以左手下摟其左手。撤回右手。向敵左肩推擲。或擊其後腦。同時左手向左後方採捋敵之左臂。以右脚掛其左脚後撤擦蹬。敵必仆倒也。

遇敵手逼近。吾用前擊及左右貫擊皆不能進時。撤手自後方轉由頭頂出掌下蓋。每出敵不意。如飛將軍自天而下也。

敵如逼近。可將直擊之掌。變爲橫貫。與摟膝拗步之左右摟打法相同。惟步法相反耳。

（13）斜飛式

許師云。此式爲騰手法。如右手與敵左手相搭。即以左腕上挑敵腕。以右手進擊之。此

謹案、凡與敵順手相接。經常以此着施用。惟騰手所用爲採纏勁。爲陰手、暗手。敵不易知、不易防也。如捋敵右臂。以左撲面掌擊敵。此着顯而易見。謂之陽手、明手。敵易知能防。故騰手之採纏。由臂下纏過。爲臂所掩。用之純熟。其妙不可以言語形容也。

摟按敵之右手。以右手擊敵時。敵如以左手來防。即以左手由下上挑敵腕採纏之。騰出右手。擊其頭部。若敵再以右手來防。即用左手向外開纏。仍以右手擊其頭部。連續應用。敵頗難防。

我已採纏敵之左手後。如不擊頭面。可橫擊其下部。

我以左手採纏敵之左手。以右手提擊敵頭部。敵以右手來防。即可變右捋手捋之前傾。而以左掌自後擊其後腦。復釋右手撩撲其面。此爲騰手後連續施用採纏提捋扣掌撩掌諸着勁。而貴以步法身法繼之。誠百戰不殆之着法也。

勝手以後。與高探馬式之左捋手右摸面掌彷彿耳。而其應用各不相同。學者於此應深思焉。

（14）海底針式

許師云。「敵用右手擊來。即以左手向旁攄開。以右手還擊敵胸。如敵用左手握吾右腕時。即轉腕向下直指。則吾勁前發。敵必倒矣。」

謹案、敵右手來擊。可以左手托扣其肘。順勁引領於右後方。而以右手運勁於指。點刺其海底。

設以右手擊敵。若敵以左手握吾右腕時。即順其勁向地下沉。旋擦地後撤。如畫立圈之路綫。敵必前仆而倒矣。

與敵接手之先。有作此式以待敵者。為其攻防兼利云。

（15）扇通背式

許師云。「敵以右手擊來。即以右手反刁敵腕上提。以左掌擊其脅下。」

謹案、此式為發擲着法。推手術中多用之。

設以海底針擊敵。若敵以左手握吾右腕時。即反腕上提。以左掌推擊之。

此式着法吃外時。應扣住敵人右腿。吃裏時。應將左腿進插敵人擊間。乃可操勝券矣。

許師云。『敵人自身後一手按腕一手按肘將擲吾時。即向後彎身屈肘。擒制敵臂。乘勢抬步握拳迎擊。』

謹案、敵以右手擒吾右腕。即彎身屈肘。作拳反壓敵腕。左手作樸面掌擊之。

敵以右手握吾右腕。以左步扣吾右步。以左手撲面來擊時。應上掤右臂。即彎身屈肘向右前方壓迫敵身。同時潛移右步於敵左步外以拌之。吾勁一發。敵必倒矣。此為暗步。敵不知也。

以右手擊敵、彼敵左手握吾右腕。即以左手扣緊其腕。以右肘搶壓敵臂。向左後方驟撤。成肋下交叉手式。敵必仆倒。右手繼以反背鎚擊其面。再繼以右捋手左撲面掌。敵必創甚也。

（17）雲手式

許師云。『設敵自後襲擊右肩。即以右手迎之。及觸敵手。即翻掌發勁擲之。左手亦然。又敵用左手自前面擊來。即以右手向右運開。乘勢進擊。』

謹案、雲手式、具有提、掛、掤、擲、滾、按、推、諸勁。在散手及推手術中。無處不用。而尤長於纏勁。

與敵初接手時。右手作雲手。左手作摟膝手。運行不絕。若兩環護身然。下用活步。蹲身。隨敵進退。敵手無法進攻也。若審察敵勢既明。則一進即粘搭敵身。萬法皆可施矣。

與敵接手。最忌專靠粘搭、及作勢等待。以各家拳法。多尚剛猛迅疾。如烈風暴雨。徒恃耳目。不可防也。故必先以活着活步愼密防之。而乘機攻擊。則人不知我。我獨知人焉。凡敵手進擊。皆可以順手向外運開而擊之。此亦吃裏之着。如吃外則以拗手運化。更進則掛其肘後横運。敵若以他手來防。則繼以拗手作下纏手。挑掛其肘後横運之。連續數次。敵必倒矣。

（18）高探馬式

許師云。「設敵以左手進擊吾胸。即順左手捋敵拗腕。隨手擊之。」

謹案、此式左右應用相同。而變着最繁，爲掌法之首要。

設以右手捋敵右腕。用左撲面掌擊敵。若敵左手來防。即以左手捋其左腕。變右撲面掌擊之。此爲連環掌法。

設用右捋手左撲面掌。敵左手來防。即捋之。以右掌向左前方推擲其左肩。惟左脚扣其右脚。作鈎腿盤旋步耳。

設用右捋手左撲面掌時。敵以左手執吾左腕。即隨其勁向下撇扣。變撇攔錘擊之。捋敵右手。用左撲面掌以驚敵。即釋捋手。以右拳進擊。

設用右捋手左撲面掌時。被敵以拗手執吾左右腕。可蹲身以左肘夾敵右臂。向左研肘。釋右手作拳進擊。如肘下錘式也。

設敵右手握吾右腕。即以左手扣緊其腕背。抬步向右後方搌之。敵必前傾。而右臂直伸。吾即雙手扣執其腕。抬左步向左前方捩其腕。敵必傷而倒也。此爲擒拿着之最要者。破敵捋手。惟擠法最捷。破敵擒腕。以拳擊其腕背爲最捷，繼以點心鎚進擊之。

許師云。『搌敵之臂。用撲面掌時。如敵順勢用肘或臂上抗。即用下纏手。由內分手外捩其臂。乘勢前踢。』

（19）分脚式

謹案、分脚式、左右應用相同。向左右分踢之法皆倣之。設敵以右手擊來。吾即以右手向右分捩其臂。起右脚踢之。或以左手向外分捩其臂。起左脚踢之。

追擊敵人。距離爲手所不能及時。起分脚踢之。

敵突然來擊。不及施防範時。稍卸後步。起分脚踢之。

分脚踢敵。所以及遠。必與下纏手並用。乃能防敵之手。脚步要起落輕靈。收放敏捷。不得拖泥帶水。重滯失機。

（20）轉身蹬脚式

許師云。『設敵由身後襲擊。即轉身避過。並乘勢用脚前蹬。兩手隨向左右分開。以防敵之摟腿也。』

謹案、轉身向後。後即前也。與正面對敵無異。惟多一轉身耳。然既用轉身。非僅敵一人，故對身後之敵。時時注意防範。須全身毫毛畢豎。機警萬分。偶一發現。即轉身蹬之。兩臂分擲。不僅防其來手。更所以驚之也。

轉身之要。着地之腿稍屈。腰輪平轉。勿稍傾倚。致牽動中正之姿勢。蹬發之腳。要含蓄飽滿。發時、身軀上聳。全力到腳。如箭離弦。如鷹搏兎。着敵即收。毫無沉滯。斯爲得之。

蹬腳之用。每附於各種着法中。不單獨應用也。

（21）落步摟膝拗步式

謹案、用腿用腳之後。每繼以摟膝拗步。所以防敵乘虛而入也。因中下兩盤過空。不可不急加補救。用左右摟打手。其效尤捷。學者勿以簡易忽之。

（22）進步栽錘式

許師云。「設敵以右拳迎擊吾胸。即以左手向外摟開。隨以右手進擊敵面部。倘敵以左手內握吾腕。即覆手作拳。前擊其腹。」

謹案。用摟膝拗步式。以右掌擊敵時。敵若以左手橫推吾右臂。即順勁向左平撤。同時移後步於前步之右。兩足相合。成竝步式。則敵力自空。更以左手摟其左臂。開步以右拳探擊其頭。隨栽擊其腹。

凡以拗步擊敵。最感空虛者。爲前擊手之肘。一遇橫推。即易翻倒。此爲一大弱點。無論何時何地。皆應極端注意。其防備之法。以下纏手及並步摟膝爲最宜。

用蹬腳將敵蹬倒。隨作踐步栽錘擊之。防其復起。

敵以右手來擊。吾即以左手向外摟開。隨舉右拳於右鬢上方。作欲探擊其頭狀。必全力注意上防。吾則忽變着向下栽擊其腹。變化靈速。敵多不我防也。

（23）二起腳式

許師云。「敵用左拳當胸擊來。即以左手進握其腕。以右手迎撲其面。乘其不意。起左腿踢之。設敵退避或下格吾足時。則復躍起換右腿踢之。」

謹案。以一手捋臂。一手撲面。一足前踢。三着在一時齊進。此爲最快最多之着法。敵甚不易防。必倉卒後退。即此一着已足。惟求用之純熟。滿可取勝。至於二起右腳。必踢至敵之下頷也。

如用右捋手左撲面掌時。敵如以左掌橫貫。則左步躍退。乘勢起右腿踢之。必損其左肘。

（24）打虎勢

許師云。「敵以雙手握吾之臂。即將臂後撤上轉。復用他手由脅下穿。替出所握之臂。迎頭擊之。」

謹案、敵以雙手用全力直撲吾身。即含胸後卸。以一手搬扣敵臂。一手拳擊其頭。

以右手搬扣敵之左臂。以左拳擊敵頭部時。敵如右手扣按。即順其勁扣其左臂。以右拳向上衝擊其頦。亦名通天礮。

（25）披身踢脚式

許師云。「敵以左手當胸來擊。即披身用手搬敵之臂。復以右手向外挑擊。同時起右脚踢敵胸脅。」

謹案、披身、所以卸敵來勁。而其要訣。在於左足後撤半步。蓋近身用腿為最難之事。惟披身卸步則易耳。

如攻擊時。凡遇敵猛力衝進。隨時可卸步披身。分手格拒而踢之。敵若後退。即邁進左步．起右脚踢之。或由右腿後倒叉左步。（一名透步又名偷步）起右脚踢之。

平時用功。隨時隨地。練習分擲起踢。卸步進步。簡而易行。及遇敵時。有自動用着之妙。不須有意貫之也。此之謂着熟。

（26）雙風貫耳式

許師云。「敵以拳當胸擊來。即以雙手分格。乘勢進擊敵之雙耳。」

謹案、貫耳之手。有用單貫者。如左右摟打抱虎歸山等是也。然多用掌。有時亦用拳擊。與此式着法有連續性。

設兩腕皆被敵順手擒握。即頂勁向外力分。敵必用力內合。遂隨其回勁。以右拳擊敵右．左拳擊敵左腕。兩手自開。即合貫其雙耳。此着頂勁。所以誘敵。亦名問勁。

凡敵手進擊。無論單雙手。皆可向下分格。而貫擊其雙耳。踢脚時。敵每亦以脚還踢。故拳技家欲制人之腿。則先以脚踢之。敵必還踢。遂受其制矣。揣敵之意。以爲爾能用脚。我亦能用。蓋彼未必有起腿之意。因對方用腿。乃感觸啓迪之耳。此式落步鎖手。即所以防敵之來踢。如其來踢即鎖之。並分格之。而上貫其耳者。又常山之蛇。擊尾則首應之意。俱見太極拳之精細。有知彼知己之廟算。即此所謂國術心理學也。

（27）進步蹬脚式

許師云。「設以左手擊敵。敵以右手自下托吾肘時。應即蹲身。向外下攔敵臂兩手。起左足前蹬敵脅。」

謹案、蹬脚用足踵吐力。與踢脚不同。切勿混施。致減功效。

如以左手擊敵。敵以左手來格。即用右手向外分挑敵手。起左蹬脚其胸脅。

（28）野馬分鬃式

許師云。「敵直擊吾胸。即以拗手進按敵腕。隨進順步至敵腿後。伸順臂自敵腋下斜上挑擊。」

謹案、以拗手與敵相接。順攔敵臂。敵若抬撤。即上順步。伸順臂以挑擊之。敵若不抬撤而下撤。即由其臂上挑擊。

用臂擊敵。謂之橫攔手。亦稱靠打。如形意拳術之蛇形。較此勢稍底。而亦以臂致用也。

與斜飛式之用腕不同。

此式爲出隅之追擊法。一放一收。一開一合。極盡陰陽變化之能事。而以步法身法致勝。亦敵多人之手也。

設敵以右手來擊。即以左手下按敵腕。進右步以右手擊敵右鬢。敵若以左手上防。即進左步。扣其右腿。急左臂自敵左腋下。斜上挑擊。

（29）玉女穿梭式

許師云。「敵以拗手從後方側面擊來。即回身以拗手傍纏敵腕。隨進順步。以順臂上掤敵臂。伸拗手擊敵胸腋。」

謙案、凡遇對面敵手高來即掤之。以他手擊其胸部。如由側方來手。則應先傍纏耳。

設左手摟扣敵順手。而右步在前。以右手擊敵右鬢。敵若以左手橫推吾臂。即進左步扣敵右腿。以左臂向左斜上方掤敵臂。以右手擊敵胸脅或推擲之。

此式着法。亦爲敵多人。並練轉身之法。務求輕靈活潑。但忌飄浮。各家拳法每用架打。此爲掤打。不相同也。

敵若猛衝。應雙纏其臂後撤。敵如回撤。即順勁掤其臂。以拗手擊擲之。

（30）下勢式

許師云。「敵以雙手握吾臂。或前撲吾身。不能抵抗時。則用此式坐身採避。變化敵力。令其落空。即乘勢前擊。」

謙案、與敵交手。至無地後退時。應纏其臂。下勢壓迫。敵如後撤。隨起身擊之。

纏捌敵臂。坐勢下壓。敵若撤脫。便以前手拳擊其脚背。

（31）金鷄獨立式

許師云。「設以拳掌進擊敵胸。敵以手格攔。應即以手向上挑開敵手。以後腿之膝衝敵小腹。並以前手同時進擊。」

講案、下勢壓迫敵人時。敵若撤逃。即順勢起身。以前手托撐敵之下頦。（此爲太極拳卸骨法之一）後手格攔敵之來手。並膝衝其小腹。一發之後。換腿再提。而落下步踩。隨踐踏其脚背。

敵拳來擊。即提膝自下托之。而以順手拳擊其腕。此名截法。如几上切肉之意。以膝爲几。須靈速而準確。

此式能上卸頦骨。下傷脚背。中間提膝。易傷生命。非可浪施之着。如遇敵寇。則此一手可了之矣。又何顧慮之有哉。擊掌提膝。愈近愈有把握。一鼓作氣。切忌猶與敗事。

（32）十字擺連腿式

許師云。「敵由後襲擊。即轉身以手格攔。乘勢以足側踢之。」

講案、此式右踢左打。亦敵多人之着。腿脚並用。八面支撐。隨意施用。切忌固執。總要腰腿輕靈。轉換自如。周身一家。乃能致用。若徒知着法。而身步不足以副之。則無能爲矣。今故不舉實用之例。恐印定學者耳目。反落呆滯害事也。

（33）摟膝指襠錘式

許師云。「敵以左右手足連擊下部。應以左右手格攔。乘勢進擊敵之下部。」

譔案、太極拳五鎚之中。此爲專擊下部之着。亦制命手也。敵手防範上部時。忽變而擊其下部。

若握敵左腕。或吾左腕爲敵拗手所握。則向左上方斜掛以化之。而以右拳擊其襠。當擊敵襠時。敵若向下摟按。即變下提手式。擊其鼻頦。

（34）上步七星式及退步跨虎式

許師云。「（一）上步七星式。設敵以拳當胸來擊。應以左臂上架或外攔。隨進右足。以右手從左手下擊敵胸部（二）退步跨虎式。用前式時。設敵以手下壓。或外摟。及前踢。即以左手下摟敵手或足。抽出右手推敵胸肩。」

譔案、此兩式着法。不可離用。上步七星式。進擊法也。接下勢式而來。壓敵臂而下勢。敵多後撤。隨上步以左臂掤敵右臂。或撥扣、或外攔。即棚攔其左臂亦可。隨進步以拳上衝其頭部、鼻頦、咽喉、胸部。是即當頭礮、通天礮、等意義。如敵手太高。則以左手挑開。以右拳反背撇擊其面。名曰迎面鎚。亦名反背鎚。遂連接後式矣。跨虎式。退擊法也。以前式擊敵。步小勢促。敵若橫推肘臂。則勢甚不穩。故即退半步以濟之。隨以左手纏攦敵之左臂。或用採手向左斜上方引領。即以右掌拍擊敵之小腹。由七星鎚變攦採反拍。即拳如絞花鎚之意也。

（35）轉身擺連式

許師云。「敵自左側擊來。即閃身上左足以避之。誘敵追襲。乃轉身起右足從旁踢敵脅部。」

講案、七星錘之起身進擊。跨虎勢之退步蹲身伏擊。與此式之轉身踢脅。皆不徒恃手法。而盡量施展身法步法之威力。此太極拳後來各式。較以前各式漸次加深加難。有循序漸進之妙。能使學者於不知不覺中進功。而此後來各式。非講求身法步法。不易施用。若身法步法有相當成效。則有左右逢源之愉快。出手致勝之把握。是所謂盡熟着之能事。不求懂勁而勁自懂也。

設敵與吾雙手相搭。勢將角觝。吾即以雙手攦敵左臂。使之前傾。隨向右轉身。起右腿擺踢之。

設敵兩手替換進擊。吾應以兩手連續按截。俟其左手再來。即雙手向左側後方攦之。向右轉身。起右腿擺踢。

前兩着之應用。如為倒敵。則擺踢其小腿。必摔而倒。如為傷敵。則擺踢稍高。足踵每正踢及其前陰。切勿大意。惟轉身時。左步邁進之尺寸。關係最大、平時與相手實際試之。以養成步度適合習慣。庶得其真耳。

（36）彎弓射虎式

許師云。「敵從右搭吾右臂下按。即隨其動作半圓形以揉化其力。乘其懈而前擊之。」

講案、敵以兩手緊握吾右臂下按。即撤後上轉。敵手必開。隨以兩拳衝擊其頭。若後撤之勁整而驟發。敵手一開。即當仆倒。不待拳衝也。當後撤上轉時。左臂自上壓之。尤助聲勢。

若敵以左手握吾右腕。亦順勁外轉。而以左手反扣其腕。敵手開後。即換右手捌之。反腕而執之。左手托其肘。勿使之彎屈。腕必折矣。若於敵手開後。即以拳擊之。則本式不變也。

此式亦全恃身法。即所謂腰勁也。以太極拳至運用內勁時。手足外形之動作有限。大都隨身法牽動。是以身領乎手步。而非身隨手步也。就演練姿式而言。如勢向左右移，必身先左右轉。手步隨之轉耳。以至於推手論勁。更重身法。所謂「主宰於腰。」「腰爲纛。」「腰如車軸」。「命意源頭在腰隙。」「刻刻留心在腰間。」「活潑於腰」。「力由脊發」。「斂入脊骨」。「腰脊爲第一之主宰」諸遺教。足徵先輩諄諄啓迪後進。注重身法。勿徒手舞足蹈爲矣。

各式散手之運貫應用。以至數動作爲一着。變化繁夥。皆由手揮琵琶一式變化而出。故習太極拳散手。必以是式爲樁步而用功。樁步者。猶栽木於地。喻步之穩固不拔也。今之所舉，悉就原式。擇要略述。計百數十着。苟能循是以行。或可維斯道於不墜歟。

第四章　論太極拳推手術

以懂勁爲拳中要訣。而懂勁以使皮膚富感覺力爲初步。此感覺力練習之法。在二人肘腕掌指互搭。推盪往來。以研磨皮膚。由皮膚壓迫溫涼之覺度。以察知敵勁之輕重虛實。及經過方位。久之感覺靈敏。黏走互助。微動即知。斯爲懂勁矣。太極拳經曰。懂勁後愈練愈精。習太極拳者。不習推手。等於未習。習推手而未能懂勁。則運用毫無是處。嗚呼。升階有級。入室知門。學者於推手術。盍注意焉。

推手術。有單搭手式雙搭手式之別。（見後）單搭手者。隻手單推。雙搭手者。雙手並用。此均指搭外而言。（以胸懷爲內、外指臂之外部也。）又有所謂開合手者。則一七（兩手均在內。一方均在外。互換爲之。往復雙推也。單推手。研手門。及閩省拳。黏手、（五行手、（其手分金、木、水、火、土。五者互相生尅演化。）多用之。許師禹生。幼從劉師敬遠先生習單推手術。甚有心得。嘗取太極拳各姿勢。參酌各家。一一爲之規定練習方法。編成推手術。以輔原來四正四隅各方法之不足。茲僅擇其爲太極正隅各手之初步者。略爲述及。取便學者云爾。

第五章　推手術八法釋名

掤、捧也、上承之意。彭也、如蓄氣於皮球中。用力按之。則此按彼起。膨滿不已。

令力不得下落也。（詩鄭風）抑釋掤忌。杜預云。箭筩也。又通作冰。（左傳昭二十五年）執冰而踞。（註）箭筩。蓋可以取飲。又以手復矢亦曰掤。太極功搭手訣內。逆敵之勢。承而向上。使敵力不得降者。皆爲之掤。

攦、讀作呂。字典中無此字。擬係攄之訛。舒也。（班固答賓戲）獨攄意乎宇宙之外。又布也。（司馬相如封禪書）攄之無窮。又散也。（楊雄河東賦）奮六經以攄頌。又猶騰也。（張衡思玄賦）八乘攄而超驤。太極功搭手時。凡敵掤擠我時。用攄字訣以舒散其力。使敵力騰散。而不得復聚者皆是。

擠、（說文）排也、推也、以手向外擠物前進也。（左傳）小人老而無知。擠於溝壑矣。（史記項羽本紀）漢軍卻爲楚軍擠。（莊子人間世）其君因其修以擠之。凡以手或肩背擠住敵身。使不得動。從而推擲之。皆擠也。

按、（說文）下也、（廣韻）抑也、（梁簡文帝等賦）陸離抑按。磊落縱橫。（爾雅釋詁）止也、（史記周本紀）王按兵毋出。（詩大雅）以按徂旅。釋遏止也。（前漢高帝紀）吏民皆按堵如故。（註）按次第牆堵不遷動也。又據也。（史記白起傳）趙軍長平。以按據上黨民。又撫也。（史記平原君傳）毛遂按劍歷階而上是也。又按摩也。古有按摩導引之術。（前漢藝文志）黃帝岐伯著按摩十卷。蓋太極拳術。遇敵擠進時。用手下按。遏抑以制採、採取也、（晉書）山有猛虎。藜藿爲之不採。又擇而取之曰採。太極拳以採制敵之動力爲採。如靜坐家抑取身內之動氣。爲採取也。陰符經曰。天發殺機。悟此則思過半矣。

挒、捩也、拗也、（韓愈文）捩手復羹。又紾也，轉移之意。太極拳以轉移其力。還制其身，謂之挒。又挒去之意。

肘、臂中部彎曲處之骨尖曰肘。拳術家以此處擊人爲肘。蓋動詞也。太極拳用肘之法甚多。本書僅就推手時所應用者。略述及之。

靠、倚也、依也、依附於他物也。太極拳近身時。以肩膀擊人曰靠。有肩靠膀打之稱。

第六章　太極拳應用推手

第一節　太極拳之樁步

太極拳術之樁步。多用川字式者。由立正姿勢。左足向左前方踏出一步。兩足尖方向均向前。其左右距離。以肩爲度。身下蹲。兩膝微屈。使全身重點寄於後足。若丁虛步然。惟前足尖上翹。或平置於地。微不同耳。上體宜立腰、空胸。氣注小腹。頭正直。頂虛懸。尾閭中正。精神貫頂。脊背弓形。兩臂略彎。向前平舉。手掌前伸。坐腕。指尖微屈。分張向上。前手食指約對鼻準。後手約居胸前。掌心參差遙對。若抱物然。俯肩而垂肘。其肩、肘、腕、與胯、膝、脚、三者相合。全身宜靈活無滯。各是自然狀態。右式同此。斯爲善耳。

第二節　單搭手法

兩人相對立。各右足向前踏出一步。右手自右脅旁作圓運動。向前伸擊。如前之樁步姿勢。兩手腕背相貼。交叉作勢。是爲單搭手式。

第三節　雙搭手法

此式如單搭手式之作法。惟以在後之拗手前出。各以掌心擀㨢手（即對面之人）之臂彎處。四臂相搭。共成一正圓形。以兩腕相搭處爲圜心。兩人懷抱中所占據之部分。各得此圜之半。儼如雙魚形太極圖之兩儀焉。是爲雙搭手式。

第四節　單手平圓推揉法

兩人對立。作右單搭手式。（一）甲右手手掌下按乙右腕。向乙胸前推。乙屈臂若肱。手向已懷後撤。平運退揉。作半圓形。手腕經左肩下向右運行。至胸骨前。（二）乙側身向後坐。肘下垂。復手貼於脅旁。手腕外張。脫離甲手之腕。還按甲腕。（三）乙手再向甲胸前推。如

（一）之動作。（四）甲手退揉。如（二）之動作。亦成半圓形。往復推揉。俟熟習後。再習他式。此爲推手法基本動作。左搭手式。與右搭手式。動作相同。惟左右互易耳。

第五節 攦按推手法

兩人對立。作雙搭手右式。（一）甲右手手掌下按乙右腕。左手按乙之右肘。向乙胸分推作按式。（二）乙屈右肱。手向懷內後撤。平運退揉。左手附甲之右肘後。右手腕經右肩下。向右漸行。左手隨之。向右下方屈肱作攦。雙肘下垂。（三）乙雙手按甲之肘腕。向甲胸前推作按式。如（一）之動作。（四）甲雙手退攦。如（二）之動作。

第六節 單手立圓推手法

兩人對立。作右單搭手式。（一）甲以右手掌緣下切乙腕。（乙隨甲之切）指尖向乙腹部前指（二）乙屈肱隨甲之切勁。由下退揉。畫下半圓形。經右脅旁上提。至右耳側。（三）乙右手接前之動作。作上半圓形。伸臂前指甲額。（四）甲身向後坐。屈右肱。手貼乙腕。隨其動作向身側下領。至脅旁作前推勢。

附注、此式可練習太極拳中倒攆猴及下勢二姿勢。如甲動作做倒攆猴之勢。乙即做下勢之動作也。

第七節　攦擠推手法

兩人對立。作右雙搭手式。（一）甲坐身立左肘。向後斜攦乙右臂。（二）乙趁勢下伸右臂。進身向甲擠肘手之接觸點前靠。並以左手掚內臑向外擠之。（三）甲俯身向前。以緩乙力。並橫左手。以尺骨、或腕骨、搭乙之上膊骨中間處。使乙臂貼身。並以右手由肱內掚其接觸點前擠之。（四）乙探身向內走化甲力。坐身立左肘。向後斜攦甲之右臂。如（一）甲之動作。（五）甲如（二）乙之動作。（六）如（三）甲之動作。

第八節　單壓推手法

兩人對立。作右單搭手式。（一）甲右手貼乙右腕。向外平運。隨即抽撤。翻手下壓乙腕。仰掌屈肱。以肘近脅。（肘彎宜成鈍角）（二）甲因前動作。仰手壓乙腕。伸臂向乙腹前插。（三）乙隨甲前進之力。覆手平運。屈肱退後隨之。俟甲指將插至腹前時。吸身垂肘。翻手下壓甲腕。如（一）甲之動作。（四）乙伸臂前插甲腹。如（二）甲之動作。左式同此。

第九節　壓腕按肘推手法

兩人對立。作右雙搭手式。（一）（二）甲壓乙腕前插如前。惟以左手掌指下按乙肘助力。（三）（四）乙退後覆腕抽撤時。左手掌心向上。仰捧乙肘。為不同耳。

第十節　四正推手法

四正推手者。即兩人推手時。用攦、擠、按、掤、四法。向四正方周而復始。作互相推手之運動也。作此法時。兩人對立。作雙搭手右式。（一）甲屈膝後坐。屈兩臂。肘尖下垂。作琵琶式。兩手分攏乙之右臂腕肘處。向懷內斜下方攦。（二）乙趁勢平屈右肱。成九十度角形。向甲胸前前擠。塔其雙腕。並以左手移撫肱內。以助其勢。（三）甲當乙擠肘時。腰微左轉。雙手趁勢下按乙左臂。（四）乙即以左臂擠推。分作弧線。向上運行。掤化甲之按力。同時右臂亦自下繞。上托甲之左肘。以助其勢。（五）乙掤化甲之按力後。即趁勢攦甲之左臂。（六）甲隨乙之攦勁前擠。（七）乙隨甲之擠勁下按。（八）甲即掤化乙之按力後攦。自此周而復始。運轉不已。是謂四正推手法。

等十一節　四隅推手法

四隅推手者。一名大攦。即兩人推手時。用肘、靠、採、挒、四法。向四斜方周而復始。作互相推手之運動。以濟四正之所窮也。作此法時。兩人南北對立。作雙搭手右式。（一）甲右足向西北斜邁一步。作騎馬式。或丁八步。右臂平屈。右手撫乙之右腕。左臂屈肘。

用下腰骨中處。向西北斜攌乙之右臂。（二）乙即趁勢左足向右前方橫出一步。移右足向甲襠中。插襠前邁一步。同時右臂伸舒向下。肩隨甲之攌勁。向甲胸部前靠。左手撫右肱內輔助之。此時甲乙仍相對立。乙面視東北方。（三）甲以左手下按乙之左腕。右手按乙之左肘尖下採。同時左足由乙之右足外移至乙之襠中。（四）乙隨甲之採勁。左腿向西南方後撤。作騎馬式。左臂平屈。左手撫甲之左腕。右臂屈肘。用下腰骨中處。向西南方。斜攌甲之左臂。（五）甲趁勢右腳前出一步。移左足向乙襠中。插襠前邁一步。同時左臂伸舒向下。肩隨乙之攌勁。向乙胸部前靠。右手撫左肱內以輔助之。此時甲乙仍相對立。甲面視東南方。（六）甲左臂欲上挑。乙即隨甲之挑勁。左手按作掌。向甲面部撲擊。右手甲之左肩。斜向下挒。（七）甲隨乙之挒勁。撤左足向東北方邁。左手撫乙之左腕。右臂屈肘。向東北斜攌乙之左臂。（八）乙趁勢上右步。移左足向甲襠中前邁。左臂隨甲之攌勁。用肩向甲胸部前靠。右手輔之。面視西北方。（九）甲以右手下按乙之右腕。左手按乙之右肘尖下採。同時右足由乙左足外移至乙之襠中。（十）乙隨甲之採勁。撤右足向東南方邁。右手撫甲之右腕。左臂屈肘。向東南斜攌甲之右臂。（十一）甲趁勢上左步。移右足向乙襠中前邁。右臂隨乙之攌勁。用肩向乙胸部前靠。左手輔之。面視西南方。（十二）甲右臂欲上挑。乙即隨甲之挑勁。右手作掌。向甲面部撲擊。左手按甲之右肩。斜向下挒。甲退右腿。雙手攌乙之右臂腕肘處。還右雙搭手式。此為一度。可繼續為之。是謂四隅推手法。

第七章　太極拳體用概論

第一節　順序

武技之傳。多祖少林。而少林師徒星散。衣缽久失。嘗見江湖拳勇之士。巧爲附會。動輒自詡得少林眞傳。而不知屢經散亡已成絕響。即稍得其眞者。亦分門別戶。各自成家。蘭蕙蒿萊。同生並植。溯流探源。渺無底據。國魂淪喪。甚可惜也。張三丰先生。旣精於少林。復從而翻之。名曰武當派。世傳即太極十三式也。黃百家爲王征南傳云。得其一二。已足勝少林。其貴且重。可想見矣。蓋武當之傳。並傳理論。故維繫至今而不墜。惠我後學。誠非淺鮮。使徒尙形式。而薄理論。其不至於湮滅者幾希。世之標榜提倡者。非漫然也。顧其體用何如耳。夫藝可分爲精粗。功有別於內外。內功練氣。外功練力。力有時而窮。氣無往不在。內功練勁。外功練着。着每出於有意。勁多發於無形。故力可窮也。着可盡也。惟氣與勁。從吾心之所欲。順天地自然之理。極人生固有之良能。技爲近於道。不得以小道而忽之也。夫太極拳術。豈徒剽名爲內功哉。其亦有其特殊之意義焉。然氣之不易練。勁之不易懂。盡人而知之。則吾人習者。亦必有順序而後可。茲分述之。

一曰氣、太極拳、均名內功。氣爲之也。人之於氣。猶魚之於水。須臾不可忽離。其重要逾於衣食。旣知其重。則必保之使其充。培之使其盛。用之有方。練之有術。而後動於其中。現乎其外。浩然沛然。充一身而塞天地。吾人習焉不察。不自知其偉且大也。古今養氣之說至夥。類闡其理而昧其法。孟子尙難言之。小儒申其咕嗶。雕詞琢句。以爲騁其氣。可謂不揣本而齊末者矣。人之生命。貴在有身。今之言健身者。首重運動。以爲健其筋肉四肢則足矣。國術中以此爲旨者。名曰外功。反之、以養氣練氣運用其氣者。名曰內功。太極拳之名內功。實內外俱修。亦須動其筋骨四肢。惟以氣爲主。氣充則身健。身健則志壯。配義與道。自可充宇宙而塞四海。與專主內練。若靜坐等功者殊途。蓋專練外功者。久則傷氣。外強而內弱。失其平衡。專主內練者。筋肉澀滯。體衰而神弛。戕其生意。其效與弊。未敢斷言也。太極拳之爲功。外則運動其筋骨。內則充實其氣。練氣之法。分呼吸與導引。呼吸法者。今人名之曰正呼吸。亦曰深呼吸。其法、吸時鼻孔吸氣。鬆胸收腹。徐吸至胸內氣滿不可再容之際。則呼氣。呼時氣由鼻孔出。腹漸放出。至無氣可呼而再吸。謂之一息。反復不已。須與身體手足之動作相合。內外始能一致。動作之範圍。爲上下、左右、前後、開合。手足動作之往復。呼吸相間。毫不紊亂。且同時以意運內臟之體積。隨動作方向鼓盪開合以助勢。是內外同時俱動也。雖起伏折疊。扭轉變化。應呼應吸。絲毫無誤。但呼吸與姿勢動作相合。則姿勢之動作。自然因呼吸而緩慢。故曰。「運勁如抽絲。」緩練自能調息也。身體運動。內臟亦隨之而動。在生理學。稱內臟各部爲不隨意筋。因不能自行動作也。今使之動者。純以氣壓迫伸縮。輔以意識。而上下左右之耳。其動作係各臟統一。無所軒輊。能增進其消化循環諸系之作用。而極端發展其本能。康强堅固。自無論矣。吾人有生百年之中。常爲肢體手足之動作。其內臟之動作絕少。求健康者。皆知運動其身體是賴。雖外部運動。亦能牽及內臟。然緩和之動作。不足震動內部。激烈者。或且生弊。蓋皆忽於內臟之運動。而未專意於氣之作用也。今有人焉。內外兼修。日從事於臟腑之運動。其內部之健康。必大異常人。遑論其外。西人以深呼吸法爲健康秘訣。其論僅及於肺部之發達。此則並及於內臟之全部。立意之高。功效之大。誠非他種健身方法可及也。然習太極拳者。未可驟習呼吸。恐於姿勢有礙。反促成不規則之運動。而於進功程序上。發生不可思議之阻滯。故在初習者。必俟姿勢純熟。着法明瞭。澈底清晰拳中之理論後。始行之。以免顧此失彼。有傷內部。而氣與身體動作內外相合之法。亦未可躐等而進。所謂「入門引路須口授」者。固慎之又慎也。初習者。於拳式初練之先或後。皆可單行呼吸法片時。以爲將來加入拳式之準備。及加入之時。亦依式漸增。尤忌欲速生弊。第求其自然於不知不覺中能之。非勉强事也。

次言導引。導引法者。在上古醫藥尚未發明。人之病者。輒俯仰屈伸。以意導氣。濟針砭所不及。太極拳言氣。而重以意導之者。即古導引法之遺意。雖具健身之意。兼含技擊之應用。故練拳式時。氣須着着到手。以通暢其血液。增長其膂力。拳經云「其根在脚。發於腿。主宰於腰。形於手指。是即行氣之路線。吾人順其路線。以意導之。覺有物恍惚順之而至。然不可斷意。意斷則不復覺。故練時貴於心靜。心靜則意專。意在於斯。氣即隨至。譬吾人聞居之時。忽專心注意於自身某部。則某部之感覺。頓異於其他各部。況復專意導引於斯乎。導氣之時。絲毫不可有力。有力則滯。感覺立失。故須鬆靜。專主一方。久之、意動則氣動。至導於手。則覺麻然而熱。最可迅速感覺之者。厥爲由背部腰脊。至於肩。至於肘。經掌沿而小指。無名指。中指。食指。如拇指有所覺。則爲氣全。練之既久。有不以意運之。而氣可立至者。其應如響。其迅如電。在太極拳式。無一式不用意。亦無一式不導引。惟導引云者。非紙上之學說。必須習者自身經驗而後可與言。非然者。或且目爲妄誕。而鄙棄之矣。再有進者。氣爲人生根本。呼吸導引。皆所以盡其用也。呼吸法、嚮略言之。導引、尤須合於呼吸與動作。意之所至。隨呼吸爲闢合。總之、動作、呼吸、意、與導引、四者。始終連帶。合爲一體。始則分而習之。終則合而致用 充其身則體健。施乎物則事集。吾故曰。氣充志壯。以道義配之。爲聖、爲賢、爲英雄、豪傑。澤及當時。而德被後世。孟子貴養此浩然也。若曰儌身無悔。尙淺乎視之矣。

二曰勁、　勁字、釋文頗多。用法各別。在國術範圍。稱有勁、無勁、勁大、勁小、者。類以勁字代表力量。惟太極拳所稱之勁。除作普通力量解釋外。由功深練出之靈明活潑方法謂之勁。有意識之力量謂之勁。對敵變化之機。由感覺靈敏而察知者。謂之懂勁。順敵之緩急進退。於動而未形有無之間察知之。且施以自然制敵之方法。謂之用勁。勁字之釋義。大略如是。而其妙則千變萬化。未可以言語論也。太極拳言勁。與他項拳術有不同。他拳多言着法。着法能用。即爲成功。太極拳則着熟之後。尙進而懂勁。其立標甚遠。故成功之後。不特着而特勁。此其特點。惟學者習聞運勁之妙。每致好高務遠。不循自然程序。勞而無成。可爲致慨。爲太極拳計者。應急固定進功之次序。以免歧途之誤。今略釋勁內所含之成分。亦可覺得其步驟焉。勁之爲物。由着法與感覺共同煅煉而成。着法者。即拳術所具自衛禦侮之各種方法也。着法各個之聯貫練習。即爲姿式。蓋內功言勁。非不講着。是着爲勁之先。用着必合乎勁。以勁爲主。以着副之。而練勁必先練着。練着之法。必求之姿勢。故糾正姿勢。不可忽也。姿勢正確。則着之發必中。是則習太極拳者。應先求姿式之正確。次求着法之應用。就着而生勁。藉勁以用着。着法旣熟。則由練習而磨盪其感覺。感覺愈靈敏。則自入於懂勁之域。神而明之。可以目聽以眉語也。但不僅姿勢着法可以練勁也。由推手術推盪。以銳敏其感覺。尤爲練勁之絕妙方式。故有謂習太極拳而不習推手術。與習外功者等。或且不如外功。

第二節　明理

上述習太極拳之順序。氣爲呼吸與導引。勁爲姿勢着法及感覺。已第其練習之先後。並著其包含之大義。惟氣與勁。在拳中不可須臾相離。分斷言之者。所以明練之懂之之方也。循序漸進。在乎師傳。行功由己。而由人乎哉。

太極拳術姿勢之運動。近之教授者。有數派之不同。漸生是己非人之卑鄙觀念。雖一本萬殊。各有短長。然得骨得皮。割裂堪虞。優於此者。必劣於彼。殊失一貫相傳之意。胥至眞贋莫辨。啓後人疑信不確之心。數傳之後。其不淪沒者幾希。求能折衷統一。不偏不欹。集各派之精華。承內家之薪傳者。無過於許禹生氏所著之太極拳勢圖解。關於姿勢之動作。運動部位。與生理之關係。應用之方法。昭然若揭。雖無師可以自通。視彼故神其說。設詞聳聽。較此平易中庸者。自不類矣。蓋習者鶩於新奇。競尚怪誕。致門戶私立。有江河日下之勢。吾人瞻前顧後。心所謂危。差之毫釐。謬之千里。昔有習太極拳數年者。其言曰。太極拳立論甚高。然按之數年之練習。於身體確能健康。至應用懂勁。恐涉空談。非常人之所能也。不佞聞而嘆之。嗚呼。是習者之過耶。抑教者之過也。詎非於太極拳理論。及進功之程序。根本錯誤乎哉。不至生弊。尚其人之幸也。故習太極拳。須明其理論。悉其步驟。勿立異以爲高。勿見異而思遷。

明理者何。太極拳者。內功也。其旨在引勁導氣。故其體也主柔。其勁也主緩。柔則勁不滯。緩則氣可均。發於內而動於外。臟腑神經。五官百骸。動則皆動。靜則皆靜。神意氣勁。相與爲用。感而遂通。內外合一者也。故曰。「極柔輭然後極堅硬。」今人第見其柔緩。不究其所以柔緩之故。遂有改他項剛疾之拳術。而柔緩練習之者。且曰此內功也。非功深莫知其奧。大言不慚以欺世。詰以故。則不對。噫。此皆竊太極拳之皮毛。而不明太極拳理論之所爲也。若以柔緩即爲內功。則凡國術。無不可以柔緩練之。豈皆可謂爲內功。是眞國術史上之奇恥。而爲通人所齒冷者矣。習者宜根本認清。不背原則。証以理論。免歧途之誤入。成習慣之難改。雖後悔有莫及者。故初學姿勢。即應愼之於始。勿徒然也。

姿勢練習之當否。爲教授者責任內事。其語繁瑣。玆略而不述。但學者自應詳加考究。勿輕易放過。以爲不拘形式。可以成功。而昧其意義。尤宜加意於由運動所得之效果。而發揚太極拳術在體育上之價值。

太極拳所含之效能。概可分爲三部。一、健身。二、應用。三、修養。健身之意義。完全根於體育之原理。已收效於世。人多能知之能言之。修養云者。修養其高尚道德。偉大人格，參証仙佛之奧理。蓋入道之基也。前已論及。玆特言應用。亦可謂太極拳之一體耳。學者既熟習拳內之各姿勢後。在理必欲探討各式之技擊方法。此蓋人之常情。但此種方法。內外家迥分兩派。論者多以內家主柔。外家主剛。此說誤人久矣。夫剛柔喻陰陽也。有陰無陽。何以謂其太極之理。剛柔互用。豈須臾離哉。論者見太極拳運動以柔爲主也。遂並謂其應用亦盡主柔。運動主柔者。爲氣勢不滯也。應用有時而柔。乃柔其所當柔。非柔其所應剛。當柔則柔。當剛則剛。柔用化而剛用制。惟審於動靜之機。則內應咸宜。而悉本乎虛靜。虛則能容。靜則能應。人第見太極拳以虛靜勝人者矣。故謂其悉主柔也。詎知柔中之剛。有無堅不破之效乎。學者不察。遂偏柔而疲。中若無物。無所用其剛。亦無以施其柔。其弊何減於太剛則折哉。惟剛柔互用。而執其中。斯乃太極拳之正軌。夫柔不至於疲。剛不至於折。因力於敵。分合而變化之。其權在我。何有痕跡以見於外。固未可斷其剛柔也。有謂初習太極拳。每失之過。及稍懂勁。則失之不及。是誠經驗之談。蓋未習此拳。或曾習他拳者。多不知柔勁爲何物。故初習之時。不能知法以行。遂於無意中。貫以拙力。其運用毫無是處。迨稍進步。則又矯枉過正。以偏於柔。乃於對敵之時。而有過與不及之現象出矣。然則太極拳者。世所稱爲內家者也。其不同於他拳者究安在。張松溪傳云。「內家以防人爲主。外家以搏人爲主」考之太極拳經。「舍己從人」之意。其說近是。而在拳法。着勁之應用。亦每主於防人。防人者、以守爲攻。如桓溫之善博。有必得之意。搏人則或失之疏。而又偏於太猛。故習太極拳技擊法。必去其輕浮剛猛之氣。而入於清靜無爲之域。就有形之着勢。研究其動靜虛實之變化。身勢手步。 氣貫串。上下左右前後。刻刻提防。如臨大敵。如履薄冰。毋使拙力。毋用猛勁。練習時如此。對敵時亦如此。務令還自然之狀態。而後能成自然之懂勁。故先達云。練習時、無人如有人。遇敵時、有人如無人。其心小胆大之意。吾人當奉爲圭臬。惟天下之靜者。乃能見微而知著。以此鍛煉。不難迎刃而解也。

習太極拳者。時至今日。幾成爲一種應時好尚。爲健身而練習者居多數。人方喜其普及。余則憂其失傳。能者愈多。價值愈下。健身而外。幾不復知有技擊之妙蘊。從不見有顯其身手者。聲譽且將下於其他拳術。直以運動身體之一種方法視之矣。其大故有二。學者輕視或不明太極拳之價值。而不作深刻之討論。一也。教者僅以姿勢塞責。或示之四正推手。任其自練。以為從此可以懂勁。結果絲毫不能應用。反受制於敵。二也。有此二因。已足落美譽於千仞之淵。為人輕視。况或不但此二因耶。天下之理。凡近者易達。高者難及。然若以其難及。遂[illegible]能其高。[illegible]也。太極拳之功不易。[illegible]易也。夫以學者日需片刻之刻版練習。[illegible]求[illegible]道。何能達於成功。而况教者無適當之步驟。學者無勇往之研究。雖有數年之功。與未[illegible]者何異。他拳之練法。固[illegible]之效。然[illegible]可[illegible]是造詣。[illegible]力速增。援之復不敵快。[illegible]之理。[illegible]。[illegible]太極拳[illegible]。[illegible]太極拳[illegible]也。其人固未嘗知太極拳也。[illegible]以其人之[illegible]名於太極拳。而太極拳之[illegible]受其[illegible]。冤[illegible]然太極拳矣。今欲立反其弊。[illegible]有研究之步驟與方法。[illegible]不可一日[illegible]。亦可熟[illegible]用之[illegible]。為太極拳一吐其氣。所謂圖王不成。猶[illegible]於[illegible]也。何[illegible]為人所輕視哉。

太極拳研究之步驟與方法。不佞嘗受教於良師益友矣。不敢自是於己。或少有補於人。茲略論之。

（一）太極拳應敵之方法

一曰化、[illegible]之力。而柔化之。使不加乎身也。

二曰[illegible]、化[illegible]。[illegible]。[illegible]、[illegible]。而挪發之也。

三曰[illegible]、[illegible]。[illegible]關[illegible]。[illegible]、[illegible]。而[illegible]之也。

[illegible]者。[illegible]拳中各法。惟太極拳特重於化與發。而於拿法。間亦用之。故今之言者

。分爲三派之不同。吾人應於此三種方法。作分晰之研究。凡各種應敵方法。或脊或勁。屬於何法。窮其究竟。作實際應用上之練習。

（二）太極拳應敵之部位

一曰上盤、肩以上頭部是也。

二曰中盤、肩以下。胯以上。軀幹部是也。

三曰下盤、胯以下。至足部是也。

以上三盤。可包括人身之全部。處處護持有法。我能制敵。敵不能制我。[illegible]分練之說。然只注重攻人。太極拳[illegible]攻守之防衛方法。應分攻人與防人。拳中某式某法爲某盤。係攻係守。宜[illegible]辨明。則可[illegible]上中下三盤之攻守方法各若干。可擇而用之也。

（三）太極拳可以應敵者有三

一曰掌、（附指）

二曰拳、

三曰脚、（附腿）

以上三者。可包括拳中應敵所需之物。然肩、胯、肘、膝。無不能用。惟皆所以助此三者之不及。而三者之中。尤以掌爲重。因本拳術重在發人故也，吾人研究之法。宜詳分關於掌者、拳者、脚者、之應用。各得若干。就其便於己者。不憚而練習應用之也。

（四）太極拳之手步身法

一曰手法、應敵之各種方法也。

二曰步法、進退左右。用步之方法也。

三曰身法、扭轉顧盼。俯仰屈伸之方法也。

以上各法。互相聯貫。不可單獨應用。太極拳之手法。其勁有八。散見於拳路之中。其變化之妙。可以盡天下之數而無窮。步法有五。而功用至巨。蓋所謂五行變於足。八掛運乎手。凡一舉動。無不如是也。上下左右前後起落。身勢隨乎步而變換。手步隨身勢爲轉移。剛柔動靜。倚伏相尋。是以言身法不能離乎手步。要亦能合身法而言乎步也。手法之變化。固不可方物。至步法之上、下、進、退、旋、鉤、顧、擲、圓、斂、閃、曲、翻、斜、等等。身法之起、伏、進、退、蹲、舒、轉、側、披、貼、靠、閃、等勢。當隨手足爲用。雖有分別研究。單獨練習。而後可於拳中各式所具之獨立精神。以達於熟習懂勁之域。

總之、上述研究之步驟有四。其能成功與否。視人之功行而定。苟能循此路行者。可以升太極拳之堂奧。惟尤當抱定太極拳之各種原則。以免流爲外功之偏着情强。反變其本來之面目焉。嘗聞昔之精技擊者。精其一着。遂無敵於天下。似不貴多而貴精。然必經過極深之研究經驗始能成。非無意識之盲練可收效也。乃至於無敵。則必有大過人者。而人多莫察其奧。實則由着熟而懂勁者也。設若習而不專。何能有如此之現象哉。故習太極拳。並無異於其他拳術。惟須發揚其獨到之妙。先由姿式以求着。復由用着以生勁。雖[illegible]一着。遂能自衛制敵。而不待着法之輔助。是以能[illegible]其勁。洵若[illegible]。得[illegible]。[illegible]實敵之操戰揣摩不可得。若徒標高名。無步驟可循。是徒[illegible]入[illegible]闇[illegible]。[illegible]者。若相當之研究後。並應就性之所近。心之所喜。各擇一法或數法。日常練習應[illegible]。其成功至速。雖至少有一着之精。因是而豁然貫通。顧非所以表現其眞精神也哉。

第三節　辨虛實

對敵之方法甚多。然不外奇正虛實而已。太極拳式式之中。着着之內。均可包含此四者而無遺。而尤以虛實之辨爲最要。但辨也者。非僅辨敵人。先須辨自己之虛實也。辨人不易。辨己亦難。[illegible]人不察。多以不知敵之虛實爲難。而含己不論。殊不知己[illegible]其所經。[illegible]其所急矣。夫人皆不自知耳。知人何難哉。觀太極拳經之言曰。[illegible]不知我。我獨知人。已非明證乎。然則知人之方較易。惟我能自知。方能人不知我也。自知之法。先將拳法虛實。而太極拳極陰陽變化之能事。「一處自有一處虛實。處處總此一處虛實」。甚至以着言之則顯。以勁言之則隱。吾人於此有無顯隱之間。知所措意乎。嘗按太極拳對敵之法。以含己從人爲原則。其要在粘黏。而貴近身。與他拳先發爲強。遠擊偷打者。或剛或柔。故虛實亦必現於外。惟隱敵人之虛實而反之。敵虛我實。敵實我虛。或敵虛我亦虛。敵實我亦實。隨機應變。不可執一而論。他拳純尚着者。其虛實顯著。所謂一手只有一手。發而不中。即須變着。變化之間。大費周折。太極拳粘黏之後。隨敵變化。無待於移勢換手。瞬息萬變。純就敵人之虛實而應之。功夫精純者。無意而皆意。不法而皆法。每不自知其所以然。其變化之妙。如雲出無心。其虛實最不易知。然此種境界。非可一蹴而至也。拳經云。「虛實宜分清楚」。學者細味其言。應於每式每着。一開一合。一進一退。作詳實之探討。爲實地之試驗。則可了解一處之虛實。繼而全身動作。只分一虛實。所謂「處處總此一虛實也」。初則爲虛爲實。出諸有意。再則虛者實之。實者虛之。變化無限。終則當虛自虛。當實則實。虛虛實實。實實虛虛。渾然而爲太極之象。進功之難、固矣。則其虛實。人必不易知我也。人不易知。則勝券可操。從吾心之所欲矣。知人虛實。其法、以辨其容色舉止。進退伸縮之方。其結果可得十之三四。如所謂腿起肩斜是已。然此悉特耳目之觀察。心理之揣度。待於猜中。何可盡是。最妙在一黏敵身。即特感覺以辨其虛實。接觸之處。物無遁形。動靜開合。隨着觀察。稍觸即發。悉達肯綮。攻防常相倚伏。虛實互爲消長。此太極拳懂勁之特長。所異於他拳者。然非舍有形之觀察。盡特懂勁。要於觀察審愼而外。以靈覺代替耳目。取長補短。內外兼施。陰陽相濟。非僅借耳目。以判陰得失。故必靜而後能動。能柔而後能剛。知己知彼。而其方法則在乎是。兵法有云。「知己知彼。百戰不殆。不知彼而知己。一勝一負。」然則知人之方。從知己始。若己彼皆不能知。而欲克敵勝任者。何異求魚緣木者哉。

第四節　明攻守

嘗謂太極拳以防人爲主。然究視對方之何如。若雙方均已備戰。[illegible]。則寧不戰乎。必、然之。若防人之侵。[illegible]太極拳之柔也。究爲[illegible]。不[illegible]。[illegible]所謂「善戰者致人。不致於人。」是也。其乃至靈萬者之術。攻人者、攻其必害。攻其要點。攻其不防。攻其不及。非漫無意[illegible]之[illegible]者、守己之要害而已。[illegible]。[illegible]或弱以誘之。而[illegible]攻[illegible]於其[illegible]。[illegible]。「彼不動。己不動。彼微動。己先動。」[illegible]未有不動。[illegible]知。非[illegible]守[illegible]之意。故攻爲守。一而二。二而一者也。有時以守爲攻。有時以攻爲守。實際[illegible]之[illegible]。[illegible]。其[illegible]。在在引敵於丟聖彀中。[illegible]其害。而吾方可策萬全。但攻時注意於防。守時亦必以待攻。此尤學者之金科玉律。不可稍忽。惟須平時練就此項精神。於無意中運用自如者。是爲得之。雖然、僅知其理。[illegible]。太極之動主柔。而至於黏敵始生[illegible]用。[illegible]遇者。每被攻入。[illegible]。攻人之法。又非所擅。此今之[illegible]者[illegible]。若必與[illegible]手而用。誠無此理。且使[illegible]不[illegible]者矣。知精習腿者。類多不令人近其身。因近身則腿難用。亦有以開展勢擊人者。[illegible]失效。分而論之。對敵有遠近之別。利遠不利近者。他拳之弊也。利近不利遠者。今之習太極拳者之弊也。往者嘗主辦國術之對試矣。雙方皆取攻勢。昧於守法。瞬息已近身。而彼此以剛抵剛。揪結不解。十之七八如是。太極拳之貴近敵。豈非鑒於此弊而然耶。其所以高尚一切者。抑豈非能利敵之瑕而勝之耶。而今則不然。且病其遠。不待近而已敗。吾將曰。近亦敗也。推究其數。實病於柔。[illegible]不以遠。夫以遠勝敵者。拳法之次焉者也。恐待者[illegible]知[illegible]。勝負之數。以耳目之觀察。力量之大小。手足之遲速。可以判矣。焉有講[illegible]之妙。太極拳者。而反爲之攻。太極拳[illegible]於遠乎之不可待。而爲近身之[illegible]。近身能勝敵。遠之足慮。對敵之際。瞬息即近。近者能勝。則吾勝矣。其敗於未及近身者。即近身亦必敗無疑也。試各家拳法論。詞於遠不利於近。遠則易於變化。進退自如。雖不勝尚可閃避。不制於敵。[illegible]勝必敗。[illegible]。以其未習於近。近法不能運用也。利於攻不利於守。其[illegible]。[illegible]應用[illegible]之[illegible]。[illegible]彼[illegible]。方[illegible]待[illegible]而已哉。故吾以爲其弊在柔。[illegible]於守[illegible]。[illegible]用[illegible]。有死[illegible]。一般習太極拳者。素多死步。死步之用。主於[illegible]而守之。[illegible]用[illegible]。[illegible]步之[illegible]。主於隨而攻之。是攻守各有其宜。今人死步待敵。[illegible]主守。而被敵攻[illegible]。[illegible]謂未及着[illegible]。然則何以名爲守。若[illegible]擅長之攻法對敵。[illegible]。[illegible]守[illegible]攻[illegible]。太極拳[illegible]無用矣乎。不然。此[illegible]者誤於尚柔。處[illegible]習[illegible]。[illegible]。[illegible]守[illegible]。矯[illegible]之道。[illegible]剛柔。[illegible]發人發人[illegible]時。[illegible]圖。化人之時。其勁多柔。有時剛柔參半。有時柔多剛少。悉視應用之當否而定。未可空論。習之既久。自可得其妙用。然後於攻守之勢。可得而言焉。攻守之術有三・曰、待而迎之。誘而致之・攻而取之。待而迎之者、守勢也。作勢待敵・太極拳中多以手揮琵琶勢、抱[illegible]。以開[illegible]敵接觸之勢。平時推手亦如之。此勢上中下三盤皆可保守。他拳亦多有此等[illegible]者。[illegible]法甚多。待敵手至面前[illegible]之。則當粘敵身矣。若粘之不及。即變他勢。隨其來勢[illegible]擋[illegible]。敵手[illegible]身或仆倚。我則仍恢復抱手勢。以此勢易於變化各勢也。誘而致之者。敵作勢不進。我探其虛實。誘之使進也。經常亦以抱琵琶勢之前手。探擊敵首或胸。此等[illegible]。敵必以[illegible]上迎。順其臂而粘之。應用何法。其權在我。惟探擊時。前手勁須含下沉之意。稍稍而探之。後手緊護前肘及脅腹各部。防敵突襲。惟探敵首部。易制敵臂。擊胸則稍次耳。或我手一探即回。敵手出則粘之。此尤迅速靈動也。攻而取之者。先發制人之計。通常以我手爭先。循按無比。但此運用之妙。在乎人。不必以法拘之。總之、無論爲攻爲守。[illegible]。先防敵之猛衝。宜用掤勁以迎之。至已接觸。則可隨所能而變化焉。又有對敵之初。[illegible]之運行。後手作摟膝手之摟膝。循環不已。速度至快。遠望之。若[illegible]。[illegible]用游動步法。敵遇之者。無法突擊。及一近身。則粘黏之矣。此亦習太極拳者[illegible]一[illegible]。尚有[illegible]待敵者。則遜此多矣。詳考太極拳各式拳法。如長江大河。有進[illegible]。即[illegible]亦[illegible]進。所含應用之方。皆走相濟。不外攻守二字。決無死步以待[illegible]敵之[illegible]。即已[illegible]。亦[illegible]不能盡用死步。又何可以平時練習四正推手之死步。適用於變化尚不可測之敵。蓋平時之練習。不可必實際之應用。所貴學者作進一步之研究。因敵變化以示神奇。勿拘於一隅之知。膠柱而鼓瑟。以柔克剛者。今且爲剛所克矣。蓋柔其所不當柔。而未達剛柔相濟之妙運。吾故假攻守之意。以爲此說。望有志鑽研着勁之士。作實地之試驗。改絃而更張之。

第五節　知機變

嘗聞之許公禹生之言曰。國術乃人所編創。先覺覺後覺。斯言也。實足破學者畏難之心。啓迪其固有之良能。然若視爲甚易。則必流入似是而非之境。或亂參己意。失原法之眞精神。反不若墨守成法之爲愈。以古爲師。尚不至成野狐禪也。但古人式法。只具大體。得骨得髓。各有進境。同師而學異。非傳法有異。人之秉賦有不同。故所得各異。有力者恃其勇。輕捷者恃其敏。猶牛之角。馬之蹄。虎豹之爪牙。各有其利也。然皆偏也。求全才者。利悉備焉。雖毫髮之微。無不盡其用。以古人爲經。而己爲緯。索隱搜奇。不遺毫末。惟顯者易知。幽者難測。靜爲體者。動而爲用。靜伏其機。動含其變。欲執簡以御繁。尋根而振葉。然則機變不可不講也。天下事必有其機。相機以觀其變。非輕浮氣躁者所能爲。況國術爲衛國防身之基礎。當遇一髮千鈞之危機者乎。言機變者。非變化古人法式也。在拳式中作進步之探討。推衍所至。必得其源。若命名也。或屬直指。或屬寓意。或屬象形。若言勁也。或化而擲。或掤而按。或採而提。或攄而擠。或料而發之。或捌而擊之。須先就立意所在。

而揣摩其法。靜守其機。勁究其變。現於體者。能否適於用。則可知一貫之傳。其間更變得失之所在矣。勁於用者。是否合於體。則可知萬殊之法。其間推衍進退之所由矣。而後以吾之所得。作實際之應用。始則誘引擬合。繼則得失參半。終則所發輒中。在太極拳名爲熟着之功。然此着之動。必有其機。彼着之來。必有其變。故必知敵之變。而挑其機。審敵之機。而制其變。其要在有後人發先人至之巧。乃能得制人而不制於人之效。雖然。知機而變。敵我同具之可能性。惟此種能力。所發各不同。緩急之間。勝負分矣。着法之不可盡恃。於茲益信。太極拳經所謂「勁急急應。勁緩緩隨。」非以懂勁爲機變之及式乎。觀敵進退手步身法以爲知機。此現於外者也。其法須於拳式之變化中。式式求之。能隨敵而緩急如意。寓機變於無形之中者。爲上乘。是在人之自爲而已。

第六節　審詭詐

兵不厭詐。振古如茲。要出無心。於拳爲烈。故有聲東擊西之謀。指南打北之計。語云。上打下踢皆是計。各種拳法。無不奉爲祕訣。以爲對敵制勝之唯一計畫。在太極拳亦有之。然於虛實奇正之中。己包括無遺。今試就上打下踢舉例言之。進步栽錘式。上擊敵之頭部也。在着法方面。我以左手扣敵右臂。以右拳高擊右鬢側。作欲探擊敵面部之勢。敵被驚後。必挺胸抬頭。以左手上格。一轉眼間。我拳已下栽其腹矣。若在用勁方面。則敵若握吾右腕。即順其扣勁前裁。此式應用。似上打。實下打也。雙風貫耳式。亦上擊敵頭之法。敵若上格。即用進步蹬脚以傷之。此似上打。實下踢也。若以披身踢脚式踢敵。敵若格攔。即以雙風貫耳式擊之。此似下踢。實上打也。此三式所以接連演練之故。以其相與爲用也。但仍不出虛實奇正之範圍。用之能否得當。乃視其人之功行而定。未可以詭詐目之。余常謂拳術之真傳。決無詭詐。而欲知其是否真傳。概論之。可分三等。以藝勝人者爲上等。以意勝人者爲中等。以詭詐致用者爲下等。何謂藝。懂勁熟着。運用自如。所向披靡。全不着相者藝也。何謂意。所學着勁。未至精純。以法擬敵。得失參半者意也。何謂詭詐。別無真藝。自我爲師。鬼蜮含沙。以求僥倖者。詭詐也。上焉者、自然成功。即不欲成功。功亦來逼之。譬吾人牙牙學語之初。始願未嘗學今日之雍雍侃侃也。因其所學之無誤。積以歲月。自然以成。當廣場華屋。高談雄辯時。豈復自幸其日牙牙以驚四筵之成功哉。故雖孱弱之子。苟得其真。而不惜研究精進之光陰。可保其事成功。非奇怪事也。中焉者、亦嘗能以拳法勝人矣。惟無老到之功行。如文章久荒。措辭乖舛。如書生騎馬。左支右绌。有意用法。而法不如意。此則猶能達到成功之域。惟尚待精益不懈之功行耳。下焉者、以教者視藝如金。或藝非真傳。以致學者得藝甚難。除實事求是外。無特殊之秘奧。且並其原有而失之。故有謂師傳拳藝。必留最妙手法不肯授人之語。此誠欺人之談。適足自暴其陋。夫不傳。即始終不教之耳。何必只留少數手法。如爲真傳。則一着一勢。即可稱雄於天下。又何貴乎多。但此種傳聞。實爲自絕其傳之工具。以致後世愚夫。遂眞秘其要點。不以示人。而國術一道。漸就淪亡。或以爲專制時代銷兵鑄金政策之一種。愚者不測。遂自就滅亡。是或然歟。然而學者以無所待故。於是師心自用。妄立法門。甚至於談笑之間。冷手傷人。或藏暗器。或揚灰土。設陷理網。無所不至。此爲彊場對敵。警軍捕盜之計畫。施於國術之中。人方矜其周密。噫如此勝敵。曷名爲武。夫取諸其身者。謂之眞藝。假借他法者。胡不備手槍以殺人。此以少數之金錢能爲之。又何待數十年之苦功哉。目之爲詭詐之方。尙優視之。學者，務孜孜於眞藝實功之研究。而勿趨於異端也。夫審敵勢。察敵情。雖關勝負之道。然屬諸人事。豈徒對敵爲然哉。天下萬事，無不應循此理。太極拳何能外此例。惟眞意所在。實以具有之特長。與獨到之功行。而克敵致勝。故聲東擊西。指南打北之計。皆列虛實奇正之內。而發於自然。毫不加意於其間。若詭詐者。謂爲應變之術。以防敵之詭詐可耳。惟我即不用。不可不知。又安能必敵方之不用乎。世之習國術者。以詭詐致用。所在多有。與功行雖無關。然比比者不防者。祇蒙其害。以堂堂正正臨敵者。其亦知所審察也夫。

第七節　務實用

學國術志在致用。然竭畢生精力。勞而無獲者。爲數當不在少。推其所以然之故。約有數端。而以徒沽虛名。不務實用者居多數。學太極拳者。亦何能逃此例。有解之者曰。今人皆以太極拳之運動柔緩稱便。不背生理原意。即爲健身而練習。志不在用。故不須計其有無所獲。余難之曰否。專爲運動者。則運動之方法甚多。何須致力於太極拳。若以太極拳爲運動妙訣。專意爲之。亦未有不能應用者。譬吾人當童稚之時。苟因唇舌不靈而學語言。雖名曰運動唇舌。然久之自能習成語言。若所學非語言。則其終不能語言也必矣。是故勞而無獲者。因冒習太極拳之名。而不務太極拳之實用也。其中僅知拳式不明應用者有之。明應用而不作實際之探討者有之。徒標虛名。無益於己。更或好爲人師。妄言不慚。自欺欺人。莫此爲甚。以致好學之士。反疑拳法無用。見異思遷。豈非爲不務實用之輩所影響耶。不佞與念及此。惄焉以憂。爰將實用上應注意研究之方法。摘述若干。分類舉例。以引起專攻着勁者揣摩致用之興趣。亦行遠自邇之意。舉一反三。在智者之自修。餘詳散手篇中。

一、開合　進退上下。陰陽剛柔。皆相對之名詞。在應用亦相對聯用。所謂開合勁也。初習拳法。於各個姿式有得後。首宜習開合勁。此爲循序漸進之初步。凡前後左右上下之往復。皆屬開合。而於應用上亦無不合理而中的。

1.攬雀尾式　擠敵之臂以散其勁。繼即爲擠手或按手。向上掤敵。繼即爲推切手或按手

2.上提手式　搭敵臂內合回撤。繼即提擊敵頭部。順手搬扣敵腕。使之前傾。繼即運勁於腕。向上提擊。

3.如封似閉式　格攔敵手。順勁撤化。反手前推。

4.手揮琵琶式　順敵來勁。撤化前推。

右舉數式。其勁變化繁複。然不能出開合往復之範圍。正所謂「一陰一陽之謂道。」即此例彼。已可概其餘。太極拳論云。「有上即有下。有左即有右。有前即有後。如意要向上。即寓下意。」云云。此種練習與應用。皆順人生自然之反應動作而為之。初學應用。只致力於開合二勁。能知隨敵之反應。則知所以粘走。千變萬化。皆由生此。如求合於實用。則於演練時。須以全力注意為之。設練攬雀尾之擴攬。其意若攬定敵臂。擴散其勁。復知敵之被擴必回撤也。當擴勁未舉。已伏向前擠按之勁。久久存心演練。覘其用意。不求進功而功自進。各式演練。均綜此意為之。復加以推手術摩盪以察敵勁。凡各種着勁。循序漸增。自可合於實用也。

二、用着　前述開合勁。乃演練與實用初步根基。不關任何一式。所舉數例。僅為証明各式皆具此種陰陽相濟往復之勁。吾人應逐一研究之。以為進功入手之方法。此言用着。即專舉各式之應用。以討究對敵致用之着法也。仍按「明理」篇所舉。分為掌拳脚三者。而略述之。

1.掌

摟膝拗步式　此式用拗步。而以掌擊敵。掌之應用。分撲擊推按數勁。下摟之手。屬於防敵。前擊之手。屬於攻敵。又可左右摟打。在掌法最為重要。有戰無不勝之稱。其用法甚多。茲言其要者。凡敵手進入吾圈內。即以摟手旁開。以拗手直擊其面。敵他手來防。即順勁下摟。以前之摟手。作撲擊手擊之。若摟開敵手。以拗手橫貫敵頭。敵他手來防。即以橫貫手下摟。而以前之下摟手轉上橫貫之。此種着法。一爲直撲。一爲橫貫。其妙在不論敵用何種方法來擊。皆能勝之。以此式根本一手爲防。一手爲攻。其發手之遲速。視敵手之緩急爲標準。而每能後發先至。連環不絕。昔有同志致力於此着五年。已所向披靡。能禦之者鮮矣。習太極拳者。多不知着。或不重視。以簡而忽之。甚可惜也。

手揮琵琶式　此式化人、發人、擊人、各法兼有之。設我腕爲敵所執。即順其執勁。向內或向外畫半圓圈。敵勁自化。我腕自脫。化敵手後。進手推擲。即關發勁。如當敵手擊來。順其來勁隨之。或向斜後方捋之。敵一前傾。即下扣其臂。而以掌向上撲擊其頭部。或中擊心窩。或下撩海底。皆足以制敵死命。昔曾有用以致禍者。未可輕易逞快於一時也。

斜飛式　與敵手相搭。如爲拗手。即以順手搬扣或挑起。隨以拗手擊敵頭部。如敵他手格攔。即纏捋其腕。騰手下擊敵小腹。敵再下防。則變上提手。此式以反掌擊敵。腕用剛勁。

以上三式。對於掌法之上下中左右各用法。俱包括之。撲擊推按貫撩等勁。亦俱完備。最便初習。

2.拳

搬攔錘式　太極拳有五錘。而搬攔居其一。此式應用。分上中下左右前後中八部。專主打擊。向裏搬扣敵手爲搬。向外格攔敵手爲攔。上中下左右者。拳擊之部位也。前後中者。進退及原式不動之步法也。應用時，有先搬後攔。有先攔後搬等法。設敵右手擊來。即以左手搬扣。右拳前擊。敵手外逃。即順勁攔之。如當搬扣前擊時。敵左手來防。即以搬扣之手。向左攔架。吃住敵肘上。右拳撤回再擊。此先搬後攔。兩次擊錘也。設以左臂攔敵右手。以右拳前擊。敵若以左手下按吾拳。即順勁以左手下搬。此時敵右手被攔。多反應下按。吾用搬手。決不頂勁。右拳仍係撤回再擊。此先攔後搬。亦兩次擊錘也。綜上述兩者。皆爲兩次擊錘。在實用上。一擊不中。再擊無不中者。此中大有研究價值。蓋一擊之時。敵每以全力來防。不及則擊中。如已防之。或用力太過，當時吾若二次連發。敵不虞同時同法之再擊也。且變化甚速。胸有成算。久之自成習慣。故同法再擊。如不失機。多能命中也。上中下左右搬攔錘。以所擊之部位不同。則繼用之着法有異。擊敵頭部之謂上。繼用如封似閉式最宜。擊敵胸腹之謂中。繼用扇通背式爲宜。擊敵小腹之謂下。繼用抱手式前推。或提手爲宜。(敵右步在前。宜用提手。左步在前。宜用抱手。)斜進左步。以左手向右搬攔敵右臂。以右拳擊敵右脅者。爲左搬攔錘。用左手搬或攔敵之左臂。以右拳擊敵左脅者。爲右搬攔錘。至若進步卸步。或原式不動。則所謂前後中也。太極拳單式練習法。更全部分左右之應用。此則僅就原式。以左手爲搬攔。右手爲錘耳。吾人一式一着。務求實用。以人試驗。苟爲習慣。則於應用時。不知其然而然。莫之致而至。神乎技矣。

彎身鎚式 此式當法。重在彎身。而以擒拿法之應用解破爲主。經常相互交手。每遇順手被擒。人多以尋常走勁之法。向外化走。此式之解破。設右腕爲敵左手所擒。隨其下按之勁。以左手扣其手。折回右臂。向左脅後撤。成肋下交叉手。此時敵臂直伸。吾即以肘搶壓其臂。敵必負痛自倒。然後再以彎身錘反背擊敵面部。他拳有此法。名曰搶臂。但恃力下壓。此則先化敵力。而後搶壓。固毫不費事也。以上兩式。僅舉其大致。研究拳之實用者。應從此始。

3.脚

分脚式 向左右以脚踢敵者用此式。無論粘近敵身與否。皆可用。譬敵右手來擊。即以右臂向外挑擲。起脚踢敵右脅。此法簡而用無不中。

披身脚式 此式當實用時。注意後步向後移動半步。所以閃避敵之猛衝也。披身以卸敵勁。待敵手至。即向外挑擲。起脚踢之。

蹬脚式 敵手高來。或以高手擊敵之時。皆可用蹬脚。不限於任何姿式。

擺連腿式 設敵猛力直撲。或兩拳連環進擊。吾俟其左拳來時。順其來勁。雙手向左後方閃身擺撤。同時向右後方旋進左步。轉身起右腿擺踢。敵多被傷或仆倒。右拳用腳用腿數例。亦初習所宜先致意者。凡用腳之法。多為及遠。或敵多人。尤須輕靈不滯。

三、用勁

太極拳言勁。為獨具之特長。然勁必由着中求之。前言開合為勁之一。但有意可循。易於揣摩。故致力於演練姿式。久而遂成。大多數能合應用。其各種勁。多隨時發生。不可固定。悉隨着法之變化。而勁亦變化。是以研究用着之法。即為研究用勁之法。味「由着熟而漸悟懂勁」之語。可以知之矣。略舉數例於次。

1.掤勁　與敵接觸之初。出手應隱含掤意。掤者、向上之勁。外柔內剛。向上可掤起敵人。向前可使敵難進。用勁有度。過與不及皆非也。設與敵拗手相搭。敵如有上步意。其機一動。我即迎而掤之。敵不惟難進。其他手雖來。亦不能得勢。或竟失其重心。我若變挒手。或按手。或擲。敵多有倒者。再掤勁防敵之猛衝及鎖捆等法最宜。為交手之先鋒勁。用掤之後。隨敵力之方向。或發。或挒。或按。或擊。惟心所欲。但化走敵勁。切忌僅用兩臂膊。須全身變化。所謂「一動無有不動」也。不論演練與實用者如此。若僅用臂腕化敵。苟或丟頂失機。必為敵制。故獅子搏兔。亦用全力。其他各勁。亦莫不應以全副精神出之。至於拳式中。凡向上之攔架挑撥等勁。亦皆統於掤勁之內。因時而用。應自求之。

2.攄勁

順敵來勁以攄之。不限於向後。凡感覺其勁所至之方向。而能用攄法者。皆可攄之。經常用掤勁按勁。而引起敵之反應頂勁。最適於用攄。故用掤按時。其繼用之法。應預伏攄勁。譬與敵交手時。如我手已按及敵身。或掤敵臂。敵之不省采化者。多挑架攔格。我則順其來勁。可充分發揮攄勁之能力。攄勁得手。則依次繼發之手。每輕靈無滯。而不費力。深合「引進落空合即出」之定義。如敵來勁不適於用攄。而強攄之。雖亦有時勝敵。謂之用力用着可。謂之用勁則不可。蓋用勁懂勁者。無丟頂之失。用力用着。則不免焉。故用着苟至於熟。丟頂之弊自去。一躍而入於用勁懂勁之域者。是爲大成。其研究進步之功。蓋皆不外若是之路徑也。今舉攄勁爲例。凡捋勁、領勁、拉勁、帶勁、等。日常見於交手間者。皆屬之。研究實用者。當分晰揣摩之也。

前述研究用勁之入門方法。以掤攄兩勁爲例。其餘各種勁。於八勁之外。爲名尙多。貴在實際探討。勿輕易放過。至着手之方。不妨自定。而就正之道。責在諸師。特標鄙志。顏曰務實用。

第八節　識時務

兵法亦有言夫時勢者矣。蓋料敵進退。趨避攻守得其宜。此對敵者分內事。以言乎時勢。又高一着焉。譬遇敵於荒野之間。或器械相擊。或徒手相搏。其勝負之關於手法者十之七。繫乎時勢者十之三。如清晨相鬥。宜背東而面西。所以避日光之照耀也。雨後互擊。宜擇乾而避濕。所以防泥濘之滑跌也。他如觀風向。察地形。盡吾力之所能。防意外之失敗。在太極拳以防人爲主。固不僅限於交手以後也。故門於屋。惟進退之難易。器俱之礙累宜審。戰於市。惟敵方之黨衆。旁觀之趁手是防。勿驕勿怠。驕必敗。怠必失。幾者置身天地之外。鎮靜蕭閒。視人世之一草一木。均爲吾作戰之利器。則勝負之點可決其半。孰謂拳法不及兵法乎。是以審時度勢。以補着勁之窮。事雖無關於功行。情實有繫夫勝負。「支離八面」。「我獨知人」。苟或不然。雖功行優異。着勁精熟。而敗名喪身。亦指顧間事。標舉要義。以告同人。其餘瑣屑。不復縷列。

第九節　禁驕吝

國術界之門派。晝若鴻溝。自昔已然。雖經融合其專長。化除其私見。而積弊所在。賢者不免。余嘗謂國術之不傳不振。由於國人之鄙棄。國人鄙棄。在乎武德之不重。武德不重。基於門戶之見。可知門戶爭競。實自絕其傳之工具。而最顯著使人鄙棄者。除[illegible]恪卑下外。厥爲一驕字。非自己鼓吹。即稱述其門派之盛。藝術之高。以至師弟輩之功行。如說評書者然。奇說怪誕。不可一世。有識者、掩耳嗤鼻。無知者、瞪目咋舌。於是同道相忌。互相標榜。而主奴汚附之見遂起。又烏得不遭人之白眼。致人之鄙棄哉。夫各門國術之傳。各有其精華獨到。創此術者。亦自有其身價。無待今人爲之宣揚。吾人以有限之精力。未足博研衆長。故專學一門。以求深造。同爲學術耳。凡肇始發明之者。皆應致其敬佩之誠。亦何有親疏厚薄於其間乎。無所用其代爲稱述。更無用自行鼓吹也。今之習太極拳者。多忽於義理之研討。而於姿式之大小文武。妄擬派別。自相水火。同門倘不免人我之見。况其外之門派乎。日以化除門派自號者。不自知其躬蹈之。蓋是已非人之念亘於中。而攻訐傾軋之舉交乎外。徒十分表現其井蛙之見。乃復以術自私。深自秘惜。不輕示人。故從學之士。衣鉢謹承。於驕吝之外。更增一吝字。國人因此而鄙棄。斯道將至于式微。夫以周公之才之美。驕吝則不足觀其餘。矧以一藝自保。而敢驕且吝哉。况技藝一道。自昔即代有名手。深山大澤。實生龍蛇。芸芸衆生。既未可以貌取。尤未可以力相量也。當今海禁大開。萬國互通。科學昌明。體育精進。拔山扛鼎之士。空空妙手之人。雖未多覩。要不可指數。又豈得以一國一家之術。而抹殺天下乎。且古之任俠義勇之流。率皆以謙下好問相砥礪。此所謂大敵怯。小敵勇。三十年老娘。或倒綳孩兒。初生之犢。不知有虎也。是故學武臨敵。首在謹慎。有若無。實若虛。匪惟不敢驕。尤且不敢不謹也。更見以國術授人而不盡其傳者。是殆所謂嗇者之流耶。有朋自遠方來。盡心推廣之不暇。何爲而靳惜詭秘之乎。余於是知此輩之不足以言學術。誠楚傖也。原夫創造國術者之初心。蓋欲得所好者而傳之。一步之未遠。未足以爲善也

●一手之未合。未足以爲善也。推敲矯正。煞費苦心。而猶恐口傳訛誤。更筆於書以解說之●何後世不求其理。詭秘自私。抱缺以終。輾轉相傳。日就退化。國術前途。悲觀極矣。豈非吝之一字。有以促成之歟。余以聞見所及。深知其非。專研太極拳者。標高名。惜授受。有致謗者矣。是或道高毀來。靈龜先灼耶。雖無關體用。而有梗流傳。明智之士。應責己重周。以武德爲務。禁驕吝以除積弊。化門派而貴實行。一挽頹風。以康我道。

第十節　廣見聞

語云。他山之石。可以攻玉。如切如磋。如琢如磨。學問之道。不當若是哉。相傳少林僧以拳技甲天下。其法重擒人。首勢多勇猛。身軀弱者。習之不便。或且激烈生弊。此純迷勁言之也。若其身手步法之關於技擊應用者甚可取。習太極拳者。稍涉獵之。亦可不勞而獲。余幼時從事於此者六七年。迨從師習內功。始棄去。然其着其勢。與內功合而化之。亦至妙之方法也。嘗訪友遇精拳技者。莫不詢其所長。欣然請教。歸而求之。亦頗有得。夫內功外功之分。僅就功行而言。其應用之方。曾無大異。故吾人研究應用。於內外之分。應存而不論。蓋吾國拳技流傳既久。其間不乏奇才異士之研求創作。各具得骨得髓之妙。揚鑣分道。派別繁多。倘輯其精華。分晰鑽研。作融合之探討。爲哲學、爲科學、若生理、心理、教育、動力、靜力、幾何、諸學上。當別開生面。爲破天荒之一大學術也。惜乎人多門戶異同之見。公開不易。非有力者從而提倡之。則無以破其固執之勢。夫負藝自滿。是故步自封也。啟夫學者若驕然自滿。則其人之學識終如是矣。其謙遜若不勝者。則其後未可量也。循此理也。可以立身。可以相天下士。何今之學者。固守一師之傳。姝姝自悅。而不欲盡天下之技集於一身乎。見聞不廣。爲之障礙焉耳。廣之云何。詎可執途人而遍問之耶。亦惟理明師。交益友。切磋而琢磨之矣。其尤要者。厥爲歌訣。昔人云。得來眞訣好用功。訣之爲用大矣哉。我國拳藝。向少專書。率皆口傳心授。而藉以流傳。其言者言勁也。曰歌。曰訣。取簡明易記。其爲人所習知者。如太極拳、形意拳、易筋經、等。皆有著述。行文簡要。爲拳藝界傑作。其餘劍經、棍法、少林、長拳、等歌。中平槍歌。率皆可取。下至江湖拳勇之士。歌訣雖多鄙俚。然亦間有中竅要者。未可遽廢。蓋拳藝之流傳既多。必有輯其精妙傳於歌訣者。故有謂習太極拳法而不知訣。終無以臻神化之境。且歌訣之流傳。最遠亦最古。今之拳式。每有一派而姿勢廻異者。僅存其原有精神。若循歌訣以研求之。可得古法。兼明遞傳之變遷。蛛絲馬跡。或由此以覘國術中興之盛。而况滿盤玄妙。類能一語道破。「默識揣摩。」積久而功行漸進。豁然貫通。躋於大成。良以理達則法舉。源充則流沛。衆妙畢集。體用斯備。洋洋乎國術之大觀也。豈惟習太極拳者應若是哉。

[illegible]

跋

今之言國術者。無不以提倡太極拳爲首務。故任近年以來。盛行全國。並傳於歐美。幾於婦孺皆曉。普及天下。以流傳之速率計。大可驚人。而實效未顯。甚滋疑竇。循是以往。其不自墜其身價者幾希。良以無正當之途徑。教者各是其是。學者盲目以從。雜亂囂張。觸目皆是。甚且魚目相混。眞珠漸失。言念前途。誠有不能不急起救正之勢。亟宜警以鐘鐸。納之正軌。庶免歧途久誤。習慣難移。則其成功可計日而待也。考太極拳法者。昔人依爲難老之方。鍛鍊身體。修養性靈。以臻至道之根芽。降及近世。偏於應用。頗失原意。然即國術方面之進步觀。近人習者。類多震於內家太極拳之美名。視爲一時好尚。趨之若鶩。不辨贋眞。致江湖拳師。得售其欺。而習之者。亦遂巧立門派。妄分系統。互肆嫉忌。同門相攻。父子不相容。於是乎剛、柔、勁、靜。高、下、疾、徐。各自成家。不相統屬。識之者、謂爲張三丰析居。至可歎也。蓋嘗論之。太極拳法者。不過國術之一種。自傳世以來。其師承之迹。頗可考記。何至如今日之神說怪誕。雜亂如蔴。而發明之師。日見其多。不可一世。今人懷疑驚詫。無所適從。余雖未敢遽謂今之發明者。不及張三丰祖師。惟覺今之祖師。爲數太多耳。且吾人發明學術。果有令人崇拜之價値。其美名可自當之。何必假古人之名。而宣揚其臆度之術。誠欺世盜名之尤者也。惜哉、三丰先生。於太極拳術。不知其濁流如斯。而又生非今世。不克享專利之權。致源遠而流益雜。非但無以恢闔其志。且復以呂易嬴。以牛易馬。而成太極螟蛉矣。客有言太極拳已普及者。余以前言復之。深慮失傳之可惜也。蓋今之習太極拳者。不趨時尚。而略其真意。虛度光陰。不易進益。教者難辭欺人之咎。習者應各自誤悔。苟得其真。則日見功效。月有進益。正所謂日新月異而歲不同者。人人皆當歷此現象。何至日復一日。年復一年。依然故我。味同嚼蠟。毫不覺有成功之希望哉。凡習此拳法者。舍備趨時髦心淺嘗輒止之輩而外。無不願有所進益。第見其期望與成就適得其反。每有中道舍棄。自悔其所為者。非拳法本身之過。實於其功用迄未徹底了解。而教練方法。又復謬誤。南轅北轍。日行背馳之功。烏得有成就之一日乎。故習太極拳者。亟應認清途徑。講求師法。差之毫釐。謬以千里。不佞幼嗜拳技。涉獵於內外各家十有餘年。舉以大好身手相推許。然捫心自問。毫無所得。每聞過譽。益用自慚。幾欲改絃易轍。不彈此調。以為各家拳技。什九欺人。甚悔十年之光陰。擲於虛牝。旋得識余師王公新午。默觀其行功發手。卓爾不羣。用着發勁。其應如響。暇輒從遊。幾及一載。模仿而自習之。覺技大進。而余師不欲輕以授人。強而奉之以至誠。始蒙指授。夫然後知嚮之所能。盡糟粕也。至於今又十五載。日覺進益。而未能窮其竟。於以知太極拳之包羅萬法。技近於道。且自幸宗法有自。慫恿余師編次途徑。以惠學人。庶教練者得所遵循。且救時弊。書成。喜而跋此。

中華民國二十四年天中節受業晉劉玉明琢之謹跋

謹案、此跋為劉琢之學長所作。家大人新午公嫌其切直。棄之紙簏。念祖檢存數年。七七事變後。劉君西返。任漢中試驗。從學者數百人。其功行術學。實非等閒可及。譽滿秦中。名揚遐邇。不意敵機肆逆。君竟因之作古。內勝傷悼。謹檢此篇。附於書末。以慰劉君之英靈云。

學弟王念祖附記

跋

昔者曾聞太極拳之精妙。識其體而不得其用。晉汾謁王矧千先生臣拜門。習國術以健身日衛。一時名賢如尹扶一、馮鵬翥、葛敬猷、樸紹猷、王青初、諸君子。日夕從遊。遂介以識荊。得執贄請益。乃知太極拳之玄理妙道。神化莫測。實非徒涉皮毛者所能夢見。同令劉琢之、楊博生、許彭久、黃招隱、董數十人。皆武勇冠於時。得朝夕研磨。實地試驗。以作他山之助。書年樂此不疲者。蓋有年矣。先生教人。以理論與實用治為一爐。脚踏實地。不尚空談。二十年來。各武術名師相繼頂禮問學者數百人。及門者二千餘人。每屆國術省考。弟子門人之膺首選列前茅者比比也。三晉國術之勃興獲譽。皆先生之力。七七事變後。不數月而淪陷太原。同學分散。先生率各縣長與敵作殊死戰。屢挫凶鋒。己卯春。膺技術總隊長。縱敵於晉西南吉鄉之間。書年追隨左右。先生以隊附職責相畀。且詔之曰。此吾人以忠勇精神。國術技能。效力國難時也。其善為之。先生選拔幹部。親予指授。於軍事之餘。輒從事補著太極拳法闡宗　書。闡宗者、旨在發揚武德。明禮義。知廉恥。輕死生。重氣節。以顯我國術之真精神。恢復我固有之道義。所云技藝之神明。抑其末也。忠勇之士。盍興乎來。

中華民國二十八年十一月受業米青年惠軒謹跋於鄉寧防次

跋

桂年少好事。喜游俠。好技擊。肄業山西大學時。聞精於武技之人士。靡不訪謁。當時所見國術知名之士數百人。日從事於鍛鍊者。三萬有奇。而以王公新午之太極拳冠幷門。自黨政軍學。農工商賈。逮販夫走卒。無時無地。莫不以談公之技術軼事爲快。咸眉飛色舞。詫爲神奇。桂蓋習聞之而習道之矣。曾以劉君琢之之介。得識王公。亦第見其謙篤平易。而不覺有若何神奇之處。識荆既久。蒙親予指授。始得漸聞妙緒。更一一征諸實驗。其用着發勁，神妙難測。環堵吐舌。莫審所以。而公之教人。掩關而理。迄不允稱揚宣譽於外。亦足見其謙謙矣。公手創山西省國術促進會。馳譽華北。歷任晉魯諸省各屆國術省考評判。全國運動大會及華北運動會等國術裁判。所至有聲。人咸仰之如山斗。而公固文學政治家也。工古文辭。善北海書。其詞歌詩賦。弱冠時已爲人所傳誦。而尤長於醫學。於靈素仲景之奧義。及金元明淸諸巨子學理證治。旁及東西醫術。靡不淹貫。如數家珍。桂以從公久。見公手全活者數十百人。又足徵其救世之苦心也。曩者、太原人士。迭見公翰墨詩文。及各種國術著作。而以未見太極拳之編著爲憾。時慫恿之。於是稿之成者。遂命桂整理繕校。蘆溝事變時。公正署偏關縣長。奉命調第四區行政專員。兼署交城縣長。直轄太原、淸源、徐溝、祁縣、文水、等縣。正紛訓間。奉命南下。而此稿失去十之二三。旋復奉命組技術總隊。習武之士。聞公之名。如嬰兒投母。接踵而來。以効力國難。爰請公補著。以成完璧。升階入室。悉由是而之焉。公之品純學粹。功行卓越。領袖三晉武士界。已及二十餘年。亦即此可知其大略。桂未敢名贊一辭云。

中華民國二十八年冬受業山西平定董桂招隱謹跋

鳴謝王新午大夫

余困於病魔。七年於茲。中西醫士。僉謂不治。自分無生理矣。客歲冬養疴長安。聞王新午先生懸壺市上。中醫名宿耿仲誼爲余言。渠子女危病。皆先生治愈。又如九十六軍李軍長時甫之瘧疾。孫總司令蔚如太夫人之痢疾。裕秦公司楊樹藩妻之吐血。咸陽工廠技師黃醉陶之傷寒症。由西省銀行韓之潤之多年痰喘等。不勝枚舉。所經中西醫士者不下數十人。拖延年餘或數月。打針服藥無算。先生診之。兩劑而愈。耿君爲醫界名賢。所言當不妄。當時余疾益篤。大便溺紫血。日夜無度。時暈絕。蓋連續四月餘矣。乃請先生就診。先生曰。何不早言。倘有生望。疏方兩劑而血止食進。調養旬餘。再劑而下白物如魚腦者二缶。多年夙疾。一旦霍然。神乎技矣。余服膺於心。繡佛祀之。謹掬誠鳴謝。並附於先生太極拳法闡宗大著之後。以誌再生之感。同心者。當不僅余一人也。

湘北馬定遠漢超謹誌於長安客次

太極拳法闡宗初版正誤表

	頁數	行數	正	誤
序	一	一四	弁之書端	拚之書端
上編	三	一四	庾公	廋公
	三	一六	小勇遭嗤	小勇遭蚩
	六	一〇	攬雀尾	攬雀尾
	六	一二	朝夕	朝歹
	七	七	而其傳不詳矣	而其、傳不詳矣
	一一	一	雄縣劉仕俊	雄劉縣仕俊
	一一	七	捻匪	稔匪
	一二	一五	清社始屋	清祉始屋
	一五	二	無不合於生理學	無不合與生理學
	一六	一五	當代罕其匹焉	當代罕其匹也
	二三	一三	而一般妄分大小	而妄分大小
	二三	一四	脫胎而成	脫胎面成
	二三	一五	逾其範圍	逾共範圍

太極拳法闡宗　切版正誤表

頁	行	正	誤
二三	一六	深可慨惜	深可槪惜
二四	一一	舍太極拳而外	含太極拳而外
二五	一三	曲伸	屆伸
四八	二	舍此道而無由	含此道而無由
六八	三	衣領之處	衣會之處
七四	九	而斃命	面斃命
七七	八	化人謂之開	化人謂人之開
下編			
一二	一三	同時屈右膝	時間屈右膝
一八	一一	隨即分開	隨如分開
一九	二	即爲一大開合	即爲一失開合
二〇	橫字	十字手式圖	十存手式圖
二三	八	動作與單鞭式同	動作單鞭式同
二四	三	第四路	第四略
一一七	四	鍛鍊而成	煅煉而成
一一八	四	視彼故神其說	視被故神其說
一二〇	一二	以此鍛鍊	以此煅煉
跋			
三	[illegible]	楊澄甫先生	楊傳生

二

中華民國三十一年六月初版

太極拳法闡宗全一册

外埠酌加郵滙費

每册定價國幣　圓

著作兼發行者　汾陽新午王華傑

總經售處中國文化服務社陝西分社

西安北大街二十四號

印刷者　啓新印書館

西安梁府街

太極拳考信録

徐震 著

正中書局 民國二十六年四月初版

太極拳攷信録

哲東

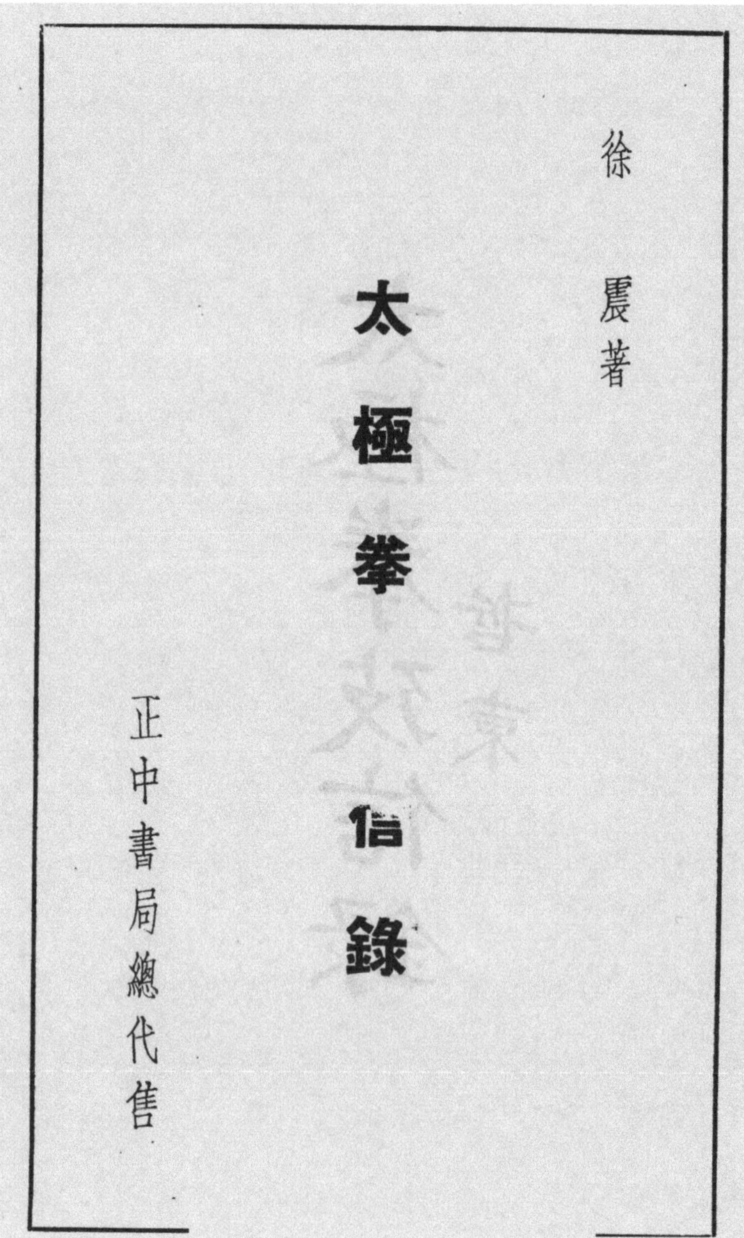

徐震著

太極拳信錄

正中書局總代售

張序

太極拳源流眞相，考證至難。緣舊時拳家，類多不習文字，僅恃口傳，此其一。故作奇辭，以示珍貴，此其二。競稱嫡派，依託僞造，此其三。有此三難，而徐君卒能以其治學之精神與方法，博考周證，成此專書，不可謂非國術史家之空前盛績也。此書稿成，徐君卽以示余，幷囑爲序。余既快先覩，復慚不文，若言太極拳，余固不僅以考證知徐君者。溯自民國十九年間，永年郝月如先生南來授藝之際，徐君適講授於中央大學，余與同事，獲知其于內外各派拳械，饒有素養，時余亦已習太極數年，雖師門屢易，而未能饜我所求，及師郝氏數月後，恍然于前此所學之不盡然也，乃再三慫恿徐君同師之，徐君曰，拳技尚搏擊，余必實驗而後可，余曰善，爲請于月如先生，交手之下，果然歎服，余遂以此得徐君爲同學。憶當時以余慫恿而師郝氏者，頗不乏人，然其能專心致志同學達數年之久者，惟君一人而已。今君既得郝氏之技，復從而考證其説，其實事求是，不肯以耳爲目也，始終一貫，如是如是。夫向之穿鑿附會，杜撰太極拳歷史者，固不足與言考證，其亦有對于流傳之説，心滋疑竇，不敢苟同，而又未能親自研推，揭以示人如余者，得此一帙，當無不歡欣贊賞，而備極寶貴之焉。民國二十五年十一月二十八日，同學弟張士一拜序。

自序

拳技中附會之說尤多者，莫若太極，予初未深求，則据一家之說，述而錄之。既而交友稍廣，太極拳家之舊籍亦益出，知前說之不然也，乃采摭所見，疏記所聞，以俟鰓理。時復以爲應爲之事尙多，此末事，何足勤其精神，采摭疏記，聊以寄興云爾，溺心於此，毋乃細之蒐而遺其鉅耶。顧蓄積日充，棄之可惜，往歲，次爲太極拳譜考異，因考拳譜之遞改，彙及流派之嬗變，猶未詳盡，故復緘置篋衍，重於宣布。間者，翻閱舊稿，觸類得緒，凡諸疑滯，刃迎縷解，稽合同異，咸得會通，乃伏案五日，成茲一編，計其搜討所自始。逾十載矣。自念志亢才疏，心不諧俗，發抒議論，徒託空言，誰爲爲之，孰令聽之，拙者之效，倘謂是耶。惟考訂拳技，猶得從吾所好，其諸君子，幸勿以溺心小道爲譏議也。如有許爲善用其拙，是眞吾之知己矣。

中華民國二十五年十月徐震書於復駕說齋

是書考證所資得諸
郝先生月如
陳君子明者爲多特
識于此以表感紉

徐震

太極拳考信錄目次

上卷 本論

中卷 輔論

下卷文徵

太極拳考信目次　四

太極拳考信錄卷上 本論

武進徐　震哲東撰

太極拳史實之根據第一

考訂之學，尤重取證，取證不確，其所考者，自難徵信。惟武術之史實，載籍罕記，十口相傳，或不能及遠，或故爲依託，自炫神奇，是以雖有取證之資，猶必參驗稽決，而後能定其是非，此所以爲尤難也。自頃以來，太極拳大行于南北，述其史實者，頗多異說，尤以原于張三峯之說爲盛，復有謂出于六朝時之韓拱月，唐之許宣平，李道子，及明之殷利亨者。出于韓許李殷之說，羌無故實，其爲僞託，不待深辨。其原于張三峯之說，唐豪亦已辨明其非矣。（唐氏說見少林武當攷，王宗岳太極拳經中。）顧唐氏謂太極拳創自陳王廷，則未諦。何則，唐氏取證之資多陳楊兩家之籍，武氏一派之遺文，固未詳加搜討，郝氏相承之傳說，又所未聞，故雖能辨諸家之謬，己之所言，亦未盡是。（唐氏所得廠本太極拳經，亦傳抄自楊氏者，非王宗岳書，說詳後。）予既于陳楊武三家文籍，觀其會通，參以郝月如先生之口說，咸相密合，故作此編，昭其信史焉。

李亦畬遺著說第二

吾于考訂太極拳史實，所以特重武氏一派者，以李經綸亦畬氏之遺著，於此所關尤鉅。李氏於打手要言各章後，有禹襄武氏并識數字，（附譜後）此可見譜中有武氏之文，不盡出於王宗岳。據李亦畬跋云，此譜得於舞陽縣鹽店，兼積諸家講論，並參鄙見，有者甚屬寥寥，間有一二有者，亦非全本，於此可知此譜發見于武氏，以武河清禹襄之兄澄清字秋瀛者，曾爲舞陽縣知縣也。楊露蟬與武禹襄友善，據光緒三年修永年縣志選舉表，武澄清咸豐二年壬子進士，官河南舞陽知縣，武汝清道光二十年庚子進士，官刑部員外郎。其藝文錄中倭仁所撰武封公傳云，公諱大勇，字德剛，（中略）孫六，澄清，由進士任河南舞陽縣知縣，汝清，由進士任刑部四川司員外郎，河清郡庠生，貢成均。（下略）楊武友誼，詳拙著太極拳源流記。故武氏所得之拳譜，楊氏亦有之，此楊取諸武，非武取諸楊。如武取諸楊，亦畬何以言得諸舞陽縣鹽店乎。如謂楊氏別得諸陳家溝，何以至今陳家溝無此拳譜乎。且今楊氏之拳譜中，非盡王宗岳之作也，亦有武氏附入之文，此尤足爲楊得諸武之確證。楊露蟬本不通文義，楊露蟬非讀書人出身，其往河南陳氏，初非爲習拳而去，此事郝月如先生陳子明君皆曾言之，即北平武士，其年事較長者，尙知其事，惟隱諱不肯道耳。武禹襄則兄弟皆書生，故楊氏初祇措意于練拳，而不措意於拳譜，武氏既得拳譜，復附益其文。而楊氏承用之耳。試將陳楊武三系之文籍，會而觀之，足證吾說之不誣。不寧惟是，凡太極拳不出于張三峯，及由王宗岳傳于陳氏，並可由亦畬太極拳小序中，得其顯證，此李氏著述，所以爲尤要也。

太極拳自王宗岳傳陳家溝證第三

李亦畬太極拳小序有云，太極拳不知始自何人，其精微巧妙，王宗岳論詳且盡矣。後傳至河南陳家溝陳姓，神而明者，代不數人。言不知始自何人，可見初無傳自張三峯之說。于王宗岳論詳且盡矣下，繼以後傳至河南陳家溝，此明明謂自王傳陳，非自陳傳王也。更考陳氏舊有拳譜，惟打手歌六句，與拳經總歌，言及理法，其餘祇有拳架名目，及拳架歌訣。然，打手歌在陳氏書中，又不一致。其見於陳品三所著太拳極圖說，則曰，掤握擠捺須認眞，引進落空任人侵，周身相隨敵難近，四兩化動八千斤。其見於兩儀堂抄本者，（兩儀堂抄本，亦陳家溝人所抄錄，陳君子明嘗以示予，欲知其審，可覩下卷文徵。）則曰，掤擠縷（震按縷當爲攎之誤。）捺須認眞，上下相隨人難進，任他巨力人來打，牽動四兩撥千斤。其見於陳子明陳氏世傳拳械彙編者。有油印本。曰，掤攎擠捺須認眞，周身相隨人難進，任人巨力來攻擊，牽動四兩撥千觔，引進落空合卽出，沾連粘隨就屈伸。以此觀之，則陳氏得諸王氏可知，以王氏筆之於書，陳氏初祇傳其口訣，故陳氏書中或不完具，或頗岐異、楊武兩家則譜中六句無異致，而文義亦較見于陳氏書者爲長，是亦一顯證也。夫李亦畬言王傳于陳，豈能臆造，自必聞之其舅武禹襄。武氏亦豈能臆造，則必聞之陳清萍。楊露蟬亦必聞此說于陳溝，故於王宗岳爲太極拳先師之說無異議。藉令陳溝初無此說，武氏何必以王宗岳爲太極拳之先師。藉令王宗岳之太極拳出于陳溝，李氏胡不曰太極拳創自陳氏。且武氏之學，出於陳氏，李氏既不諱言，寧須無端引王宗岳以自重，既不須引王宗岳以自重，自無僞造授受以欺人之理。然則謂

王宗岳後傳陳家溝者，可爲實錄矣、

太極拳不始于陳溝證第四

謂太極自王宗岳傳陳家溝，亦畬太極拳小序言之尚略，郝先生月如告我者較詳。其言曰，陳氏所傳者，本爲砲捶，非太極也。王宗岳偶過陳家溝，見村人演拳，既而是宿于逆旅，議其短長，陳溝人聞之，不悅，時宗岳已離逆旅，乃由精于技擊者數人追及之，請與角而負。遂固止其行，而問教焉，宗岳擇其尤穎悟者，指授之而去。郝先生又曰，武秋瀛官舞陽縣時，聞鹽店有王宗岳拳譜，求索得之。郝先生之言，必武禹襄李亦畬相傳之說，而武李又聞諸陳氏故老也。且郝氏所宣布之拳譜，無此係張三峯祖師遺論等附註語，（郝氏曾依李亦畬手寫拳譜，印成石印百餘冊，油印者亦數十冊，從學者多有其書。）則李氏又不假王宗岳之名與王宗相似。以便附會張三峯，何取而造此故實，以揚王宗岳而抑陳氏耶。以是觀之，其語確鑿可信。難者曰，子之言則辨矣，其如陳氏文籍明言太極拳創于陳王廷何。應之曰，言太極拳創自王廷者，非陳氏之舊說也，今人唐豪所主張，陳氏裔孫子明有取焉爾。故子明所著陳氏世傳太極拳術一書，於王廷傳有創太極拳之語。前乎子明，有陳鑫字品三者，於其陳氏太極拳圖說自序有云，明洪武七年，始祖諱卜，耕讀之餘，而以陰陽開合運轉周身者，教子孫以消化飲食之法，理根太極，故名曰太極拳。其於附錄中載王廷事，則僅謂精太極拳。觀陳鑫之意，倘不以爲太極拳創自王廷，與子明異，足見陳氏子孫，于其祖先之事，亦各以意推測而已。然則創自陳卜之說可信乎，曰，此說唐豪已辨正之。然則唐氏之說又何如，曰，吾固言之矣，亦未盡是也，今當進而辨正唐說。按唐氏于太極拳源流考云，陳溝太極拳世家陳槐三，藏有家譜一册，於其九世祖陳王廷名諱旁注云，王廷（唐氏此下有注在括弧內云，家譜王廷作庭，茲據族譜及王廷墓碑考正，）又名奏庭，明末武庠生，清初文庠生，在山東名手，掃蕩羣匪千餘人，陳氏拳手刀槍創始之人也，天生豪傑，有戰大刀可考。此下唐氏有注在括弧內云，見家譜十二頁，又十六頁註，有至此以上乾隆十九年譜序，以下道光二年接修十九字。唐氏又云，家譜中所云陳氏拳手，長短句中所云悶來時造拳之語，（震按王廷傳引其所作長短句有云，悶來時造拳，忙來時耕田，陳鑫太極拳圖說陳子明世傳太極拳術皆有，）可證其卽爲太極拳者有二，家譜三十六頁十四世長興旁註拳師二字，二十五世耕雲旁註拳手二字，陳長興耕雲父子，皆世所知名之太極拳家，一也，陳溝村人至今不習外來拳法，二也。唐氏又云。陳卜墓碑係康熙五十年辛卯裔孫追立，其十世孫庚所撰墓誌，未言太極拳爲卜所創，（中略）言陳之發明太極拳者，始於道光以後人陳品三，（以下有括弧內云見陳所著引蒙入路自序震按此序今見品三所著太極拳圖說。）姑無論其說之有無價值，但就長拳十三勢，砲捶與戚氏拳經圖勢色名歌訣相同諸點觀之，足證明太極拳脫胎於拳經無疑。況戚氏創編拳經時，參攷於古拳家者，爲宋太祖三十二勢長拳，六步拳，猴拳，囮拳，參考於當時拳家者，爲溫家七十二行拳，三十六合鎖，二十四棄探馬，八番十二短，呂紅八下，綿張短打，李半天之腿，鷹爪王之拿，千跌張之跌，張伯敬之打，巴子拳等。可見彼時名家拳法中，尚未有所謂太極拳，此尤足爲上說進一步之證明。據唐氏上列諸證，祇就陳卜孫庚所撰墓誌不言太極拳爲卜所創，已足證明，以陳氏世世尚武，卜既創太極拳。裔孫不容略而不述也。必以戚氏拳經不及太極爲言，則其時唐順之，有峨嵋道人拳歌矣，內家拳法亦行于浙江溫州一帶矣，戚氏皆未及，復可云其時無峨嵋派拳無內家拳耶。陳卜墓誌不言其創太極拳，唐氏既據此以正陳鑫之誤，獨不思陳氏舊譜，（謂乾隆時修者。）祇言王廷造拳，不言所造者爲太極，正可證王廷所造並非太極。乃唐氏思不及此，反欲舉證以明太祖創于王廷，尋所舉證，復不剴切，何則，在王廷名旁註拳手，其義必爲拳法，于文理方通，陳耕雲名旁註拳手，自屬精于拳技者之義，故拳手二字雖同，含義各別。且長興耕雲名旁註拳師拳手，謂爲精于拳技者耳，豈可援此謂長興耕雲之所習，必是王廷之舊法乎。謂陳溝不習外來之拳，近來風氣或如斯耳，安能必其先祖中無一習外來之拳者。且陳氏言武技得諸外來者，尙有確證三事，並見陳溝舊鈔本中，予于二十三年九月二十九日，錄于首都者，此皆陳君子明示我者也。述如後。

舊鈔有題文修堂本者，中有若干頁爲鎗法圖勢，與戚氏紀效新書中圖勢略同，于闖鴻門勢一頁有附記，謂此鎗傳自禹家。其原文云。此鎗法圖，係記水縣禹鎗家漏鑽，係張飛神至佷（原作佷）禹家，此下旁註，係佷家外生四字，以上漏鑽兩字，必係流傳之誤，禹家當是禹讓家，蓋乃周曾學技於禹讓，（見北京體育研究社民國十年一月所出體育季刊，柴如桂儒拳師蓋三篇，）惟佷字不知何字之誤。附記者固爲不學無術之人，然書出陳氏，自屬陳溝人之言。所言傳自汜水禹家，雖未必可信，要足證明陳氏並無不習外來武藝之說。其證一。

文修堂本又有鎗法自序一篇，篇末署后學王得炳謹誌，後一行，題乾隆乙未梅月之前一日重錄，又後一行，署道光癸卯年桂月張文謨號開周重抄。此後卽爲鎗棍法若干頁。其後又有記一行云，以上鎗棍譜，係河北王倍村得來，此行後又一行云道光二十三年歲在癸卯中秋，此後又一行云，張開周重抄錄謹誌。足見陳溝並非不習外來武藝。吾嘗以此問陳子明君，曰，此非陳溝習外來武藝之證乎。子明曰，王堡（卽上文之王倍村，堡倍音近，故訛爲倍。）之鎗，陳溝亦習之，惟拳則不習外來者耳，陳君此說，殊爲可疑，旣可習外來之鎗，何獨不可習拳。

其證二。

文修堂舊鈔本中尚有陳鑫文一篇，茲將陳氏全文逐錄如下，我陳氏陳州府陳胡公之後，自敬仲奔齊，陳溝之陳，不知由陳州遷山西，由齊國遷山西，年代延遠，宗譜失傳，今之陳溝陳氏，相傳由山西洪峒縣遷河內，由河內縣遷溫東常陽古郡，即今陳溝是也。言由洪峒，亦未有據，以陳應雲說，以與盱眙姓陳，同到過土城村，余不記屬何縣管，土城陳氏，尚能指我始祖陳卜所自出之墓，有碑記可憑。要之陳氏之拳，元朝已有大名，我始祖在明初即有大名，非蔣氏所教，至陳奏廷時，前明成手，不可勝數，陳奏廷以後，成手亦不可勝數。要之陳奏廷明時人，蔣把拾乾隆年間人，何得妄爲指說，陳氏之拳，傳於蔣氏，此言大爲背謬，且蔣氏實不稱與陳奏廷當老夫子，人不同時，道統之深，又不如陳奏廷，何得胡言亂語，啓人疑惑，嗣後決不可言陳氏拳法，傳於蔣氏。吾所明辨，雖不能與陳氏爭光，亦不至敗先人宗幸。民國十七年九月二十二日，歲貢生縣丞行年八十歲，陳鑫字品三號應五別號安愚謹誌。以上一篇，並無題目，作於民國十七年，則較太極拳圖說自序作於民國八年者後九年矣。末句不至敗先人宗幸，必有脫誤，否則文理不應如此不通。要恉在誡陳氏族人不可言陳氏之拳得於蔣把拾。但由文內蔣把拾乾隆年間人，與陳奏廷不同時等語，正可顯見乾隆時有一蔣把拾，此據陳氏原文，其實當爲蔣把式，或蔣八式之訛，俗謂拳師爲把式或八式。與陳氏拳術確有關係，陳氏子孫常稱道之，楊露蟬在陳溝嘗聞之，故楊家一派，有王宗岳傳蔣發，蔣發傳陳長興之說。縱謂王宗岳傳蔣發，蔣發傳陳長興，未必可信，然而陳溝有人，從學于蔣，固爲不可泯滅之迹。其證三。原品三之意，無非欲尊其家學。

除上列三證外，更審觀陳氏乾隆時所修家譜，雖言王廷爲陳氏拳手刀鎗創始之人，然下文復有有戰大刀可考一語，尋其語氣，王廷雖創拳手刀槍，似乎惟戰大刀尚是王廷之眞傳，其拳技等已爲子孫所改變羼雜。然則後來陳氏之拳，是否盡遵王廷之遺式，王廷之拳，是否卽名太極，皆甚可疑。以上列之三證，及此一事，反覆推求，唐豪之說，勢已無從堅持，則郝月如先生之說，其反證悉摧破矣。不寧惟是，吾尚可進而證明陳溝之拳，初不名太極。

太極與長拳十三勢合一說第五

欲知陳溝之拳初不名太極，祇就拳譜中太極一名長拳一名十三勢數言，可以證知。以太極拳之架式言，並不止十三，惟掤攦擠按採挒肘靠及進退顧盼定，合之爲十三勢。顧在陳氏拳術歌訣中，除打手歌有掤攄按捺四字，自餘歌訣文辭中，未見以採挒肘靠連言，可見王宗岳因過陳家溝而授拳之說，亦屬可信，陳氏祇得王宗岳之口授，故僅記打手歌，其他文篇，或均未帶往，故未予陳氏，或尚未撰成，亦不可知，事雖無可考，理不外乎是矣。陳氏所得于王宗岳者，蓋僅爲拳術運用之理法，王宗岳蓋亦以陳氏自有拳架，無須另起爐竈，祇就其本有之拳架，去其不合，删其繁重，有加有改，（此習拳者恒有之事，不足爲異，近日杜心五先生數人，往往如此，故所謂自然門者，無固定之拳架。）故陳氏之太極拳，其拳架仍自舊有者化出，名目亦多從舊，王宗岳之太極，其理法統于掤攦擠按採挒肘靠進退顧盼定十三字中，故陳氏又名曰十三勢矣。何以又名曰長拳，則以王宗岳所改定者，必原名長拳，證以今陳溝但有長拳之歌訣，其拳套已失傳，可見長拳經王宗岳改定後，學者皆習改定之太極，不復肄習原有之長拳，然而太極架即出于長拳，故有太極又名長拳之說。凡此所云，雖出推論，然皆于理可通，于文可質，于傳說及事情，咸能吻合，則亦悉有根據，非憑臆之談矣。陳子明拳械彙集中長拳歌訣，陳氏文修堂兩儀堂本作拳勢總歌，此歌並載下卷文徵，可取參觀。陳溝拳架名稱，與戚氏紀效新書中拳經所載，頗多同者，戚氏所採用有太祖長拳，陳溝之長拳，或即衍長拳之遺緒，非由戚氏之法演變也。

太極拳譜檢討第六

據以上各篇之論證，於陳溝太極拳之由來，已大明矣，今更進而一審太極拳拳譜。按太極拳拳譜，可分三種，一，出於僞託者，如許宣平之太極拳歌訣，俞氏之先天拳歌訣，程珌之用功五誌，四性歸原歌，宋唯一武當劍太拳八卦歸一譜皆是。許宣平俞氏程珌傳授淵源，見許龗厚太極拳勢圖解，其歌訣見李先五所著太極拳書中。宋唯一之拳譜，民國二十三年三月中央國術館六週紀念特刊中，太極八卦考證二，述其概要。此等拳譜，所述師授淵源，皆荒渺無稽，無待深辨，其尤謬者，如武當劍太極八卦歸一譜，有宋唯一自序，言張三豐拳劍傳與張松溪，河南登封縣人，在嵩山養靜，道號丹崖子，後隱浙東之溫台各屬，是爲第一代。此等誕妄之僞託，直于中國舊書，拳技故實，全無聞知，良堪大噱。二，出於陳氏者，見陳子明所編陳氏世傳拳械彙編中，此書祇有民國二十四年一月油印本。此中關於拳械，祇打手歌六句，言運用之理法，其他皆拳架之名目，及拳架之歌訣而已。三，出于王宗岳者，卽楊武兩派所用之拳譜。第一種不足論，第二種惟打手歌六句爲王宗岳之緒言，其說已詳第三篇第四篇中。餘皆陳氏之物，此亦無待細考。惟第三種同出王宗岳，而楊武兩家所傳者，頗有異同，此應詳爲攷論者也。

楊武兩家拳譜異同第七

欲明楊武兩家太極拳譜之異同，先當明楊露蟬與武氏弟兄之交誼。露蟬與武禹襄同爲永年人，禹襄與兄秋瀛及酌堂（又字蘭畹）皆好武技，露蟬歸自陳家溝，雖身懷絕技，以單門寒族，不爲鄉里所重，武氏兄弟慕其技之精妙，皆折節與交，露蟬以武氏爲永年望族，亦傾心結納，故露蟬往北京授技，猶藉酌堂之荐引，觀楊澄甫太極拳使用法中，尚言及露蟬到京，由武祿青薦引，祿青者，卽酌堂之名汝清之訛也，北人讀祿如汝，青清之音本近，故誤其字，此亦楊武交契之一證也。（楊武之關係，余聞諸郝月如先生，永年人至今知之者尚多。）武氏旣有秋瀛官舞陽縣之事，李亦畬太極拳譜跋又有得諸舞陽鹽店之文，則此譜由武氏發見，絕無疑義。楊武旣相契好，陳溝又無此譜，則楊氏別無來源，其譜取諸武氏，亦絕無疑義。然則兩家之譜何以不同，則必楊氏所傳者，據禹襄之初定本，今郝氏所藏李亦畬手寫本，及李氏廉讓堂本乃禹襄後來所定也。再就亦畬跋中並參鄙見一語觀之，其間或經亦畬有所竄益，此楊武兩本所以不同也。將欲定孰爲王宗岳舊譜，孰爲武氏所竄益，則楊武兩系之拳譜，其本門所傳，各本異同之處，尤宜先加審定，請先言武李本。

按武李本予所見者有三種。一爲李亦畬手寫者，藏郝月如先生家。二爲逯錄本，亦藏郝月如先生家。三爲李槐蔭重編本，郎永年李氏廉讓堂藏本也。（此書民國二十四年四月初版。）

李寫本之篇次如左。（此本以下簡稱寫本。）

一，山右王宗岳太極拳論。　二，十三勢架。　三，身法。　四，刀法。　五，槍法。　六，十三勢。　七，十三勢行工歌訣。　八，打手要言。　九，手打歌。　十，打手撒放。（以上爲太極拳譜。）

一，太極拳小序。 二，五字訣。（分心靜，身靈，氣斂，勁整，神聚，五節。） 三，撒放密訣。 四，走架打手行工要言，（以上爲李亦畬之著作。）

逡錄本較寫本多四篇，卽十三刀，十三槍，太極拳白話歌，李亦畬跋，四篇。此四篇惟李亦畬跋廉讓堂本亦無之，餘三篇廉讓堂本中皆有，祇十三槍標題作十三杆，太極拳白話歌標題作各勢白話歌爲異。至逡錄本之篇次，多與手寫本同，此多出之四篇，十三刀十三槍似在寫本第五篇槍法後，太極拳白話歌似在第十篇打手撒放後，郝先生月如據李亦畬手寫本油印時，曾將此歌由逡錄本鈔出，補列于後。亦畬跋語，則在逡錄本書尾，此本予以其文皆見于手寫本廉讓堂本，故未過錄，僅寫亦畬一跋，以其不見于他本，且與太極拳史實有關也。

李槐蔭重編之廉讓堂本其篇次如左。（此本以下簡稱廉本。）

第一章，太極拳釋名。此即寫本之十三勢，其文略異，錄於文徵。

第二章，各勢名稱。此爲第二章之總目，目錄中如此，此章名乃李槐蔭所加，譜中於第二章下作十三勢架，則於第二節標題重複矣，必由排印時校對未審致誤。

第一節，身法。此節較寫本多鬆肩沈肘，而無閃戰騰挪，其餘六目同，不錄。

第二節，十三勢架。此節與寫本文字小異，名目亦略有出入，錄於文徵。

第三節，十三刀。

第四節，十三杆。此兩節錄於文徵。

第五節，四刀法。

第六節，四杆法。此兩節並與寫本同，不錄。惟本節之後有附記云，以上刀法杆法，俱用第一節身法，總要講究跟勁，此爲寫本所無者，錄於此以資參攷。

第三章，山右王宗岳太極拳論。此中共分三篇。第一篇，自太極者無極而生，至是爲論。第二篇，自解曰先在心，至腰如車軸。第三篇，自又曰，彼不動，至勁斷意不斷，其文字與寫本異者，祇三處。一、此本解曰寫本作又曰，二、刻刻存心，寫本心存作在。皆無大關係。惟此本第二篇中養氣者純剛，寫本養字作無，則此本爲長。今記其異同於此，全文不錄。

第四章，歌訣。

第一節，各勢白話歌。錄如文徵。

第二節，十三勢行工歌訣。

第三節，打手歌。

第四節，打手撒放。此三節與寫本並同，不錄。

第五章，河北永年武禹襄先生著述。

一，太極拳解。此節與寫本身雖動心貴靜一篇，異者兩處。一，舍巳從人上，此本多一氣呵成四字，二，搏兔之鵠，此本鵠作鶻。全文不錄。

二，十三勢說略。即寫本中每一動惟手先着力，至勿令絲毫間斷一篇，其與寫本異者三處，一，寫本如意要向上即寓下意九字，此本無。二，寫本無使有缺陷處，無使有凹凸處，無使有斷續處，此本三無字皆作勿，三，乃得機得勢，此本乃下有能字，今記其異文於此，全文不錄。

三，四字祕訣。寫本無，錄如文徵，

第六章，河北永年李亦畬先生著述。

一，五字訣附序。序即寫本太極拳小序，惟不標題目。又，寫本楊某此本作楊君，寫本伊不肯輕以授人，此本伊作彼。又，此本予自咸豐癸丑下，多一時字。又，此本篇末題清光緒六年歲次庚辰小陽月識，則較寫本早一年，今記其異同於此，全文不錄。下五段，與寫本文小有異處，以無關考證，不悉記，全文不錄。

二、走架打手行工要言。此篇篇末引其弟啓軒語相參證，寫本無之，以無關考證，不錄。

三、十三勢行工歌解。此即寫本打手要言首列之十條，以十三勢行工歌訣，與王宗岳拳論及解說互證者也，與寫本同，不錄。

四、論虛實開合。附圖。此篇寫本無，以無關考證，不錄。

五、撤放密訣。此篇四句韻語，及注靈斂靜整四字，與寫本同，後多附解一段，以無關考證，不錄。

第七章、河北永年李啓軒先生著述。

一、敷字訣解。此篇無關考證不錄。

以寫本與廉讓堂本相較，可見武氏拳譜已非王宗岳之原本。按寫本中太極拳小序，五字訣，撤放密訣，走架打手行工要言，及廉讓堂本論虛實開合一篇，此爲李亦畬之作，敷字訣解爲李啓軒之作，絕無疑義，不待辨。十三刀，十三杆，四杆法，具見陳氏書中，詳下卷文徵。則武氏得其法于陳氏，而記于拳譜者，其非王宗岳原本所有，亦無待辨。名稱所以與陳書小異者，蓋武氏傳其槍刀法，得諸口授，故記述時不盡同也。身法八目，打手撒放八字，此爲武禹襄自記其心得，其非王宗岳原譜所有，又不待辨。十三勢架爲太極拳拳架之名目，此拳乃陳溝就原有之長拳改成，吾前既已考明，詳第五篇。其非王氏原譜所有，更不待辨。兩本之中文字有岐異，名目有詳略者，寫定既不在一時，寫者前後意見不同，有所改易耳，廉本李福蔭太極拳譜後序云：細檢家藏各本，文字間亦不相同，章篇或此前而彼後，或此多而彼少，緣先伯祖精求斯技四十年，輯本非只一冊，著述歷有删改，外間抄本，因時間之不同，自難一致耳。福蔭所稱之伯祖，即謂亦畬。撒放密訣四字，寫本無，廉本列于武禹襄著作內，自屬可據。各勢白話歌，即據陳氏所傳太極拳架名目，演爲韻語，應非王氏原本所有，楊氏拳譜中又無之，蓋李亦畬之作也。郝月如先生云，其父爲眞作，殆誤。其太極拳論一篇，爲王宗岳作，徵獨武氏三本相同，即楊氏各本，亦無岐異，必爲王氏原譜之文。十三勢行工歌訣，武氏既爲作解，自是原譜所有。打手歌六句王宗岳論中引及四兩撥千斤語，亦必王氏原譜之文，（此六句爲王氏原有，第三篇中已有詳說。）此三篇亦不待辨。所應審辨者，惟寫本中之十三勢，（即廉本太極拳釋名。）打手要言耳。至四刀法，既不見於陳氏書，又不見於楊譜，或爲武禹襄所造，姑不論定。今將辨十三勢打手要言孰爲王宗岳舊譜，孰爲武李所竄益，並當參會楊本，方可綜覈的當，請繼此而言楊本也。

按楊氏本流傳于外最早，今書肆中各種太極拳譜，大都出於楊氏。然，亦不一致，或傳者又各以意竄改，或轉錄致誤。近日校訂太極拳譜者，有唐豪所作王宗岳太極拳經，其參考之書，都十四部，其中惟馬同文本，出于武氏，餘皆出自楊派。此十四部中，廠本（即陰符鎗譜與太極拳經合鈔本。）予當專論之，其餘十三部，今爲說明其由來如下。一，馬同文太極拳譜。馬氏與李香遠同從學於郝公爲眞，故此本出于郝氏，郝爲武氏之嫡傳，故馬氏譜爲武氏本。二，楊澄甫太極拳使用法。此中所載太極拳譜，與近日出版之太極拳體用全書，篇次又不相合，知澄甫兩本皆由其弟子隨意改動。三，陳微明太極拳術。四，九福公司所印吳鑑泉太極拳圖。此兩本篇第大致相同，雖標題及文字有以意竄改之處，編次尙爲楊氏舊式。五，關百益太極拳經。六，許禹生太極拳勢圖解。許禹生從學于楊健侯，關百益本卽許氏囑以校訂者，則此兩本自屬楊系。惟許氏書中僅載太極拳論一篇，關氏旣以考訂自任，故亦以意改其編次，此兩本于考證楊氏舊譜，無甚作用。七，陳秀峯本。八，黃文叔本。九，姜容樵本。此三人之太極拳法皆源于楊氏，陳師班侯，黃從澄甫，姜氏雖不認出于楊氏，實亦得諸楊氏，已經唐豪證明。此三本雖源出楊氏，然陳則以己意改易，黃與姜則所得者爲後來竄改之本，皆不能據以考見楊氏之舊譜。十，徐致一本。十一，吳圖南本。十二，陳振民本。此三人皆學于吳鑑泉，其譜之異于吳者，必據吳本竄改，或傳寫致誤，既有吳本可據，此三本皆可略之，無須采及。十三，田鎮峯本。田氏之太極拳架，得諸其友葛蘭蓀，葛爲楊澄甫之弟子，此本所載拳譜編次，或係田君參酌他本所改定，書中無張三豐遺論數語，又無長拳者如長江大海滔滔不絕三句，又十三勢者一節極簡，此三處或者尙爲楊氏最初本之遺迹也。在唐氏所舉各本外，吾尙有兩本。一，據龔潤田所藏傳鈔本。二，李先五著太極拳中所載本。龔爲劉德寬之弟子，劉之太極亦出於楊氏，李之師爲劉鳳山，劉乃全佑弟子也。然，今日太極拳書籍，固不止此數部，今由吳鑑泉李先五本以溯全佑之舊譜，更由陳微明龔潤田本以溯楊健侯之舊譜，陳微明之拳，雖出於楊氏，其書之宣布，前於楊澄甫之太極拳使用法，及太極拳體用全書，故轉較澄甫之書爲可據，因澄甫此兩書中拳譜，皆近來所竄亂，陳氏所得之譜，尙存舊觀也，龔君潤田，予與之相識，一質直無文之人，然正惟其質直無文，故不至臆改舊本，其譜中誤處，則傳鈔之訛也，參會四本以求之，則楊氏之舊譜猶可推知，無須繁徵各本。今將四本異同之大端，列舉如左，其無關宏恉者，不復詳也。欲考文字異同，可參觀文徵。

龔潤田本。

一，無題目。自一舉動週身俱要輕靈至勿令絲毫間斷。

二，山右王宗岳先生太極拳論。有四節，(一)太極者無極而生，至是爲論矣。(二)此論句句切要在心，至亦恐枉費工夫耳。(三)右係武當山張三豐先師遺論，至不徒作技藝之末也。(四)長拳者，如長江大海，滔滔不絕，至進退顧盼定，卽水火木金土也。題目下注云，一名長拳，一名十三勢。

三，十三勢歌。自十三總勢莫輕視，至枉費工夫貽歎惜。

四，十三勢行工心解。有兩節。(一)以心行氣務令沈着，至乃可臻於縝密矣。(二)又曰，先在心，至腰如車軸之謂也。

五，打手歌。自掤攄擠按須認眞，至粘連黏隨不丟頂。

六，十三勢名目。自攬雀尾，至合太極。後有又曰，彼不動，已不動，彼微動，已先動，至勁斷意不斷一節。

陳微明本。

一，太極拳論。有五節。（一）一舉動週身俱要輕靈，至勿令絲毫間斷耳。（二）長拳者，如長江大海，滔滔不絕，至即金木水火土也（三）此論句句切要，至亦恐枉費工夫耳（四）以上係武當山張三豐祖師遺著，至不徒作技藝之末也。但文係小字注。（五）太極者無極而生，至不可不詳辨焉。

二，十三勢歌。自十三總勢莫輕視，至枉費工夫貽歎惜。

三，十三勢行工心解。有兩節。（一）以心行氣務令沈着，至乃可臻於縝密矣。（二）又曰，先在心，至腰如車軸。

四，打手歌。有兩節。（一）掤握擠按須認眞，至粘連貼隨不丟頂，（二）又曰，彼不動，至勁斷意不斷。

至于十三勢名目一篇，陳題作太極拳式各勢名稱，列于其所作書之目錄中。

吳鑑泉本。

一，太極拳論。有兩節。（一）一舉動週身俱要輕靈，至無令絲毫間斷耳。（二）長拳者，如長江大海，滔滔不絕，至即進步退步左顧右盼中定也。以下有小注云，此係武當山張三豐老師遺論，至不徒作技藝之末也。

二，太極拳經。自太極拳者無極而生，至學者不可不詳辨焉。題下有一行小字旁注云，山右王宗岳遺著。

三，十三勢歌。自十三勢勢莫輕視，至枉費工夫貽歎惜。

四，十三勢行工心解。有兩節。(一)以心行氣務令沈着，至乃可臻於縝密矣。(二)又曰，先在心，至腰如車軸。

五，打手歌。有兩節。(一)掤攦擠按須認眞，至黏連黏隨不丟頂，(二)又曰，彼不動，至勁斷意不斷。

六，太極拳姿勢之名稱及其次序。自攬雀尾至合太極各勢，即龔本之十三勢名目也。

李先五本。

此本與吳本篇第全同，文字間有一二處不同，如十三勢歌中吳本第一句作十三勢勢莫輕視，此本作十三總勢莫輕視，吳本十三勢行工心解第一節進退須由轉換，此本由作有，或劉鳳山據別本改，或李先五據別本改，凡此極微之出入，無關考證，不復多論。至如吳本太極拳論於太極者無極而生，下多動靜之機四字，龔陳兩本皆無，武派各本亦無，此本有，可見此本承全佑本，動靜之機四字全佑所加也。惟太極拳論第二節，自長拳者如長江大海滔滔不絶以下，文句與吳鑑泉本大異，此當爲武氏最初改本之遺迹，說詳下文。錄之如後。

十三勢者，掤、攌、擠、按、採、挒、肘、靠、進、退、顧、盼、定、也。掤、攌、擠、按、四正方也。採、挒、肘、靠、四隅也。進、退、顧、盼、定、卽進步、退步、左顧、右盼、中定也。以此四本與前武氏兩本相較，太極拳譜之遞變，其迹可尋矣。今將各篇列論如左。

（一）一舉動週身俱要輕靈，至勿令絲毫間斷。此篇當從龔本無題目，何以言當從龔本無題目，曰，王宗岳所作太極者無極而生一篇，乃太極拳論也，陳本以此文無題，故移太極拳論之題於前，以統括之。吳鑑泉李先五本，則既以太極拳論之題，移用於此篇，其王宗岳太極拳論，不得不改論爲經，以示區別，此其移易舊次，與竄改舊文之迹，顯然可見。顧何以謂當從龔本耶，曰，此篇爲武禹襄所後作，楊氏加錄於拳譜首頁，故無題目也。

（一一）長拳者，如長江大海，滔滔不絕，至金木水火土也，此篇龔本在王宗岳太極拳論後，陳吳李三本皆在一舉動一篇之後，李亦畬手寫本亦在王論之後。然，陳吳李本列於論前，與一舉動篇相連者，亦有其由。以在論後者，王宗岳之原次，在論前者，經武禹襄竄益後，楊氏與一舉動章同錄於首頁，而去其原本簡質之文，故在論前也。

(三)王宗岳太極拳論。

(四)十三勢歌。上篇及此篇皆王宗岳原譜之文上文已言之。

(五)十三勢行工心解。楊譜兩篇卽在李氏寫本打手要言中，試就下卷文徵所錄比觀，則李有五篇，楊祇有兩篇，李寫本首列歌訣與說解互證者十條，楊本所無，此十條當爲武禹襄最初附益之文，楊譜中兩篇，乃其第二次附益之本也。至李氏所寫定者，則爲武氏最後改定之作，或其間并有李氏竄入之辭，亦未可知。何以明之，楊譜中兩篇，第一篇以心行氣至乃可臻於縝密矣，其語不越李寫本十條，及第二篇中，然李寫本語繁，楊譜簡約，楊譜中意氣須換得靈乃有圓活之趣下云，所謂變轉虛實也，行氣如九曲珠無微不到下云，氣遍身軀之謂，猶存十條演成之迹，可知武氏先成此十條，後乃貫串成文，卽今楊譜十三勢行工心解之首篇，李氏以此十條列于打手要言之首，正以其撰成最先也。廉讓堂本直以爲李氏作，誤矣。李寫本十條之後，解曰身雖動心貴靜一篇，所以視楊譜爲繁者，非禹襄後來又有改動，則必亦畬所改定，觀亦畬太極拳譜跋中，並參鄙見之語，及廉本太極拳譜李福蔭後序，謂細檢家藏各本文字間亦不相同，章篇或此前而彼後，或此多而彼少，輯本非只一册，箸述屢有删改，可證吾言之有據也。李寫本第三篇，與楊譜第二篇幾乎全同，此則未加追改者。李寫本第四篇爲彼不動已不動至勁斷意不斷，與楊譜文字全同。惟楊系陳吳李三本皆列于打手歌之後，此或爲武禹襄初定之篇次，或楊氏之徒所改定，皆不可知，至龔本獨在十三勢名目後者，必傳寫者遺漏，故補錄于後，襲氏不敢擅改也。李寫本第五篇，即楊本列于譜首無題之文，此必禹襄後成之作，故李寫本次于各篇之末，楊氏由後鈔得，補寫於書首耳。其起首數語不同，或亦畬所竄改。此篇之末，李寫本有禹襄武氏幷識一行，則明明謂五篇皆禹襄作，廉本乃以先在心後在身一篇，及彼不動己不動一篇，附於王宗岳太極拳論之後，定爲王作，此又何耶。按萇乃周所著書中論打法篇有云，彼不動，我不動，彼欲動，我先動，論出手篇有云，內固精神，外示安逸。觀此，則以此六句分爲兩篇，而題爲打手要言者，乃王氏原譜也，故萇氏得引及之。然就楊武之譜論，已成武氏之作，舊譜六句，不過包括在內而已，故亦畬定爲禹襄作，李氏子孫猶聞此中有王氏原文之傳說，故列於王氏論後也。萇乃周爲乾隆時人，必不能引及武氏語，故吾定此六句爲王氏舊譜之文也。

（六）十三勢名目。楊武兩本所記，各不相同，緣此非王氏舊譜所有，楊與武各就所習者記之耳。聞諸郝月如先生曰，楊露蟬所學于陳長興者爲老架，武禹襄學于陳清萍者爲新架，故名目各殊焉。考陳子明太極拳術中言陳長興得其父秉旺之傳，而陳清萍爲陳有本門人，唐豪太極源流考言陳有本創新架，足徵郝言不虛。

如上所考論，徵獨楊武兩家之舊本可考，卽王宗岳之原本亦不難探索得之。

王宗岳舊譜鈎沈第八

欲鈎稽王宗岳原本太極拳譜，觀于李氏寫本之目錄及篇次，卽可探索得之。按李寫本第一篇題爲山右王宗岳太極拳論，此于舊譜亦必爲第一篇，故將作者地處姓名統行標舉也。自第二篇十三勢架直至槍法，皆武李所加入者，與王氏原譜無涉。十三勢一篇，必爲舊譜第二篇，但長拳與十三勢合一之故，王宗岳譜中不應道及，吾在本書第五篇太極長拳十三勢合一說中已言之，則長拳者如長江大海滔滔不絕也十三字，亦必禹襄所加。禹襄於太極所以又名十三勢又名長拳之故，亦有未審，故爲此望文生義之說，楊露蟬亦未考求，故從禹襄之說耳。（田鎮峯本太極拳譜即無長拳者數語，不知所據何本，然可見舊本中尚有無此數語者。）李先五本當爲最初武氏附益之文，其他楊本，乃後來又有附益，推求王氏原譜，必爲十三勢者掤攦擠按採挒肘靠進退顧盼定也，止此十八字耳。何以明之，李寫本標題爲十三勢，而將一名長拳偏注其下，可見初無長拳數語，故以起首十三勢標題，若長拳者如長江大海滔滔不絕三句在前，何不標題，爲長拳乎。楊氏最初本必爲原文，及武氏加以解釋之語，原文即在解釋語內，楊氏既錄其推演之文于一舉動一篇後，則以舊譜之文爲重複，乃刪去之，故楊譜多以列于論前，龔譜獨在論後，則別本鈔自楊氏，又有次從其舊，文從其新者也。觀於田鎮峯本，祇作十三勢者掤握擠按採挒肘靠進退顧盼中定是也，其文極簡，李先五本文句稍繁，尚較李寫本爲簡，龔陳吳本較李寫本更繁，可知武氏增改，不止一次矣。吳本初必與李先五本同，當由鑑泉之徒又據別本動改。十三勢行工歌訣爲原譜第三篇，繼上文十三勢而詠頌之也。打手要言爲原譜第四篇，其文止內固精神，外示安逸，及彼不動，己不動，彼微動，已先動兩節，專重應用，故標打手要言，言簡意賅，所以爲要，若今李寫本五篇之首皆題解曰，則當如廉讓堂本題爲十三勢行工歌解，或、如楊譜題爲十三勢行工心解方合，蓋武氏已題此數篇爲心解，李氏以爲文雖解釋之體，用意仍爲打手，故存其舊目也。打手歌爲原譜第五篇，繼打手要言之後，與十三勢行工歌訣，繼十三勢之後一例也。觀原譜相次皆有用意，先總論體用，故首太極拳論，次明運用之法，故繼之以十三勢行工歌訣，次明應變之機，故繼之以打手要言，次推應變之機，以明應變之規，故繼之以打手歌，文義銜接，一氣貫串于此可見原譜之精簡。今各家之譜，皆不免雜亂無章者，無他，由舊文與附益之作混淆不分耳。

廠本王宗岳太極拳經辨第九

前三年在都中，陳君子明嘗言王宗岳之太極拳，學自陳家溝。予問何以知之。子明謂唐豪處有王宗岳學于陳氏之證。時吾已見唐豪太極拳源流考，其中有云，言張三峯。之發明太極拳者，始於乾嘉間人王宗岳，因急問子明，唐豪所據者何書，其說云何。陳君云，書未得見，其說亦未詳也。近日唐氏所編王宗岳太極拳經，王宗岳陰符鎗譜已宣布。其書得諸在北平廠肆，爲陰符鎗譜與太極拳合鈔本一册，鎗譜之前，有乾隆乙卯佚名氏序，略謂山右王先生深觀於盈虛消息之機，熟悉于止齊步伐之節，簡練揣摩，自成一家，名曰陰符鎗。序錄於文徵。唐氏據此書，列舉三證。其一，以爲陰符鎗總訣中，高下左右，剛柔虛實，進退動靜，陰陽粘隨，一一與太極拳經理論吻合，此山右王先生卽王宗岳之一證。其二、以爲太極拳經之著者爲山右王宗岳，陰符鎗譜序中稱造譜者爲山右王先生，籍貫相同，此山右王先生卽王宗岳之又一證。其三，以爲太極拳經與陰符鎗譜合鈔一處，理論文采，兩者又合，苟非一人所著，安能若是巧合，此山右王先生卽王宗岳之又一證。唐氏既證明鎗譜與拳譜皆王宗岳之作，以鎗譜拳譜之間，尙有春秋刀殘譜一種，其刀法現尙爲陳溝傳習，刀譜亦可在陳溝拳家間錄得，因云，據此以觀，王宗岳得陳溝之傳者，不單是太極拳一種。唐氏既定太極拳造自陳王廷，陳王廷爲明末清初人，又據陰符鎗譜及其序文，以證王宗岳爲乾隆時人，則太極拳法，祇可王宗岳得諸陳氏，決不能陳氏得諸王宗岳。又以春秋刀譜系于陰符鎗譜之後，更足爲王宗岳學于陳溝之的證。此亦可謂曲暢旁通，善于推求矣。顧如唐氏說，必此合鈔本確爲出于王宗岳嫡派學者之手，此本之合編，確爲王岳宗所手定，其說乃無可駁難。今觀廠本拳譜，與楊本同，而楊氏拳譜中，顯有武禹襄之手筆，則唐氏所得之合鈔本，決非王宗岳所手定，亦不出于王氏嫡派學者之手，皆可徵明。此册爲後人所鈔合，亦復顯而易見，既爲後人所鈔合，則爲陰符鎗譜之山右王先生，與造太極拳譜之王宗岳，雖爲一人，春秋刀歌訣，即不必爲王宗岳所編入，亦即不能據此謂王宗岳曾習武於陳溝。抑有進者，陳溝拳械舊譜，除拳經總歌及太極拳打手歌外，餘祇架式歌訣，無言應用之理法者。（陳品三陳子明之著述，非陳溝原有，不得援爲反證。）王宗岳之著述，則陰符鎗譜，太極拳譜，全編皆言應用之理法，絕不言及架式。（楊武兩家譜中太極拳架，乃楊武兩家各就所習者錄入，故兩本既不相同，與陳溝原有名目亦有出入，此意唐氏亦曾言及。）以此推求，又可證陳氏打手歌，確爲得自王宗岳。而廠本鎗刀拳譜，確爲後人所鈔合，則爲王宗岳曾學刀法于陳溝，其說無以自立。欲援王宗岳曾學刀法于陳溝，因以見王之太極拳法得之于陳溝，其說更無以自立。若夫陳王廷前于王宗岳之說，固與陳溝太極受諸王氏，絕不相妨。何則，王廷造拳，並非即造太極，陳溝人亦非不習外來武技，吾前既反覆證明之，此義既明，則以王廷在前，宗岳在後，而定王學於陳，其說又無以自立矣。此本或一人三處受學，因將所得鎗刀拳譜彙而錄之，或並非盡學，特以其爲譜訣珍而錄之，揆厥由來，要不出此。是故，由唐氏所推斷，可證陰符鎗譜造於王宗岳，可證王宗岳爲乾隆時人，而不能證王宗岳學於陳家溝，太極拳創自陳王廷。唐說既已遮撥，吾說便無反證，反證已破，本證旁證甚多，吾說成立，更無疑義。

總挈要義第十

上來九篇，恉在述太極拳之淵源，及拳譜之遞變，因以匡謬正俗，疏決疑滯，文雖不多，端緒甚繁，恐論證之紛雜，而宗趣隱晦也，用挈要義，以昭指歸。

（一）拳術之演變。按陳王廷雖創導武術于陳家溝，所遺之拳爲長拳砲捶，不名太極。至乾隆時，其法式漸變，精義漸失，于時陳溝人得王宗岳之傳，而競習太極。太極不重固定之拳架，其要法爲掤攦擠按採挒肘靠進退顧盼定十三字，其運用重在練習打手。王宗岳既傳諸陳溝，因删改陳溝之長拳而爲太極拳架。其後陳溝復有新架老架之分，楊露蟬得諸陳長興者爲老架，武禹襄得諸陳淸萍者爲新架。今太極之傳，不出於楊，則出于陳與武。武禹襄傳李亦畬，亦畬傳郝爲眞，爲眞傳人甚多，其子月如及弟子孫祿堂，所授尤衆，故今之出于武氏一系者，亦稱郝派。此太極拳演變之大略也。其他依託附會者，皆無徵不信，不足述。即謂太極拳出于張三峯，陳氏無此言，武氏李氏無此言，惟楊氏譜中有此說，顯爲楊氏之徒所附益。然則太極拳之傳，自王宗岳以上不可考，李亦畬所言是也。

（二）拳譜之遞變。按陳氏舊譜，多爲歌訣，罕涉理法。王宗岳原譜，止有五篇。一曰，太極拳論，即太極者無極而生，至是爲論者是也。二曰，十三勢，即掤攦至顧盼定者是也。三曰，十三勢歌，即十三總勢莫輕視，至枉費工夫貽歎惜者是也。四曰，打手要言，分爲兩節，即內固精神外示安逸爲一節，彼不動，已不動，彼微動，已先動，爲一節，此篇止此六句。五曰，打手歌，即掤攦擠按須認眞，至沾連黏隨不丟頂是也。武禹襄之兄秋瀛，官舞陽知縣，得此譜於鹽店，禹襄初僅益以歌解十條，（即李寫本打手要言所列起首十條是也。）後連綴成篇，更益以先在心一篇，一舉動一篇，於十三勢一篇，及打手要言彼不動一節，均續以已語，此本卽楊氏所取用者。其後武氏又有改動，或李亦畬有所竄益，卽李亦畬手寫本是也。此拳譜遞變之大略，其他各本，又多歌訣等文，則竄入愈後，不獨非王宗岳之舊，且非武李之舊矣。

太極拳考信錄上卷本論竟

太極拳考信錄卷中 輔論

武進徐震哲東撰

太極拳依託張三豐考第十一

陳氏拳訣中，無太極拳傳自張三豐語，武氏拳譜中，亦無此語，李亦畬且明言太極拳不知始自何人，可見自陳氏至武李，皆無原於張三豐之說，至楊氏拳譜中乃有之，此明明爲楊氏之徒所加。太極拳法，重在關節靈活，心氣沈靜，與江湖拳技，以跳擲猛厲相尙者不同，故亦謂之內功。聊齋志異武技篇後王漁洋識語，有武當山張三豐爲內家，三峯之後，有關中人王宗云云。習楊派者，既以內功與內家文義相近，而王宗岳之名，較王宗僅多一字，張三峯又爲世俗共知之仙眞，遂附會之，自尊所學，楊露蟬武術雖高，固無學問，決不能加以考訂，且謂其術源于仙傳，自所樂聞，於是此語遂流布于楊氏一派拳家中，其譜中皆有源于張三豐之註矣。夫以少林爲外家，以張三豐爲內家，此語初見於黃宗羲之王征南墓誌銘，然。南雷一集，似非當年楊氏之徒所得見，惟聊齋志異，雅俗共傳，當爲楊氏之徒附會之根據也。又按，唐豪所得陰符鎗譜太極拳譜合鈔本中，亦有張三豐遺論數語，可見此譜出于楊氏一派。楊氏有此拳譜，而無陰符鎗譜，及春秋刀歌，陳溝有此春秋刀歌，又無此鎗譜及拳譜，是此册爲後人合鈔之的證。合鈔者既非承一家之傳授，則欲據此合鈔本，以定王宗岳學於陳溝，其說不攻自破。因考太極拳依託張三豐之由來，而并及之焉。

陳溝拳術演變說第十二

陳王廷所爲長短句有云，閑來時造拳。夫事必有所承，不能憑空特起，然則造拳云者，或就舊架附益之，或將舊架删改之耳。考陳氏拳技歌譜，有長拳，有短打，有砲捶，有紅拳。長拳歌，訣有云，探馬拳太祖留傳，紅拳歌訣首句云，太祖立勢最高強，末句云，名爲太祖下南唐，是長拳紅拳皆相傳創于宋太祖也。戚繼光紀效新書之拳經，曾采用太祖長拳，其時長拳祇三十二勢，今陳溝長拳，雖已失傳，據歌譜爲一百單八勢，則陳溝長拳，較原架繁衍多矣，此殆卽王廷所加，故曰造拳也。又戚氏既采用長拳，陳王廷所據以改造者，又爲長拳，故名勢歌訣，頗有同者，而陳溝紅拳，亦推本于宋太祖，此足見王廷所學之長拳，與戚氏所采用之長拳，謂之同派則可，謂陳氏之拳出于戚氏，則未必然。以此類推，凡短打紅拳砲捶等，雖出古法，大抵皆爲王廷所改造，故曰閑來時造拳也。觀陳氏拳術，如長拳短打紅拳砲捶等名目，咸有所循，則王廷于所受之拳法，雖改其拳路，不改其長拳短打等舊名。且此等名目，皆通俗而質直，其意味亦復相類，太極一名，獨不類，太極拳與陰符鎗，其名皆古雅而玄妙，乃相類矣，陰符鎗之名既起于王宗岳，太極拳之名，或亦起于王宗岳，或王宗岳所習拳法名爲太極，故立鎗法之名曰陰符，與之相配，亦未可知，於此益可證王廷所造者，決不名太極。至陳溝人所以習太極者，郝月如先生之說，大致可信，觀陳氏家譜，王廷名旁之註，可見至乾隆時，王廷遺法漸改，形式精神，兩俱虧闕，而外來之太極，乃爲陳溝武術重振之奧主焉。

十三勢說辨疑第十三

太極拳所以又名長拳，又名十三勢，其義已詳于上卷。惟陳氏舊鈔本中有一說云，太極拳一名頭套捶，一名十三勢，即十三折，亦即十三摺也。見兩儀堂本，錄於文徵。此蓋謂太極拳走架時，一來一往，都爲十三折也。今按，以郝家太極來往之次數計之，亦可爲十三折。然，王宗岳拳譜明明有十三勢之名目，且十三勢行工歌訣起句云，十三總勢莫輕視，若改爲十三總折，或十三總摺，則文理不通矣。稽之楊武各譜，以及陳氏其他鈔本，亦祇作十三勢，無作十三折十三摺者，可見此說之不確。大抵陳氏後人，不閲舊說，又未見王宗岳太極拳譜，故於太極拳何以又名十三勢，不識其由，乃以勢字之音，與折相近，而其走架來往之數，亦可謂爲十三，遂爲此臆度之解，非有所受之也。

馬同文本太極拳譜說第十四

馬同文之師授淵源，吾已述於上篇，就唐豪所編王宗岳太極拳經中引馬氏鈔本拳譜，不啻已宣布全文，今記其篇次及篇名如下。一，十三勢架。二，山右王宗岳先生太極拳論。三，十三勢行工歌訣。四，打手歌。五，打手要言。六，十三勢。此篇無題目，而長拳者之上有一名長拳一名十三勢九字。又彼不動己不動一節，列打手要言之末。第一篇十三勢架中所列拳架名目，多同李寫本。各篇篇名，亦與李寫本同，然編次不同，文字又多同於楊譜，足證楊譜爲武禹襄初訂本。其中闕一舉動週身俱要輕靈一篇，可見禹襄撰此篇，在以心行氣及先在心兩篇之後，馬氏所據本，尙爲未有此篇之譜，而楊譜所以將一舉動篇列在最先，不標題目之故，亦可由此證明矣。十三勢架爲太極拳全部名色，故列于前，王宗岳太極拳論，十三勢行工歌訣，打手歌，皆舊譜之文，故連類相次。打手要言十三勢兩篇，舊譜祇有數句，經禹襄推演成篇，故又次之。此爲武氏拳譜之又一種本也。

萇乃周與王宗岳關係考第十五

萇乃周書有太極拳譜打手要言中語，吾前既言之矣。今按，萇氏書中鎗法，與陰符鎗理法，頗有合處。其書中論拳之語，雖不若王宗岳太極拳論之簡賅，而理法亦多合者。觀乃周拳法淵源序曰，余自從師四十餘年，屢屢時驗，微開茅塞。可見萇氏旁搜博采，門戶甚廣，年雖已長，猶不厭求師也。其二十四拳譜序，謂遇河南府洛陽縣閻聖道，指點一二，頗覺進益，據佚名氏陰符鎗譜序，王宗岳曾在洛陽，豈閻聖道得王氏之傳，轉以述諸萇氏歟。或曰，考陳氏家乘中，載陳繼夏正繪古聖寺佛像，有人自後按之，繼夏閃而仆之，問其姓名，乃河南萇三宅也，是萇曾至陳家溝之證，今其書中復有太極拳譜中語，其論鎗論拳又多與王合，將非萇得諸陳，而轉述於王歟。應之曰，不然，據陳氏家乘，謂繼夏乾隆末人。佚名氏陰符鎗序，作於乾隆乙卯，時乾隆六十年也。序中有云，辛亥歲，先生在洛，卽以示予。又云，先生常謂予曰，（震按常誤當作嘗。）予本不欲譜，但悉心於此數十年。是王宗岳至少爲乾隆初人，或雍正間人，至乾隆末，其年已老，不至更學拳於萇乃周，斯可知萇得諸王，非王得諸萇也。汜水與溫縣僅隔一河，萇氏曾至陳溝，事或有之，若云無端往按陳繼夏，致被閃跌，此恐陳氏子孫揚詡之言，何則，萇氏本儒生，不宜鹵莽輕率至此。且其書中初學條目一篇，斤斤以端重愼密，恭敬謙遜等語，告誡學人，安肯躬蹈不重不遜之愆耶。（萇氏初學條目云，一，學拳宜在靜處用功，不可向人前賣弄精神，誇張技藝。一，學拳宜以德行爲先，凡事恭敬謙遜，不與人爭，方是正人君子。一，學拳宜以涵養爲本，舉動間要平心氣和，善氣迎人，方免災殃。一，學拳不可令腐儒覺知，一知之，便自引經道古，說出多少執謬無干話頭，反惹人心生嗔，謹避之可也，密藏之可也。一，學拳不可輕與暴虐人比試，輕則以爲學藝不高，重則觸其惱怒。觀此諸條，豈肯向一素不相識之人，掩其不備而按之乎，故知陳氏家乘所記，未爲得實矣。

蔣僕蔣發考第十六

陳子明陳氏世傳太極拳術中，有陳王廷像一幅，像爲王廷端坐，一人持刀侍立，子明謂此卽善走之蔣姓僕，或云卽是蔣發，是子明以蔣僕與蔣發爲一人也。陳鑫謂陳王廷明時人，蔣把拾乾隆年間人，何得妄爲指說，陳氏之拳，傳於蔣氏，原文見第四篇小注中。是陳鑫謂蔣發卽蔣把拾，非蔣僕也。據楊氏所傳說，王宗岳傳蔣發，蔣發傳陳長興，與陳鑫所言乾隆年間有一蔣把拾，其時正合。然則乾隆年間必有一蔣姓拳師，曾至陳家溝，有所指授，與陳王廷之蔣僕，的爲兩人。

民國二十三年夏，北平實報載有王矯宇訪問記一篇，其文甚長，玆將關于王宗岳蔣發事者一段，錄如後。

問。太極門中不能水上步行乎。答。水上步行之事，本人曾聞之於露蟬先生。彼云，太極門中能水上步行者，惟王宗岳收蔣發爲徒之故事也。緣王宗岳先生因呼蔣發爲禿小子，致激起蔣發之大怒，於盛怒之下，與王宗岳較，結果被王宗岳擊出十丈以外者凡三次。至此，始知王宗岳先生爲非常人，急奔至王宗岳先生之前，跪地呼師父，求收爲弟子。王宗岳先生曰，汝之氣質過於剛烈，我呼汝一聲禿小子，便欲擊殺我，若我傳汝工夫，將來不知擊殺多少人矣。蔣發先生頓首謝過，力自懺悔，叩首無算，至於出血。王宗岳先生察其意誠，始允收爲同門，約以明年今日正式行拜師禮。（此下有云，本人有生以來不打誑語，凡本人之談話，皆由本人負責，舍下在德勝橋旁眞武廟之西院，外間有懷疑者，無妨向本人詢問。）王宗岳先生去後，蔣發先生卽築室於黃河之岸，守候王宗岳先生。約經一年，一日傍晚，日色平西，蔣發先生方於河岸引領翹盼，則見河中水面有人影向此岸來，其時風平浪靜，並無波濤，水面光澈如鏡，蔣發先生注視久之，人影漸近，乃步行於水面，細視之，則王宗岳先生也。

以上所錄，問者爲作記之王柱宇，答者卽王矯宇也。記中言矯宇年八十餘。昔曾受學於楊班候，觀此一段，則尙及見露蟬，接其言論者。此段所述之事蹟，未免誇誕，但王矯宇旣自矢不爲誑語，其必述露蟬之說。露蟬此說，當爲傳述陳溝舊聞，而過甚其辭耳。然由此一段問答中，可以推見兩事。其一，王宗岳之武技，必深爲陳溝所尊崇，惟其尊崇之甚，故稱道之者，遞加誇飾，遂至演成不近人情之奇蹟，奇蹟雖誕，其武技爲人所尊崇，則事實也。此足爲太極拳由王傳陳之明證。其二，蔣發卽陳溝人所稱之蔣把式，爲有淸乾隆時人，有陳鑫之文可據，王宗岳亦乾隆時人，唐豪已證明之，是蔣與王確爲同時。楊露蟬于蔣受學于王，言之鑿鑿，自非聞諸陳氏故老，豈能妄造，擊出十丈，步行水面之誇飾，固不足信，而蔣師事王之說，必有由來。卽其言蔣氏授陳長興，今雖難得其他證據，亦不至憑臆虛構。參合諸說，可見蔣僕與蔣發，決非一人，而王宗岳之武技，在當時固籍籍于陳溝人口耳間也。

李亦畬太極拳小序說第十七

李亦畬太極拳小序云，太極拳不知始自何人，其精微巧妙，王宗岳之論，詳且盡矣。後傳至河南陳家溝陳姓，神而明者，代不數人，我郡南關楊某，愛而往學焉，專心致志，十有餘年，備極精巧，旋里後，市諸同好，母舅武禹襄見而好之，常與比較，伊不肯輕以授人，僅能得其大概。素聞豫省懷慶府趙堡鎮有陳姓名清平者，精於是技，逾年，母舅因公赴豫省，過而訪焉，研究月餘，而精妙始得。按，文中南關楊某，謂楊露蟬，所以不舉其名、則有由也。初，溫縣陳氏有太和堂藥肆在廣平，廣平府治即永年縣治所在。主人命於廣平購兩僮，露蟬卽其一，以是至陳家溝。太和堂主人，陳家溝之巨室也。延有武師，課其子弟，武師卽其族人陳長興也。露蟬久侍長興，得窺授受，頗悉其意。會有新從學於長興者，有聞未達，露蟬偶爲指說，長興聞而異之，詢之，工力已可觀，長興喜其敏，使竟所學，復言於主人，予銀五十兩遣歸，曰。爾恃技可自給矣。露蟬歸永年，寓居太和堂，太和堂宅主武禹襄兄弟三人，皆好拳技，聞露蟬拳技之妙，折節與交露蟬以武氏爲邑中望族，亦傾心結納，禹襄遂亦深通太極之理。猶以爲未足，將如陳溝問學於長興，途次趙堡鎮，逆旅主人冀其多留，可獲食宿之資也，則告之曰，此間有陳清萍者，藝出長興右，盍試謁焉，禹襄大喜，往見，乃知長興所習者爲老架，清萍所習者爲新架，與談理法，頗出于露蟬所知外，遂留趙堡，從學於清萍，月餘，盡通其術，自是與露蟬分途矣。以上事永年縣老輩拳家多知之，陳家溝人及北平拳家亦有知之者。顧禹襄露蟬雖交合無間，而流俗之見，則猶以露蟬出于寒微爲恥，曾不知匡衡西漢名相也，不諱傭作，承宮東漢大儒也，不諱牧豕，至於近代，汪紱畫陶，凌曙賣餅，皆名成業就，爲世所尊。露蟬居僮僕之間，留心技術，卒能自致青雲之上，以武藝名，斯正足以見其資禀之超軼。而又何諱焉。亦畬爲此序，不欲舉露蟬之名，又爲飾其事狀，毋乃囿於俗見而未達古今畸士之行歟，將楊氏以爲諱，故亦畬、未可訟言歟。其後孫祿堂作太極拳學，僅取亦畬五字訣，而去其小序，豈不欲令武學於楊之語，流布於外歟，將李序不言出于張三豐，適與孫氏所見相左歟。夫弟子不必不如師，師不必賢於弟子，韓愈言之矣。正使禹襄曾師事露蟬，亦不必諱，況本爲朋友，而非師弟乎。至李序不溯張三豐，正宜表而出之，以破謬說。孫乃不取李序，反從附會之言，何其傎歟。余恐覽者不識其由，將曰，楊某既爲露蟬，李序何以隱之，亦畬既有小序，孫書何以不載，故爲是說，釋疑解惑，但求事實昭晰，非有抑揚之見也。

正杜武之誤第十八

陳鑫所著太極拳圖說，末附杜育萬補入歌訣一篇，謂述蔣發受山西師傳者，即武氏所撰一舉動周身俱要輕靈一篇，惟將此篇分爲四節，每節攝以七言一句，其前總以四言韻語云，筋骨要鬆，皮毛要攻，節節貫串，虛靈在中。吾嘗以問陳君子明，子明曰，此楊氏之學大行，學者轉襲彼說，又附益之，非陳氏所本有，杜育萬乃今人，未嘗深考其源也。陳君此言甚是，此文明明爲武禹襄所撰，吾前既備列證據矣，謂蔣發受山西師傳，顯然誣妄。惟武氏譜由楊氏而流布，則子明所云轉襲楊氏者，誠的論也。

廉讓堂本太極拳譜附錄第一篇，爲武禹襄先生行略，禹襄孫萊緒所撰也。此文作於民國二十三年，文中有云，太極拳自武當張三豐後，雖善者代不乏人，然除山右王宗岳著有論說外，其餘率皆口傳，鮮有著作，先王父著有太極拳解，十三總勢說略，復本心得，闡出四字訣，使其中奧妙，不難推求。按，萊緒謂禹襄著太極拳解十三總勢說略則是，謂傳自張三豐，則與李亦畬說，顯相背馳。李氏先於萊緒數十年，猶聞陳武兩家之傳述，萊緒此文。作於近年，當楊派太極拳盛行之後，附會神仙，復爲人情所樂從，故雖武氏子孫，亦不求其端，不考其實，於流俗盛傳之語，直襲用而不疑矣。上列兩事，足以淆亂視聽，或將据杜氏之文，謂譜亦陳氏所本有，非由武秋瀛得諸鹽店，武禹襄加以推演者。或將據武萊緒之言，謂傳自張三豐，亦武氏之緒言，非由楊氏之徒所附益，則大謬於事實，故爲辨正之如此。按武氏不言太極拳出於張三豐，廉讓堂本中武李之著述可證，郝氏所藏李亦畬手寫本及逡錄本可證，此皆前於萊緒者。豈此三證舉不足信，而萊緒一人之言，轉可据乎。陳氏之書，如陳鑫之圖說，子明之拳械彙編，及所見文修堂兩儀堂舊鈔本，皆無杜育萬所補之歌訣，豈此數書舉不可据，而杜育萬所補者，轉可信乎。以此繹思，則杜武之誤，亦復易見。

答難第十九

難曰，子於楊露蟬往陳家溝事，既不据亦畬之言，於王宗岳授太極於陳氏，獨据亦畬之言，而不信陳子明語，何也。子之所憑信，較古之遺言也，而于武禹襄之釋長拳，謂爲望文生義，何也。若此去取任意，毋乃漫無標準乎。應之曰，此正吾之標準有定也。夫參驗必徵之以事，稽決必揆之以理，苟事協而理得，則雖所見不同者之言，吾有取焉。如唐豪据陰符鎗譜，推明王宗岳爲乾隆時人，吾亦以爲然，何者，舉證確鑿也。事有可疑，理或難解，雖本師之言，吾亦不從，如月如先生以太極拳白話歌，爲其父所作，吾不敢附，何則，郝公固非嫻於文詞者也。今更就子所難而一答焉。楊露蟬家本寒微，無端往陳溝習拳。遲留十數年之久，將治生之謂何，何以不慮衣食耶。且學拳亦安有專從一師，絕無他事，至十數年之久乎，揆之以理，必不可通。謂楊以僮僕往河南，徵之以事，則告我者非一人，李亦畬不肯顯舉其名，夫豈無由，以此參驗，固已可信，揆之以理，又當于情。故知露蟬爲學拳而往陳溝，乃諱飾之辭也。太極拳論作於王宗岳，各家無異辭，顧太極拳之名，與陰符鎗命名之義趣相類，與長拳砲捶等命名之義趣不相類，則太極拳出于王而不出於陳，其證一矣。陳氏拳譜多言拳架，卽言理法，語亦粗澀而不明暢，王宗岳拳譜，專言理法，不涉拳架，其詞又皆條達，打手歌陳溝雖亦有之，詞不一律，又或不全，論其文致，與王譜合，與陳氏歌訣不類，明是陳得諸王，其證二矣。太極又稱十三勢，以較陳溝本有之十三杆十三刀，義不相合，苟非出於宗岳，陳溝拳法無此類例，其證三矣。謂太極造自陳王廷，王廷既未明言，陳氏家譜舊註，復無此說，必謂陳溝自王廷以後，不學外來拳術，理既難通，按之舊籍，反證疊見，以此參稽，亦畬之言，無復可疑。至長拳一說，所以不從武氏者，緣太極與十三勢，一言其體，一言其用，何用更立長拳之名，考之戚氏拳經，既有取於長拳，揆之陳溝長拳，歌訣名色，復多相合，是長拳由來甚古，初無太極拳之名，其證一矣。陳溝太極拳架，與楊武之拳架，名色序次，猶多相同，以較長拳歌訣，則名色之多寡既異，序次又不相合，長拳本非太極，其證二矣。然，武氏之語，非無由來，故吾于武氏之說，雖謂爲望文生義，亦疏明太極長拳所以混同之由，所舉之由，復可與諸說相應，使王廷舊緒，宗岳新傳，兩有歸宿。凡此皆分析以考其異，綜合以會其通，劉勰云，同之與異，不屑古今，擘肌分理，惟務折衷，不佞撰此書之用心，亦若是而已矣。

太極拳考信錄中卷輔論竟

太極拳考信錄卷下

武進徐　震哲東撰　文徵

陳氏拳械譜一

陳君子明示予以舊鈔本數種，其中兩册爲最要，此兩册一題器械叢集，陳兩儀堂記，一題文修堂本。餘或全錄紀效新書中拳經鎗法棍法等篇，或爲大刀雙刀雙鐗雙劍等歌訣。今以器械悉見於拳械彙編，故先就兩册中錄其拳架各篇及其器械名稱，足資考證者。

頭套十三勢拳歌

懶插衣，　單鞭，　護心拳，　拗步，　前堂拗步，　庇身打一錘，　出手喝一聲，朝陽肘，一脚，倒捲紅，六封四閉，拗步閃通背，雲手，抱頭推山，高探馬，左右插脚，中單鞭，鋪地錦，二起，跟子，演手，嚿拳擒手，六封四閉，前照，後照，野馬分鬃，一堂蛇，金雞獨立，到捲紅，六封四閉，拗步，通背，雲手，抱頭推山，高探馬，十字脚，猿猴看果，單鞭，七星，挎虎，拗步，當頭砲。

三套拳

懶插衣，單鞭，護心拳，前堂拗步，操手，單鞭，倒捲紅，拗打通背，砲錘，單鞭，插脚，莊砲拳，單鞭，二起，跟子，掩手，紅拳，左插脚，庇身，指當，七星，五指轉還，左右拗步，攬手，操步，單鞭，左插脚，倒捲紅，拗步。

四套

懶插衣立勢高强，　喇下單鞭鬼也忙，　出門先使翻砲、（震按，此句脫一字，據文修堂本翻字下有花字，是也。）　望門簪去逞豪强，　反堂杠後帶着掩手紅拳，　騎馬勢下連着窩弓射虎，　左拗步十面埋伏，　右拗步誰敢爭鋒，　庇身拳勢如厭卵，　指當勢高跳低崩，　金雞獨立且留情，　護心拳八面玲瓏，　六封四閉插難容，　轉身劈打勢縱横，　上一步二換跟打，　倒過面左右七星，（倒過面文修堂本作倒回來。）　翻花砲打一個孤鴈出羣，　下插勢誰敢立攻，　翻花舞袖妙長虹，　分門杠去求殘生，　轉脚一鎚打倒，　兩脚穿杠難停，　舞袖一推往前攻，　回頭當陽砲冲。（震按，文修堂本回上有急字。）

五套拳歌

懶插衣，　單鞭，　護心拳，　前堂拗步，　回頭庇身，　指膛，　七星，大棹砲，抽身打一砲，鴈窩拗攔肘，大紅拳左山右山，左衝右衝，演手紅拳，拗步單鞭，插脚，擺脚，一堂蛇，金雞獨立，朝天蹬，倒捲紅，一拗步，單鞭，通背，雲手，高探馬，十字脚，猿猴看果，單鞭，七星，挎虎，拗步，當頭砲。

二套砲捶十五紅十五砲走拳 震按，文修堂本題作砲錘架子十五紅十五砲走拳心用。

懶插衣，單鞭，護心拳，前堂拗步，回頭庇身，指膛，斬手，倒砲，翻花，舞袖，演手紅拳，拗攔肘，大紅拳，玉女攢梭，倒騎龍，連珠砲，演手紅拳，上步左右裹鞭砲，獸頭勢，劈架子，演手紅捶，伏虎勢，回頭抹眉紅，左右黃龍三攪水，前衝後衝，演手紅捶，上步轉脛砲，演手紅捶，全砲捶，演手紅捶，上步倒插，朵二紅，抹眉紅拳，上步當頭砲，變勢大掉砲，斬手砲，·順攔肘，　窩裏砲，　井欄直入勢。

震按，右文據兩儀堂本錄出，其次序及文字，悉依原書。如二套列於最後，錘捶互見，掩手或作演手，二套大掉砲五套作大棹砲，又如或稱歌而實止架勢名目，或爲歌訣而不題歌字，並仍而不改，存其眞也。

太極拳

太極拳，一名頭套拳，一名十三勢，即十三折，亦即十三摺也。

護心捶，　懶插衣，　單鞭，　護心拳，　白鵝亮翅，　摟膝拗步，　一收，　邪行拗步，　再一收，　前堂拗步，　演手紅捶，　護心捶，　回頭庇身捶，　演手背折靠，一名袖裏一點紅，　肘底看拳，　倒捲紅，　白鵝亮翅，　摟膝拗步，　閃通背，·演手紅捶，　單鞭，　雲手，　高探馬，·

左插脚，右插脚，回頭蹬一根，一名懸脚提耳，栽一捶，（原注，老拳此處有鋪地錦。）二起，分門杠，下有護心拳，（震按，此五字似亦指老拳說，應作小注也。）踢一脚，（震按，原書此勢下有懸脚提耳五字，以墨筆抹去。）磴一根，掩手紅捶，小擒拿，（原注，即拍肚掌。）抱頭推山，單鞭，前照後照，野馬分鬃，單鞭，玉女穿梭，懶插衣，單鞭，雲手，擺脚跌义，金雞獨立，朝天蹬，倒捲紅，白鵝亮翅，摟膝拗步，閃通背，演手紅捶，（震按，此四字原本注於閃通背旁，又用墨抹去。）單鞭，雲手，高探馬，十字脚，指膛捶，黃龍攪水，單鞭，鋪地錦，上步七星，下步挎虎，雙擺脚，當頭砲。

震按，右文亦據兩儀堂本與以上所錄之五節，字出一手，紙色亦一律。然其名目之多寡與前所錄頭套十三勢拳歌，小有不同，故仍復錄之，以備參考。

二套錘

懶插衣，單鞭，護心拳，前堂拗步，指膛，斬手，翻花，舞袖，演手，腰攔肘，倒捲紅，連珠砲，演手，左裏鞭砲，右裏鞭砲，獸頭勢，劈架子，演手，回頭抹眉紅，左冲，右冲，演手紅拳，轉膽砲，（原注，一名掃腿。）演手，倒插，抹眉紅，下步當頭砲，變勢大卓砲，順攔肘，窩裏砲，井欄勢。

太極拳

懶插衣，單鞭，白鵝亮翅，摟膝拗步，一收，斜行拗步，一收，前堂拗步，演手，金剛搗碓，披身，出手，朝陽肘，倒捲紅，白鵝亮翅，邪行拗步，閃銅牌，演手，單鞭，雲手，高探馬，右插脚，左插脚，往後打一錘，二起根子，獸頭勢，踢一脚，蹬一脚，演手，抱頭推山，單鞭，前照，後照，野馬分鬃，單鞭，玉女攢梭，懶插衣，單鞭，雲手，擺脚，一堂蛇，金雞獨立，朝天蹬，倒捲紅，白鵝亮翅，斜行拗步，閃銅牌，懶插衣，單鞭，雲手，高探馬，十字脚，指膉，青龍出水，單鞭，上步七星，下步跨虎，當頭砲。

覆按，右兩則亦在兩儀堂本中錄出者，但與前所載太極拳及頭套二套名目，又小有出入，考書中有四頁，紙較黃而粗，字體亦與前後各頁不同，此兩則即載在四頁中者，蓋四頁非兩儀堂本所原有，裝釘者誤合之也。

頭套錘拳架

懶插衣，金剛大搗碓，單鞭，一收，金剛大搗碓，斜上一步，六封四閉，邪行腰步，摟膝，十字單鞭，一收，蹦堂，邪行拗步，摟膝，十字單鞭，一收，叉前堂，邪行拗步，摟膝，十字單鞭，一收，前跳一步，金剛大搗碓，伏虎，護心錘，轉臉，肘底看拳，倒捲紅，六封四閉，邪行拗步，摟膝閃同碑，單鞭，雲手，高探馬，左右插脚，中單鞭，回頭蹬一脚，跳一步，點一錘，轉臉二起插脚，上一步，分門莊回頭左踢一脚，空后蹬根左右拍膝，袖裏一點紅，回頭豹虎推山，拖身錘，抽身后跳一步，雙跌脚，玉女攢梭，閃同碑，單鞭，雲手，跌叉，金雞獨立，倒碾紅，六封四閉，邪行拗步，摟膝閃同碑，單鞭，雲手，高探馬，十字脚，指膽錘，單錘攔打，右裏七星，回頭看花，小擒拿，單鞭，左外七星，白鵝掠翅，雙手擺脚，當頭砲。終。

二套錘三套錘失傳。

右此頭套錘攀架，如能熟練純習，就能生巧，只要日夜加功，如若董按震字當作懂，今仍原文。內中情理使手，可爲教師。

震按，右頭套錘拳架及附記兩條，均自文修堂本中摭出，與兩儀堂本中所謂十三勢太極拳之名目，大致相同，惟此本附記既言二套錘三套錘失傳，而於此頭套錘拳勢之前，復載有四套錘勢五套錘攀勢兩章，其名目與見于兩儀堂本者同，所異者數字耳。又有砲錘架子十五紅十五砲走拳心用一章，其名勢亦與見於兩儀堂本者同，惟兩儀堂本於砲錘架子上有二套二字，而文修堂本無之，且言二套三套失傳，則文修堂本不以砲錘架子十五紅十五砲走拳當第二套且其序次乃在第五套後，亦有可疑。嘗聞郝月如先生曰：陳家溝頭套拳爲太極，王宗岳所傳也，二套爲砲錘，陳家溝原有之拳法也。今參稽各本，似太極拳架爲王宗岳所審定，故大體一致，其二套以下，又爲後來續編，故或以砲捶當二套，或又別編二套，蓋在陳溝，其說亦不一致，而其情實，頗可推知云。

短打

裹抱頭推山，　破抱頭推山，　裹順水推舟，　破順水推舟，　裹推山塞海，　破推山塞海，　裹順手穿心肘，　破順手穿心肘，　裹鐵翻杆，　外三封打耳，　拐裹拱手，　外丢，　騰手裹打，　裹丢手，　斬手，　外靠裹打，　外童子拜觀音，　單鸞砲，　袖裹一點紅，　順手搬打破拗手搬打，（震按一本作順手搬打破順手搬打。）　破順摺手倘風，　閉門鐵扇子破拗摺手倘風，震按一本作拗摺手撆風破拗摺手攣風，閉門鐵扇子，據上句順手搬打破拗手搬打之例，此文當作順略手倘風破拗略手倘風，閉門鐵扇子一句當如一本在破拗略手倘風之下，今本傳抄訛誤，句又顛倒。

裏丟手抽梁換柱，裏丟手外壓靠打，順手上肘率掌，拗手壓手上肘率掌，猿猴開鎖，喜鵲過枝，順手搬打橫莊，雁子浮水，破順手搬打橫莊。

震按，右文據文修堂本，陳子明拳械彙編本題爲短打後段。又陳子明本云，以下一名散手，考兩儀堂本有題爲散手者一章，與文修堂本此章之後段相同，惟此本則以短打與散手聯成一章，兩儀堂本則分爲二章耳。又兩儀堂本無雁子浮水破順手搬打橫莊兩句，震謂順手搬打橫莊與破順手搬打橫莊，兩勢相承，不應中忽雜入雁子浮水一勢，疑此雁子浮水四字，涉下文散手中第二句雁子浮水而誤衍，或兩儀堂本無此兩勢者爲是，此本兩句，皆衍文也。

散手

拗手搬打橫莊，雁子浮水，橫攔肘，穿心肘，拗攔手，推面抓拿，烏龍入洞，朝天一柱香，封閉捉拿，裏靠，外靠，十字靠，飛仙掌，搶拳，推心掌，推面掌，搭掌，推肚跌，攔手外撒腳跌，柱杖撩鉤，軟手提袍，斬手，回手，推打，滾手，壓手，推打，拿手，拍手，採打，斬手，滾手，撩手，高挑低進，拗攔掤打，低驚高取，火焰攢心，橫直披砍。拗摺手，外拴肚，不遮不架，鐘魁抹額，束手解帶，烈女捧金盒，孫眞治虎，王屠捆猪，張飛擂鼓，拿鷹膝，破王屠捆猪，太山壓頂，紐羊頭，掐指尋文，摧指抓掌，小坐子，搬腿，後坐子，膝腿法，鈎腿法，鈎腳法，撒腳法，順手，裏丟手，壓手，膝手，外靠，裏抓跌，拗手，丟壓手，騰手，摺手，丟手，摺手，十六字跌，（震按，文修堂本作十字跌。）丟手，外壓手，橫攔肘，撒手，丟手，搬手，裏靠，撒脚跌，柱杖靠打，丟手，攔手，封搬手，三封打耳，黑虎叨心，破高挑低進用壓手，橫攔肘，丟手，擇手，按頭掃脚、

往裏跌，摺手，上後手，推面拍掌，拿手跌，摺手，倘風拍手，推打跌，丟手，攔手，串打，壓手，靠打，丟手，壓手，摺捧肘，望前牽跌破用千斤贅，下帶膝跌。

震按，右文據兩儀堂本，文修堂本則與上章短打連寫，且于下帶膝跌下，尚有金蟾脫殼跌野馬上槽乃走場十二字。

亦是短打

迎面飛仙掌，順手飛仙掌，裏丟手，閉門鐵扇子，霸王硬開弓，

果邊砲，（震按，陳子明據別本作裏邊砲是也。）單鸞砲，前手順前脚往裏打踵天砲，（震按陳子明據別本作觔手順，前腳亦順，往裏打衝天砲，是也。）左手順左脚一順往上踵打，（子明據別本一作亦，踵作撞，是也。）單鞭救主，打肐膊肚與肐膊根。

震按，右據文修堂本，陳子明本題作短打前段，列於短打一章之後，文修堂本既以短打與散手連寫，而此章又在散手後，故題作亦是短打，兩本孰是，今無由證明也。

小四套亦名紅拳

太祖立勢最高强，丟下邪行鬼也忙，上一勢先打一個金雞獨立，下一勢刀對鞘死立當場，（震按，似當作立死當場。）懶插衣往裏就採，護心拳蓋世無雙，喝一聲小擒休走，一條鞭打進不忙，滚替脚眼前遮挂，（震按，替當作踢，音轉作替誤也。）當面拳死在胸堂，上三路打一個黃鶯拿膝，下三路抓神沙使在臉上，　卽便抬腿轉隳腰環，　二龍戲珠賽神鎗，跟子就起忙把頭藏，　雀地龍按下，急三錘打進着忙，　上一步打一個蛟龍出水，　下一步再打個正應情莊，　騎馬勢轉步弔打虎，　抱頭去時推山人也難防，　要知此拳出何處，　名爲太祖下南唐。

擠掤縷捺須認眞，（震按縷當作摟，今不改。）　上下相隨人難進，　任他巨力人來打，牽動四兩撥千斤。

震按，右文見兩儀堂本。又按，末後韵語四句，陳氏書中亦不盡同，其見於陳品三氏所著太極拳圖說者曰，掤擺擠捺須認眞，引進落空任人侵，周身相隨敵難近，四兩化動八千斤。其見於陳子明據別本抄出者，題爲擠手歌訣，其辭云，掤攄擠捺須認眞，周身相隨人難進，任人巨力來攻擊，捧動四兩撥千觔，引進落空合卽出，沾連粘隨就屈伸。以此三處所載，較之武氏拳譜，又有異同，蓋在陳溝，初祇十口相傳，久而稍異，及各據所聞，筆之于書，遂不能悉合也。

拳勢總歌（震按，此篇陳子明拳械彙編作長拳謌訣，文修堂兩儀堂二本皆有。茲以文修堂本爲主，其兩儀堂本文字異者，附注於下。）

一百單八勢（兩儀堂本無此五字。）

懶插衣立勢高强，去下腿出步單鞭，（兩儀堂本去作丟，出步作拉開，以後不重出兩儀堂本三字，凡有異文，皆據兩儀堂本也。）七星拳手足相顧，探馬拳太祖留傳，當頭砲勢衝人怕，中單鞭誰敢當先，跨馬勢挪移發脚，（脚作足。）拗步勢手脚和便，（點足勢手足活便。）獸頭勢如牌挨進，抛架子短打休延，抓身砲下帶着翻花舞袖，（抓作孤。）拗鸞肘上連着左右紅拳，玉女攢梭倒騎龍，連珠砲打的是猛將雄兵，猿猴看果誰敢偷，鐵樣將軍也難走，（樣作甲。）高四平乃封脚套子，（無乃字。）小神拳使火焰攢心，斬手砲打一個順鸞藏肘，窩裏砲打一個井攔眞人，（人作入。震按，二套砲錘十五紅十五砲走拳之末，爲井攔直入，則此處宜作直入，作眞人者，誤也。）庇身拳吊打指當勢，（當作膛。）剪臁蹋膝金雞獨立，（蹋作踢。）朝陽起鼓，護心拳專降快腿，貼肘拳逼退英雄，（貼作拈。）喝一聲小擒休走，（喝作嚇，擒下有拿字。）拏鷹捉兔勁開弓，（勁作硬。）下插勢閃驚巧取，倒插勢誰人敢攻，（此句脫。）朝陽手遍身防腿，一條鞭打進不忙，懸脚勢誘彼輕進，（脚作腿。）騎馬勢衝來敢當，（敢作誰。）一霎步往裏就蹉，（進一步手往裏蹉。）抹眉紅蓋世無雙，下海擒龍，（海下有先字。）上山伏虎，（山下有再字。）野馬分鬃，（馬下有自字。）張飛擂鼓，（飛下有善字。）雁翅穿跓一腿，（跓作臑。）劈來勢八步連心，（無勢字，八作入。）雀地龍按下，朝天鐙立起，（雀地龍按下朝天鐙。）雞子解胸，（鳳凰展翅善解胸。）白鵝掠翅，黑虎攔路，胡僧托鉢，燕子啣泥，二龍戲珠，賽過神鎗，邱劉勢左搬右掌，鬼蹴脚捕掃前後，（鬼上有小字。）轉身紅拳，霸王舉鼎，（身作上。）韓信埋伏，左山右山，前衝後衝，觀音獻掌，童子拜佛，翻身過海，回回指路，敬德跳澗，單鞭救主，青龍獻爪，餓馬提鎗，（餓馬踢鈴。）六到四避，（避作閉。）金剛搗碓，下四平，秦王拔劍，（無王字。）存孝打虎，（兩儀堂本有小注云，鑑湣上李存勗俗言孝。）鐘魁仗劍，（仗作掌。）佛頂珠，反堂莊，（莊作杠。）望門簪，演手紅拳，下壓手，上一步封避捉拿，（避作閉。）往後一收，推山二掌，（推心仙掌。）右轉身紅拳右跨馬，（左轉身。）左轉身紅拳左跨馬，（右轉身紅拳右跨馬。）右搭袖左搭袖，（無右搭袖三字。）回頭摟膝拗步，扎一掌轉身三請客，（打一掌轉身三請諸葛亮。）掩手紅拳，單鳳朝陽，（單字上多雙手架梁轉身紅拳八字。）回頭高四平，（高下有來字，）金雞晒膀，託天叉，左搭眉，右搭眉，（兩眉字並作肩。）天王降妖，上一步鐵翻杆，下一步子胥拖鞭，上一步蒼龍擺尾，（無上一步三字。）雙拍手，（手作掌。）仙滴乳，（仙下有人字。）回頭一砲，拗攔肘，躲子二紅，（無此三句十一字。）仙人捧盤，夜叉探海，劉海捕蟾，（捕作戲。）玉女捧金盒，丟手，（丟作撇。）收手，刷掌，（掌作手。）搬手，推手，（下多演手二字。）眞符送書，（眞作直。）回頭閃通背，打一窩裏砲，（無裏字。）掩手紅拳，回頭左插脚，（無左字。）五子轉還，（五子轉換砲。）鬢邊邪插兩枝花，收回去雙龍抹馬，窩裏砲誰攻，（窩裏一砲誰敢當。）當一步邀手不叉，（上一步邀手不差。）摟膝一拳推倒，收回交手可誇，招上顧下最無家，（無此七字。）偷腿一脚跳殺，（偷腿一腿打他回。）吉三錘打如風快，（吉作急。）急回頭智遠看瓜，往後收獅子抱絿，（後作前，絿作毬。）展手一脚踢殺，（展手一腳踢死他。）回頭二換也不差，眞攢兩拳，（眞作直。）轉回身護膝勢當常按定，（常作塌，定作收。）收回看肘並看花，（回着肘並看花。）誰敢當吾大挺立下，（大挺立下作大棹砲。）上一步蛟龍出水，（上一步作上步打。）後一打反身情痒，（退一步背後肘反打鐵杠。）急三錘往前挪打，開弓射虎誰不怕，（開弓勢虎皆怕。）收回來馬前斬草，上一挑叉帶紅沙，挑作跳，帶作代。喇回按定滿天星，誰敢與吾交手，熟習善悟者不差。千斤贅下去膛如土委地，滿天星精此藝誰敢與吾比並。

五擺手。一按，二難，三悲，四靠，五掃。

六擄手。一搶，二鸞，三爭，四難，五肘，六拍。

六六三十六勢滚跌。（騰手、）一亢，二叹，三擺，四靠，五撒，六邀。（白馬臥攔、）一臥，二靠，三坐，四撒，五掛，六爭。（裏鸞手、）一難，二挐，三肘、四拍，五按，六搭。（外鸞手、）一搶，二拜，三肘，四擄，五掃，六叹。（裏擺手、）一悲，二靠，三探，四膝，五按，六掛。（外擺手、）一按，二難，三悲，四靠，五掃，六擄。

震按，五擺手六擄手六六三十六勢滚跌，皆兩儀堂本所無，文修堂本附於拳勢總歌之後，今一仍其舊。

拳經總歌

縱放屈伸人莫知，諸靠纏繞我皆依，劈打推壓得進步，搬擺横採也難敵，鈎掤逼攬人人曉，閃驚取巧有誰知，佯輸詐走誰云敗，引誘回衝致勝歸，滚拴搭掃靈微妙，横直劈砍奇更奇，截進遮攔穿心肘，迎風接步紅砲錘，二換掃壓掛面脚，左右邊簪莊跟腿，截前壓後無縫鎖，聲東擊西要熟識，上籠下提君須記，進攻退閃莫遲遲，藏頭蓋面天下有，攢心剁脇世間希，教師不識此中理，難將武藝論高低。

震按，右文據兩儀堂本，文修堂本無之。

桓侯張翼德四槍

上平槍，面扎。右脇一槍，背扎。下部一槍，丹田氣海。鎖咽喉鎗。面扎。

震按，此與武氏拳譜中鎗法一條，大致相同，文字小異，蓋武氏傳其鎗法，而名目則僅憑口授，故記述時不盡同也。

震又按，此爲兩人對搭之鎗法。

拾三鎗

青龍出水，童子拜觀音，餓虎撲食，攔路虎，拗攔鎗，橫掃眉，井欄倒挂，中心如對，俊鳥入巢，面披，背纏，面披，背砰，白猿拖鎗，黃龍占杆，又名黃龍三攪水，懷中抱月。

震按，右鎗法兩條，皆據兩儀堂本，尚有記十三鎗一條，與上條小異，且有小注，錄之如後。

青龍出水，童子拜觀音，一名古樹盤根。餓虎撲食，攔路虎，拗攔鎗，斜披，橫掃眉，井欄倒挂，中心如對，倦鳥入巢，面披背纏，面披，背砰，白猿拖鎗，面披，懷中抱月。即抱琵琶勢。

單刀歌

青龍出水，風捲殘花，白雲蓋頂，黑虎搜山，蘇秦佩劍，金雞獨立，迎風滚避，腰斬白蛇，日套三環，撥雲望日，白蛇吐信，懷中抱月。

震按，右單刀名目，見兩儀堂本。

陳氏拳械譜二

陳君子明所編陳氏世傳拳械彙編，於陳溝拳械架式名稱練法歌訣等，搜羅略備，今撮錄之，以便參考，其已錄自兩儀堂文修堂者，則不復鈔納也。

擠手練法

甲，定步擠法，(一)順步(二)拗步。乙，換步擠法，(三)單步(四)雙步。丙，活步擠法，(五)顚步(六)大攄。

擠手成法

掤，攄，擠，捺，採，挒，肘，靠。

金剛十八挐法

霸王請客，燕青捉肘，蘇秦背劍，王屠綑猪，倒沾金，金蟾脱壳，千觔墜，白猿獻肘，千觔大壓梁，獅子倒板椿，鎖項奈法，金絲纏瓠，左右推醋瓶，隔席請客，白馬臥欄，仙人脱衣，呂公解縧，鐵翻杆。

單刀名稱

青龍出水，風捲殘花，白雲蓋頂，黑龍捲山，蘇秦背劍，金雞獨立，迎鋒滚避，腰斬白蛇，日套三環，撥雲望日，白蛇吐信，霸王舉鼎，懷中抱月。

震按，觀此，則兩儀堂本鈔時脱去霸王舉鼎，其餘廉讓堂本十三刀法，名目小異者，此固不載於王宗岳拳譜，武禹襄得諸陳氏，由於口授，故記其名目，不免岐異也。

雙刀名稱暨歌

野馬分鬃實無比，停刀變勢攬擦衣，上三刀砍個白雲蓋頂，急回頭拗步翻身，第三回砍一個雁别金翅，第四回砍一個孤雁出羣，第五回朝陽刀人人駭怕，轉身就砍左插花，第六回重上朝陽最爲佳，下勢就砍右插花　第七回砍個白蛇吐信　第八回再砍個古樹盤根，羅漢降龍人不識，衝天並起雙插花，霸王舉鼎甚可誇，轉身兩刀更無價，左右片馬刀法巧，坐山一刀把人拿，刺心摘膽人人懼，轉扎兩刀露技能，砲架子當頭下勢，抽身就變倒騎龍，任他極力硬來攻，怎當我左右刀重。

雙劍名稱

銀蟾出海，四馬單鞭，鱗魚叠脊，定勢、翻花舞袖，捧一劍卸一劍，左撒手劍，韓信埋伏，轉身背殺一劍，倒捲肱，左拗步插花蓋頂，舞花定勢，拗步殺手劍，轉身當頭砲。

雙鐗名稱

朝陽鐗，左翻花打，右翻花打，全舞花，急三鐗，錦雞晒風，全舞花下勢，四門鐗，半個舞花，護心鐗，美女紉針，轉身打一鐧，翻身打一鐧，倒騎龍下勢。

四鎗對扎法

一，彼用上平鎗扎我門面，我進步從大門回引一鎗。

二，彼又用上平鎗扎我左脅，我從小門背引一鎗。

三，彼從大門下扎我左脇，震按，當作腿。我亦一面避引一鎗。

四，彼又起鎗望我咽喉扎來，我從大門引一鎗。

此四鎗以退步扎，以進步避，彼此循環，退扎進避練法。

八鎗名稱

面披，背纏，絞一槍，掃堂，橫掃眉，面纏，背搠拖鎗，面披。

八鎗對扎法

一，彼方用槍從大門來扎我心，我面披彼一槍。

二，彼從小門來扎我左脇，我背纏彼一槍。

三，彼從大門來扎我左腿，我接住彼槍，連絞帶纏一槍。

四，彼又從大門來扎我咽喉，我面彼一槍。（震披，面下脫一披字。）

五，彼從小門來扎我左脅，我背纏彼一槍。

六，彼從大門來扎我腹，我面披彼一槍。

七，彼從小門來扎我脅，我背崩彼一槍，即拖槍回走，眼神回注彼槍。

八，彼追及迎面扎來，我面披彼一槍，要持槍不離中門，即以上平槍扎彼咽喉。

十三槍名稱

青龍出水，童子拜觀音，（一名古樹盤根。）餓虎撲食，攔路虎，（一名拗攔槍。）斜披橫掃眉，中心入對，（一名井攔倒掛。）俊鳥入巢，面纏背崩，黃龍三攪水，面拔，背崩，白猿拖槍，面崩懷中抱月。即琵琶勢。

震按此十三鎗名稱，較見於兩儀堂本者爲整齊，彼有重複之名稱，及誤分之架式名目也。

二十四槍名稱

夜叉探海，中平槍，即四夷賓服。上平槍，即指南針。下平槍，即十面埋伏。青龍獻爪，邊攔槍，黃龍點杆，裙攔槍，即跨劍勢。地蛇槍，即鋪地錦勢。朝天槍，鐵牛耕地，滴水槍，上騎龍，猿猴拖槍，抱琵琶，靈貓捉鼠，太山壓卵，美女紉針，蒼龍擺尾，刺闖鴻門，六封槍，護膝槍，鷂子撲鵪鶉，姜太公釣魚。

二十四槍歌訣

夜叉探海人莫識，舞花槍去下中平，出門先扎上平槍，捲簾倒退且留情，下平暗定埋伏勢，滚地進來出青龍，青龍獻爪邊欄槍，纏捉往裏莫停留，（震按停留似應作留停方能協韻。）黃龍點杆人難躲，花槍羣欄下無情，回頭按下地蛇槍，衝天直刷往前攻，搖旗掃地朝天槍，再掃又下鐵牛耕，回頭滴水用提顛，拗步上去刺青龍，撥草尋蛇君復誌，白猿設計用拖刀，回來烏龍方入洞，青龍轉角實難攻，琵琶勢鈎掤進挫，高擎串扎勢難停，瞞天掠地快如風，靈貓捉鼠左右撲，轉身刺下又回頭，用鑽倒打人難避，順手往前又扎去，舞花扭山反背弓，太山壓卵先立定，急演下扎紉針勢，

蒼龍擺尾左右瞞天掠地掃，電轉星飛直掩去，回頭摔地往前攻，抛槍去闖鴻門勢，舞花扭山掃一槍，忙又按下六封勢，花槍慢把膝來護，回頭一掃眞無對，回身急把鵪鶉掩，撥草尋蛇

人難拒，轉身殺下往前走，低掩一槍直扎去，太公釣魚往下按，
退後扎下誰敢戲，若問此槍名和姓，楊家花槍二十四。

二十四鎗練法

一，全舞花，二，急三鎗，三，卸下珍珠倒捲簾，四，顛腿擄一槍，五，上步捉一槍掃地刺，六，掩兩槍，七，挑一槍扎一槍，半個舞花，八，回頭半個舞花，九，挑一槍，刷一槍，掩兩槍，左搖旗一掃，十，右搖旗一掃，十一，回頭半個舞花，十二，掩兩槍，十三，上步撥草尋蛇，十四，回頭烏龍入洞，十五，往前掩兩槍，十六，左撲右撲，轉身卸刺一槍，回頭打一根子，單手出槍，全舞花，二郎担山，掩兩槍，十七，回頭半個舞花，十八，回頭半個舞花，十九，背後往前擋一槍，掃一槍，往右再擋一槍，往左再掃一槍，半個舞花，往前掩兩槍，二十，半個舞花，

二十一，回頭掃一槍，半個舞花，玉女穿梭，二十二，回頭掃一槍，全舞花，掩兩槍，二十三，右擋一槍，轉身上腿挑一根子，扎一槍，全舞花，二郎担山，掃一槍，半個舞花，二十四，往前扎一槍，往後退一步，轉身扎一槍。

旋風棍名稱

黃龍三絞水，夜叉探海，二郎担山，仙童拂扇，撤手橫打一棍，全舞花打一棍子，半個舞花急三槍，左旋上滴水，童子拂扇，撤手橫打一棍，半個舞花急三槍，左旋下滴水，童子拂扇，半個舞花，控袖翻身扎一棍。

盤羅棒訣語

棒遮雲頭世間稀，勢勢安排要伶俐，古刹登出少林寺，堂上又有五百僧，百萬紅軍滅佛教，悖羅在地顯神通，後邊撒手丟神棒，夜叉探海取人心，偷腳進步誰不怕，棒起空靈多變化，九宮八卦破天門，老祖留下六六勢，三十六勢在中間，前有嵩山後有御寨，佛手賽過紅光玉，敢杜紅軍百萬兵，要知此棒出何處，盤羅留傳在邵陵。

盤羅棒練法

急三槍上去分鬃棍，轉身按下猛回頭，半個舞花，青龍獻爪，半個舞花，纏身一槍，朝天一柱香，上去蘇秦背劍，回來二郎担山，轉身秦王磨旗，鐵門閂，全舞花，落勢地蛇槍，起身橫打一棍，鐵掃箒，全舞花，下滴水，回頭半個舞花，丟神棒，掃堂打一棍，全舞花，上去夜叉探海，搖一棍引手偷步，進一步，掩一槍，倒回來雞子翻身，（震按雞字似當作鷂。）隨一脚，仙人捧盤，推上去，掛下去，按一棍，打一個何屠趕猪，往上單撒手，掩一棍，向頭上一根，轉身當一棍，往上單撒手，撩一棍，掩一槍，回頭半個舞花，攔一棍，按住出手，嚇一聲，上一根子，轉身再上一根子，回頭挂一根子，半個舞花，秦王摩旗，夜叉探海，從下頭横掃一棍，回頭跨劍半個舞花，撩一根子，挂一根子，按下棒。

大戰朴鐮歌訣

未動必先使緣邊，然後一動下羣欄，現鑽鈎挂雀地龍，翻江攪海解虎拴，混江龍空中獻爪，抓地虎就勢生風，一衝一擋上插花，二衝二擋下盤根，蒼鷹奪巢纔出洞，丹鳳出窩四下聽，插花綠邊影身勢，（震按，綠當爲緣字之誤。）鈎擄接抛大閃門，衝鋒稍倒取雙肘，雙手埋伏倒下披身勢，背後搜山羣五虎，雙手連環戰六兵。

春秋刀訣語 一名偃月刀

關聖提刀上灞橋，白雲蓋頂逞英豪，上三刀嚇殺許褚，下三刀驚退曹操，白猿拖刀往上砍，一掤虎就地飛來，分鬃刀難遮難當，十字刀劈砍胸懷，翻身一刀往上砍，磨腰刀回又盤根，左插花往上急砍，舉刀摩旗懷抱月，舞花撒手往上磨，落在懷中又抱月，牽刀翻身往上砍，刺回一舉嚇人魂，翻花往左定下勢，白雲蓋頂又轉回，右插花翻身往上砍，再舉青龍砍殺人，翻身往左定下勢，白雲蓋頂又轉回，接酒挑袍翻身猛回頭，十字分鬃直扎去，花刀轉下鐵門閂，捲簾倒退難遮避，花刀左右往上砍，十字一刀忙舉起。

楊氏太極拳譜（據龔潤田本）

楊氏太極拳譜，亦出于武氏，爲其由楊氏流傳，故歸之楊氏，以別于武氏後定本耳。予友莊鏡人君在本溪，曾從龔潤田君習太極拳，此本卽莊君於民國十二年寫寄者。楊氏之學，流布最廣，其可據以考見楊氏舊傳拳譜者，當以此本及陳微明吳鑑泉三本，爲近得之，在上卷第七篇楊武兩家拳譜之異同中，已言之矣。茲以龔本爲主，而以陳吳兩本異文，記於其下，（李先五本與吳本幾乎全同，不復及。）間取楊本及郝本，（即李亦畬手寫本。）正其誤字，亦皆記于字下，不徑改也。

一舉動，週身俱要輕靈，猶（吳陳本作尤。）須貫串。氣宜皷（吳陳本作鼓。）盪，神宜內練。（吳陳本作歛。）無使有凸凹處。（吳本神宜內歛下，尚有無使有缺陷處一句，在無使有凸凹處句之上。）無使有斷續處。其根在於（吳陳本無於字。）脚，發於腿，主宰於腰，行（吳陳本作形。）於手指，由脚而腿而腰，總須完整一氣，向前退後，乃得機得勢，有不得機得勢處，身便散亂，其病在（吳陳本在作必。）於腰腿求之，上下前後左右皆然，凡此皆是意，不在外面。有上卽有下，有前卽有後，有左卽有右，如意要向上，卽寓下意，若將物掀起，而加以挫之之意，（陳本作挫之之力。）斯其根自斷，乃壞之速而無疑。虛實宜分淸楚，一處自有一處虛實，處處總此一虛實也。（吳陳本無也字。）週身節節貫串，（陳本同吳本週作周。）勿（吳陳本勿作無。）令絲毫間斷耳。

右一篇，吳本亦列卷首，其下卽繼以十三勢一篇，自長拳者如長江大海滔滔不絕也，至進退顧盼定卽金木水火土也，合兩篇爲一篇，而總題爲太極拳論，以下方列王宗岳之太極拳論。又以前兩章既稱爲太極拳論，則與王宗岳之太極拳論題目重複，故改王宗岳之太極拳論爲太極拳經。然經之與論，論宜在後，何以反列於前，理實難通，陳本次序，與吳本同，惟與王宗岳之太極拳論，合成一篇，而總題爲太極拳論，異於吳本。蓋陳氏見兩章無題目，遂移王宗岳太極拳論一題于前，以總括之。據李寫本，則此篇應爲行工心解之一，而十三勢別自爲篇，楊氏拳譜取之武氏，而傳寫者亂其次序，後人不得其故，至移改題目，以就已說。龔本雖將此篇，列於太極拳論之前，猶未妄加題目，亦未與十三勢一篇混幷，雖已非武氏舊次，尚有聞疑載疑之意，比諸吳陳以意移改者較勝。

山右王宗岳先生太極拳論原注，一名長拳，一名十三勢。

太極者，無極而生，陰陽之母也。吳本於陰陽之母也上，有動靜之機一句。動之則分，靜之則合，無過不及，隨曲陳本曲作屈。就伸。人剛我柔謂之走，我順人背謂之粘，吳陳本粘作黏。動急則急應，動緩則緩隨，雖變化萬端，而理爲陳本理爲二字作惟性二字，於義難通，鄰本爲作唯，是也。作爲者，音讀之誤。一貫。由著熟而漸悟懂勁，而階及神明，吳陳本於而階及神明上，有由懂勁三字，襲本無者，傳寫者脫之。然非用力之久，不能豁然貫通焉。須，吳陳本須作虛，是也，襲本因音讀而誤。領陳本作靈。頂勁，氣沉丹田，不偏不倚，忽隱忽現，吳陳本兩勿字皆作忽，是也，作勿者，傳寫之誤。左重則左虛，右重則右杳，吳本杳作虛，按，杳義同虛，作者蓋易字以助行文之趣，改爲虛非也。仰之則彌高，俯之則彌深，進之則愈長，退之則愈促，一羽不能加，蠅蟲不能落，人不知我，我獨知人，英雄所向無敵，蓋皆由此而及也。斯技旁門甚多，雖勢有區別，概不外乎陳本無乎字。壯欺弱，慢讓快耳。有力打無力，手慢讓手快，皆是，吳陳本作是皆，郝本與吳陳本同，此本作皆是者，蓋傳寫誤倒。先天自然之能，非關學力而有爲也，吳陳本同，惟楊澄甫本無爲字，郝本亦無爲字，疑爲字乃傳寫誤衍。察四兩撥千斤之句，顯非力勝，觀耄耋能禦衆之形，快何能爲。立如平準，平字各本皆同，考郝本平作枰，是也。活似吳本似作如。車輪，偏沈則隨，雙重則滯，每見數年純功，不能運化者，率皆自爲人制，雙重之病未悟雖。雖吳陳本皆作耳，是也，作雖者，必傳寫之誤。欲避此病，陳本欲上有若字。須知陰陽，粘卽是走，走卽是粘，吳陳本二粘字皆作黏。陰不離陽，陽不離陰，陰陽相濟，方爲懂勁，懂勁後愈練愈精，默識揣摩，漸至從心所欲，本是舍己從人，多誤舍近求遠，所陳本所作斯。謂差之毫釐，謬之吳陳本之作以。千里，學者不可不詳辨焉。是爲論矣。吳陳本無此四字，考郝本有是爲論，無矣字，按，正文至此已畢，下兩段爲後人附記。此論句句切要在心，陳本無在心二字。並無一字陪襯，陳本陪襯上有數衍二字。非有夙慧不能悟也，先師不肯妄傳，非獨擇人，亦恐枉費工夫耳。按自此論至枉費工夫一段，陳本有，吳本無，此明明爲後人之附記，而吳陳兩本，皆與正文相連直書，則與正文不將混淆乎。

右吳本右作此，陳本作以上二字。係武當山張三豐先師吳本作老師，陳本作祖師。遺論，陳本作遺著。欲天下豪傑延年益壽，不徒作技藝之末也。此亦論後之附記，吳陳本俱有，惟吳陳本則以此段移於十三勢一篇之末，爲子注，與此本不同者在此，然，按之文義，宜列此論之後，足見吳陳二本之謬，尤甚於此本。

長拳者，如長江大海，滔滔不絕。吳陳絕下有也字。十三勢者，掤，攦，擠，按，採，挒，肘，靠，此八卦也。進步，退步，左顧，右盼，陳本作右顧右盼。中定，此五行也。合而言之曰十三勢者，吳陳本無此九字，郝本有合而言之曰十三勢八字，者字衍。掤攦擠按，卽坎離震兌，陳本同此，吳本作乾坤四方也。吳陳本方上有正字，是也，此本傳寫者脫去。採挒肘靠，卽乾坤艮巽，吳本作巽震兌艮。四坎離，郝本亦與此本同，與吳本異。斜角也。進退顧盼定，卽水火木金土。吳陳本作金木水火土也。

十三勢歌

十三總勢莫輕視，吳本總勢作勢勢。命意源頭在腰隙，吳本腰作要。變轉虛實須留意，氣遍身軀不少癡。吳陳本癡作滯。靜中觸動動猶靜，因敵變化視神奇，吳陳本視作示。勢勢存心揆其意，吳本作勢勢存心揆用意，陳本作勢勢揆心須用意。得來不覺費工夫。刻刻留心在腰間，腹內鬆靜氣騰然，尾閭中正神貫頂，滿身輕利頂頭懸。仔細留心向推求，屈伸開合聽自由，入門引路須口授，工夫無息法自休。吳本工夫作功夫，休作修。若言體用何爲準，意氣君來骨肉臣，想推用意終何在，益壽延年不老春。歌兮歌兮百四十字，陳本作一百三十字。字字眞切意無遺，吳陳本意作義。若不向此推求去，枉費工夫貽歎惜。吳本工夫作功夫，陳本歎惜作歎息。

十三勢行工心解

以心行氣，務令沉着，乃能收斂入骨。以氣運身，務令順遂，乃能便利從心。精神能提得起，則無遲重之虞，所謂頂頭懸也。意氣須換得靈，乃有圓活之趣，（陳本趣作妙。）所謂變轉虛實。（吳本變轉作變動，又吳本陳本實下皆有也字。）發勁須沉着鬆淨，專主一方，立身須中正安舒，支撐八面。（陳本作撐支八面。）行氣如九曲珠，無微不利，（楊本吳本作無往不利，郝本陳本作無微不到，今按，作無微不到是也。）氣遍身軀之謂。（楊本吳本以氣遍身軀之謂六字爲無微不利之注，陳本則無此六字。）運勁如百練剛，何堅不摧，形如搏兔之鵠，（鵠字楊郝吳本皆同，惟陳本廉本作鶻，按文義，作鶻者是也，作鵠者筆誤，傳鈔者不明其義，故多相承未改也。）神如捕鼠之貓，靜如山岳，動似江河，（吳陳本似作若。）蓄勁如開弓，（陳本開作張。）發勁如放箭，曲中求直，蓄而後發，力由肩發，（楊吳陳各本肩作脊，是也，此本作肩發，傳抄之誤。）步隨身換，收卽是放，（陳本此下有放即是收四字。）斷而復連，（按此句郝本作連而不斷，與本拳譜中長拳者如長江大海滔滔不絕，及無使有斷續處，語義相合，若云斷而復連，則是有斷有續，與太極拳之原理不合矣。楊吳陳各皆本皆作斷而復連，皆傳寫之誤。）往復須有摺疊，進退須有轉換。（吳本有作由，誤。）極柔輭，然後堅硬，（陳本作然後極堅剛，吳本亦有極字，惟硬字不作剛。）能呼吸，然後能靈活。氣以直養而無害，勁以曲蓄而有餘。心爲令，氣爲旗，腰爲纛。先求開展，後求緊湊，乃可臻於縝密矣。

又曰，先在心，後在身，腹鬆，氣斂入骨，神舒體靜，刻刻在心。切記，一動無有不動，一靜無有不靜，牽動往來氣貼背，斂入脊骨。內固精神，外示安逸。邁步如貓行，運勁如抽絲。全身意在精神，不在氣，在氣則滯，有氣者無力，無氣者純剛，氣若（陳本者作如。）車輪，腰如（陳本如作似。）車軸之謂也。（之謂也三字惟龔本有，各本俱無。）

打手歌

掤攦擠按須認眞，上下相隨人難進，任他巨力來打偺，（吳陳本俱作我，偺俗語，龔本非也。）牽動四兩撥千斤，引進落空合卽出，粘（吳本粘作黏。）連粘隨不丟頂。

十三勢名目（震按，吳本題爲太極拳姿勢之名稱及其次序，陳本作太極拳式，皆以意改定者，必非楊本之舊題也。）

攬雀尾，單鞭，提手上勢，白鶴晾翅，摟膝扭步，手揮琵琶勢，進步搬攔捶，如風似壁，抱虎歸山，攬雀尾，肘底看捶，倒輦猴，斜飛勢，提手上勢，白鶴晾翅，摟膝扭步，海底針，扇通背，撇身捶，卸步搬攔捶，上勢攬雀尾，單鞭，雲手，高探馬，左右分脚，轉身登脚，進步栽捶，翻身撇身捶，翻身二起脚，披身踢脚，轉身踢脚，上步搬攔捶，如風似壁，抱虎歸山，斜單鞭，野馬分鬃，玉女穿梭，單鞭，雲手，下勢，金雞獨立，倒輦猴，斜飛勢，提手上勢，白鶴晾翅，摟膝扭步，海底針，扇通背，上勢攬雀尾，單鞭，雲手，高探馬，十字擺連，摟膝指膛，上勢攬雀尾，單鞭，下勢，上步七星，退步跨虎，轉步擺連，彎弓射虎，上步攬雀尾，合太極。

按右列名目，似以龔本爲近于楊氏舊譜，吳陳各本，名勢彌詳，出于後來所竄益者愈多，故悉不錄。

又曰彼不動，已不動，彼微動，已先動。似鬆非鬆，（楊吳本於似字上有勁字。）將展未展，勁斷意不斷。（此一節，吳陳兩本列於打手歌之後，龔本列於十三勢架之後，郝本以爲行工心解之第三篇，按溫縣陳氏各書，打手歌後，無此數語，郝本又不與太極架相連，然則龔本列此，傳鈔之譌無疑也。）

李亦畬手寫本武氏太極拳譜

此本永年縣郝月如先生所藏，爲李亦畬手書以贈郝公爲眞者，題曰武氏太極拳譜，從其朔也。李氏自書所著七篇，亦附于譜後，今並錄之，以備參考。至於文字，悉仍其舊，明知譌誤，不加校改，冀存其眞耳。以此本藏於郝氏，故亦稱郝本。

山右王宗岳太極拳論

太極者，無極而生，陰陽之母也。動之則分，靜之則合，無過不及，隨曲就伸。人剛我柔謂之走，我順人背謂之粘，動急則急應，動緩則緩隨，雖變化萬端，而理唯一貫。由著熟而漸悟懂劤，由懂劤而階及神明，然非用力之久，不能豁然貫通焉。虛領頂劤，氣沉丹田，不偏不倚，忽隱忽現，左重則左虛，右重則右杳，仰之則彌高，俯之則彌深，進之則愈長，退之則愈促，一羽不能加，蠅蟲不能落，人不知我，我獨知人，英雄所向無敵，蓋皆由此而及也。斯技旁門甚多，雖勢有區別，概不外壯欺弱，慢讓快耳。有力打無力，手慢讓手快，是皆先天自然之能、非關學力而有也。察四兩撥千斤之句，顯非力勝，觀耄耋禦衆之形，快何能爲。立如枰準，活似車輪，偏沉則隨，雙重則滯，每見數年純功，不能運化者，率皆自爲人制，雙重之病未悟耳。欲避此病，須知陰陽，粘卽是走，走卽是粘，陽不離陰，陰不離陽，陰陽相濟，方爲懂劤。懂劤後，愈練愈精，默識揣摩，漸至從心所欲。本是舍己從人，多悮舍近求遠，所謂差之毫厘，謬之千里，學者不可不詳辨焉。是爲論。

十三勢架

懶扎衣，單鞭，提手上勢，白鵝亮翅，摟膝拗步，手揮琵琶勢，摟膝拗步，手揮琵琶勢，上步搬攬垂，如封似閉，抱虎推山，單鞭，肘底看垂，倒輦猴，白鵝亮翅，摟膝拗步，三甬背，單鞭，紜手，高探馬，左右起脚，轉身踢一脚，踐步打垂，翻身二起，披身踢一脚，蹬一脚，上步搬攬垂，如封似閉，抱虎推山，斜單鞭，野馬分鬃，單鞭，玉女穿梭，單鞭，紜手，下勢，更雞獨立，倒輦猴，白鵝亮翅，摟膝拗步，三甬背，單鞭，紜手，高探馬，十字擺連，上步指膛垂，單鞭，上步七星，下步跨虎，轉脚擺連，彎弓射虎，雙抱垂，手揮琵琶勢。

身法

涵胸，拔背，裹膛，護肫，提頂，吊膛，騰挪，閃戰。

刀法

裹剪腕，外剪腕，挫腕，撩腕。

槍法

平刺心窩，斜刺膀尖，下刺脚面，上刺鎖項。

十三勢 一名長拳

長拳者，如長江大海，滔滔不絶也。十三勢者、掤、攌、擠、按、採、挒、肘、靠、進、退、顧、盼、定也。掤挒擠按，卽坎離震兑，四正方也。採挒肘靠，卽乾坤艮巽，四斜角也。此八卦也。進步退步左顧右盼中定，卽金木水火土也，此五行也。合而言之曰十三勢。

十三勢行工歌訣

十三總勢莫輕識，命意源頭在腰隙，變轉虛實須留意，氣遍身軀不稍癡。靜中觸動動猶靜，因敵變化是神奇，勢勢存心揆用意，得來不覺費工夫。刻刻留心在腰間，腹內鬆靜氣騰然，尾閭中正神貫頂，滿身輕利頂頭懸。仔細留心向推求，屈伸開合聽自由，入門引路須口授，工用無息法自休。若言體用何爲準，意氣君來骨肉臣，詳推用意終何在，益壽延年不老春。歌兮歌兮百四十，字字眞切義無疑，若不向此推求去，枉費工夫遺歎惜。

打手要言

解曰，以心行氣，務沉着，乃能收斂入骨。所謂命意源頭在腰隙也。意氣須換得靈，乃有圓活之趣。所謂變轉虛實須留意也。立身中正安舒，支撑八面，行氣如九曲珠，無微不到。所謂氣徧身軀不稍擬也。發勁須沉着鬆靜，專主一方。所謂靜中觸動動猶靜也。往復須有摺疊，進退須有轉換。所謂因敵變化是神奇也。曲中求直，蓄而後發。所謂勢勢存心揆用意，刻刻留心在腰間也。精神提得起，則無遲重之虞。所謂腹內鬆靜氣騰然也。虛靈頂勁，氣沉丹田，不偏不倚。所謂尾閭中正神貫頂，滿身輕利頂頭懸也。以氣運身，務順遂，乃能便利從心。所謂屈伸開合聽自由也。心爲令，氣爲旗，神爲主帥，身爲驅使。所謂意氣君來骨肉臣也。

解曰，身雖動，心貴靜，氣須斂，神宜舒，心爲令，氣爲旗，神爲主帥，身爲驅使，刻刻留意方有所得。先在心，後在身，在身則不知手之舞之，足之蹈之，所謂舍己從人，引進落空，四兩撥千斤也。須知一動無有不動，一靜無有不靜，視動猶靜，視靜猶動，內固精神，外示安逸，須要從人，不要由己，從人則活，由己則滯。尙氣者無力，養氣者純剛。彼不動，己不動，彼微動，己先動。以己依人，務要知己，乃能隨轉隨接，以己粘人，必須知人，乃能不後不先。精神能提得起，則無雙重之虞，粘依能跟得靈，方見落空之妙。往復須分陰陽，進退須有轉合，機由己發，力從人借。發劤須上下相隨，乃一往無敵，立身須中正不偏，能八面支撑。靜如山岳，動若江河，邁步如臨淵，運劤如抽絲，蓄劤如張弓，發劤如放箭，行氣如九曲珠，無微不到，運劤如百鍊鋼，何堅不摧，形如搏兎之鵠，神如捕鼠之貓。曲中求直，蓄而後發，收卽是放，連而不斷。極柔軟，然後能極堅剛，能粘依，然後能靈活。氣以直養而無害，劢以曲蓄而有餘。漸至物來順應，是亦知止能得矣。

又曰

先在心，後在身，腹鬆，氣斂入骨，神舒體靜，刻刻在心。切記，一動無有不動，一靜無有不靜，視靜猶動，視動猶靜，動牽往來氣貼背，斂入脊骨，要靜。內固精神，外示安逸。邁步如貓行，運劢如抽絲。全身意在蓄神，不在氣，在氣則滯，有氣者無力，無氣者純剛，氣如車輪，腰如車軸。

又曰

彼不動，已不動，彼微動，己先動。似鬆非鬆，將展未展，劢斷意不斷。

又曰

每一動，惟手先着力，隨即鬆開，猶須貫串，不外起承轉合。始而意動，既而劤動，轉接要一線串成。氣宜鼓盪，神宜內斂，無使有缺陷處，無使有凹凸處，無使有斷續處。其根在脚，發於腿，主宰於腰，形於手指，由脚而腿而腰，總須完整一氣，向前退後，乃得機得勢，有不得機得勢處，身便散亂，必至偏倚，其病必於腰腿求之，上下前後左右皆然，凡此皆是意，不是外面。有上即有下，有前卽有後，有左卽有右，如意要向上，卽寓下意，若將物掀起，而加以挫之之力，斯其根自斷，乃壞之速而無疑。虛實宜分清楚，一處自有一處之虛實，處處總此一虛實，周身節節貫串，勿令絲毫間斷。

禹襄武氏幷識

打手歌

掤攦擠按須認眞，上下相隨人難進，任他巨力來打我。牽動四兩撥千斤，引進落空合卽出，黏連粘隨不丟頂。

打手撒放

掤，上平業，入聲噫，上聲咳，入聲呼，上聲吭，呵，哈。

震按，此譜俗字別字極多，今亦不爲一一辨正，以識者自能知之。惟粘連黏隨不丟頂，粘卽黏字，郝月如先生讀作沾連粘隨，考陳子明本作沾連粘隨就屈伸，字正作沾，則知李亦畬以粘爲沾，乃筆誤耳。

李亦畬遺著八篇

太極拳小序

太極拳不知始自何人，其精微巧妙，王宗岳論詳且盡矣。後傳至河南陳家溝陳姓，神而明者，代不數人。我郡南關楊某愛而往學焉，專心致志，十有餘年，備極精巧，旋里後，市諸同好，母舅武禹襄見而好之，常與比較，伊不肯輕以授人，僅能得其大概。素聞豫省懷慶趙堡鎮有陳姓名清平者，精於是技，逾年，母舅因公赴豫省，過而訪焉，研究月餘，而精妙始得，神乎技矣。予自咸豐癸丑年二十餘，始從母舅學習此技，口授指示，不遺餘力，奈予質最魯，廿餘年來，僅得皮毛。竊意其中更有精巧，茲僅以所得，筆之於後，名曰五字訣，以識不忘所學云。

光緒辛巳仲秋念六日，亦畬氏謹識。

五字訣

一曰心靜

心不靜，則不專，一舉手，前後左右，全無定向，故要心靜。起初舉動未能由己。要悉心體認，隨人所動，隨屈就伸，不丟不頂，勿自伸縮。彼有力，我亦有力，我力在先。彼無力。我亦無力，我意仍在先。要刻刻留心，挨何處心要用在何處，須向不丢不頂中討消息，從此做去，一年半載，便能施於身。此全是用意，不是用劢。久之，則人爲我制，我不爲人制矣。

二曰身靈

身滯則進退不能自如，故要身靈。舉手不可有呆像，彼之力方碍我皮毛，我之意已入彼骨裏。兩手支撑，一氣貫串，左重則左虚，而右已去，右重則右虚，而左已去。氣如車輪，周身俱要相隨，有不相隨處，身便散亂，便不得力，其病於腰腿求之。先以心使身，從人不從已，後身能從心，由已仍是從人。由已則滯，從人則活，能從人，手上便有分寸，秤彼劢之大小，分厘不錯，權彼來之長短，毫髮無差，前進後退，處處恰合，工彌久而技彌精矣。

三曰氣斂

氣勢散漫，便無含蓄，身易散亂，務使氣斂入脊骨，呼吸通靈，周身罔間。吸爲合爲蓄，呼爲開爲發，蓋吸則自然提得起，亦挐得人起，呼則自然沉得下，亦放得人出，此是以意運氣，非以力使氣也。

四曰劤整

一身之劤，練成一家，分清虛實，發劤要有根源。劤起於脚根，主於腰間，形於手指，發於脊背。又要提起全付精神，於彼劤將出未發之際，我劤已接入彼劤，恰好不後不先，如皮燃火，如泉湧出，前進後退，絲毫不亂，曲中求直，蓄而後發，方能隨手奏效，此謂借力打人，四兩撥千斤也。

五曰神聚

上四者俱備，總歸神聚，神聚則一氣鼓鑄，鍊氣歸神，氣勢騰挪，精神貫注開合有致，虛實淸楚，左虛則右實，右虛則左實，虛非全然無力，氣勢要有騰挪，實非全然占煞，精神要貴貫注，緊要全在胸中腰間運化，不在外面。力從人借，氣由脊發，胡能氣由脊發，氣向下沉，由兩肩收於脊骨，注於腰間，此氣之由上而下也，謂之合。由腰形於脊骨，布於兩膊，施於手指，此氣之由下而上也，謂之開。合便是收，開卽是放，懂得開合，便知陰陽。到此地位，工用一日，技精一日，漸至從心所欲，罔不如意矣。

撒放密訣

擎，引，鬆，放。

擎起彼身借彼力，（中有靈字。）引到身前劲始蓄，（中有斂字。）鬆開我劲勿使屈，（中有靜字。）放時腰脚認端的。（中有整字。）

走架打手行工要言

昔人云，能引進落空，能四兩撥千斤，不能引進落空，不能四兩撥千斤，語甚賅括，初學末由領悟，予加數語以解之，俾有志斯技者，得所從入，庶日進有功矣。欲要引進落空，四兩撥千斤，先要知己知彼，欲要知己知彼，先要舍已從人，欲要舍已從人，先要得機得勢，欲要得機得勢，先要周身一家，欲要周身一家，先要周身無缺陷，欲要周身無缺陷，先要神氣鼓盪，欲要神氣鼓盪，先要提起精神，神不外散，欲要神不外散，先要神氣收斂入骨，欲要神氣收斂入骨，先要兩股前節有力，兩肩鬆開，氣向下沉，劤起於脚根，變換在腿，含蓄在胸，運動在兩肩，主宰在腰，上於兩膊相繫，下於兩腿相隨，劤由內換，收便是合，放卽是開，靜則俱靜，靜是合，合中寓開，動則俱動，動是開，開中寓合，觸之則旋轉自如，無不得力，纔能引進落空，四兩撥千斤。平日走架，是知己工夫，一動勢先問自己，周身合上數項不合，少有不合，卽速改換，走架所以要慢不要快。打手是知人工夫，動靜固是知人，仍是問己，自己安排得好，人一挨我，我不動彼絲毫，趁勢而入，接定彼劤，彼自跌出。如自己有不得力處，便是雙重未化，要於陰陽開合中求之，所謂知己知彼，百戰百勝也。

李亦畬太極拳譜跋

此譜得於舞陽縣鹽店，兼積諸家講論，並參鄙見，有者甚屬寥寥。間有一二有者，亦非全本，自宜重而珍之，切勿輕以予人。非私也，知音者少，可予者其人更不多也，愼之愼之。

光緒辛巳中秋廿三日，亦畬氏書。

摘錄廉讓堂本太極拳譜

太極拳釋名 第一章

太極拳一名長拳，又名十三勢。長拳者，如長江大海，滔滔不絕也。十三勢者，分掤、握、擠、按、採、挒、肘、靠、進、退、顧、盼、定也。掤握擠按，卽坎離震兌，四正方也，採挒肘靠，卽乾坤艮巽，四斜角也，此八卦也。進步退步左顧右盼中定，卽金木水火土也，此五行也。合而言之曰十三勢。是技也，一着一勢，均不外乎陰陽，故又名太極拳。

十三勢架

藍鵲尾，單鞭，提手上勢，白鵝亮翅，摟膝拗步，手揮琵琶勢，摟膝拗步，手揮琵琶勢，搬攬捶，如封似閉，抱虎推山，單鞭，肘底看捶，倒輦猴，白鵝亮翅，摟膝拗步，三甬背。單鞭，紜手，高探馬，左右起脚，轉身，踢一脚，踐步打捶，翻身二起，披身，踢一脚，蹬一脚，上步搬攬捶，如封似閉，抱虎推山，斜單鞭，野馬分鬃，單鞭，玉女穿梭，單鞭，紜手下勢，更雞獨立，倒輦猴，白鵝亮翅，摟膝拗步，三甬背，單鞭，紜手，高探馬，十字擺連，上步指膽捶，上勢藍鵲尾，單鞭，下勢，上步七星，下步跨虎，轉脚擺連，彎弓射虎，雙抱捶。

十三刀 第二章

按刀，青龍出水，風捲殘花，白雲蓋頂，背刀，迎墳鬼迷，振脚提刀，撥雲望日，避刀，霸王舉鼎，朝天一柱香，拖刀敗勢。

手揮琵琶勢。

十三杆 第四章第四節

搠一杆，青龍出水，童子拜觀音，餓虎撲食，攔路虎，拗步，斜劈，風掃梅，中軍出隊，宿鳥入巢，拖杆敗勢，靈貓捕鼠，手揮琵琶勢。

各勢白話歌 第四章 第一節

提頂吊膽心中懸，鬆肩沉肘氣丹田，裹襠護肫須下勢，涵胸拔背落自然，初勢左右懶扎衣，雙手推出拉單鞭，提手上勢望空看，白鵝亮翅飛上天，摟膝拗步往前打，手揮琵琶躲旁邊，摟膝拗步重下勢，手揮琵琶又一番，上步先打迎面掌，搬攬捶兒打胸前，如封似閉往前按，抽身抱虎去推山，回身拉成單鞭勢，肘底看捶打要間，倒輦猴兒重四勢，白鵝亮翅到雲端，摟膝拗步須下勢，收身琵琶在胸前，按勢翻身三甬背，扭頸回頭拉單鞭，紜手三下高探馬，左右起脚誰敢攔，轉身一脚栽捶打，翻身二起踢破天，按身退步伏虎勢，踢脚轉身緊相連，蹬脚上步搬攬打，如封似閉手向前，抱虎推山重下勢，回頭再拉斜單鞭，野馬分紜往前進，扎懶衣服果新鮮，回身又把單鞭拉，玉女穿梭四角全，更拉單鞭眞巧妙，紜手下勢探清泉，更雞獨立分左右，倒輦猴兒又一番，白鵝亮翅把身長，摟膝前手在下邊，按勢青龍重出水，轉身復又拉單鞭，紜手高探對心掌，十字擺連往後翻，指膛捶兒往下打，懶扎衣服緊相連，再拉單鞭重下勢，上步就排七星拳，收身退步拉跨虎，轉脚去打雙擺連，海底撈月須下勢，彎弓射虎項朝天，懷抱雙捶誰敢進，走偏天下無人攔，歌兮歌兮六十句，不遇知已莫輕傳。

四字密訣 **第五章　第三篇**

敷，敷者，運氣於已，敷布彼勁之上，使不得動也。蓋，蓋者，以氣蓋彼來處也。對，對者，以氣對彼來處，認定準頭而去也。吞，吞者，以氣全吞而入於化也。

此四字無形無聲，非懂勁後，練到極精地位者，不能知。全是以氣言，能直養而無害，始能施於四體，四體不言而喻矣。

馬同文本十三勢架

懶扎衣，單鞭，提手上勢，白鵝亮翅，摟膝腰步，手回琵琶勢，摟膝腰步，手回琵琶勢，上步搬攬捶，如封似背。抱虎推山，單鞭，肘底看捶，倒輦猴，白鵝亮翅，摟膝拗步，手回琵琶勢，按勢青龍出水，三通背，單鞭，抎手，高探馬，左右起脚，轉身蹬一脚，踐步打捶，翻身二起，披身，踢一脚，蹭一脚，上步搬攬捶，如封似背，抱虎推山，斜單鞭，野馬分鬃，單鞭，玉女穿梭，單鞭，抎手，下勢，更雞獨立，倒輦猴，白鵝亮翅，摟膝拗步，三通背，單鞭，抎手，高探馬，十字脚，上步指膾捶，上步七星，下步跨虎，轉脚擺連，彎弓射虎，雙抱捶。

佚名氏陰符鎗譜敍

蓋自易有太極，始生兩儀，而陰陽之義以名。然，道所宜一，理百體而安萬化者，則不存乎陽而存乎陰。孔子曰，尺蠖之屈，以求伸也，（依唐豪改，原文伸下尙有一之字。）龍蛇之蟄，以存身也，古今來言道之家本乎此，（依唐豪改，原文道字下無之字。）卽古今來談兵之家，亦有未能出乎此者也。（震按有未二字似誤倒。）每慨世之所謂善槊者，類言勢而不言理，夫言勢而不言理；（依唐唐改，原文言勢之言訛作宰。）是徒知有力而不知有巧也，非精於技者矣。

山右王先生，自少時經史而外，黃帝老子之書，及兵家言，無書不讀，而彙通擊刺之術，（依唐豪改，原文擊訛繫。）鎗法其尤精者也。蓋先生深觀於盈虛消息之機，熟悉於止齊步伐之節，依唐豪改，原文伐訛作法。簡練揣摩，自成一家，名曰陰符鎗。噫，非先生之深於陰符，而能如是乎。辛亥歲，先生在洛，卽以示予，予但觀其大略，而未得深悉其蘊，每以爲憾。予應鄉試居汴，而先生適館於汴，退食之餘，復出其稿示予，依唐豪改，原文稿訛館。乃悉心觀之。先生之鎗，依唐豪改，原文之下衍一館字。其潛也，若藏於九泉之下，其發也，若動於九天之上，上下無窮，唐豪改爲變化無窮，云原文此句作下無窮，震按，此句當爲上下無窮，因此句之首與上句之末字復，致脫去一字，非變化無窮也，唐豪誤改。剛柔相易，而其總歸於陰之一字，此誠所謂陰符鎗者也。夫理無大小，道有淺深，隨人所用，皆可會於一源。陰符經言道之書，廣大悉備，而先生取其一端，用之一鎗，然則觀之於鎗，亦可知先生之於道矣。依唐豪改，之原作知。昔楊氏之鎗，自云二十年梨花鎗，天下無敵手。夫以婦人而明鎗法，不過知其勢，未必能達其理意也，而猶能著一時而傳後世若此。

況先生深通三教之書，準今析古，精練而成，而謂不足傳於天下後世乎。

先生常謂予曰，（震按常似當作嘗。）予本不欲譜，但悉心於此中數十年，（依唐豪改，原文於字在但字下。）而始少有所得，不以公之天下，亦烏之於功若知其是哉。（唐豪云，此兩句當有訛。震按，此兩句似當爲亦烏知於功若是其難哉。）於是將鎗法集成爲訣，而明其進退變化之法，囑序於予，因誌其大略，而爲之序云。（唐豪云原文云，下尙有一戕字。）乾隆歲次乙卯。（震按，觀此句則云下之誤字，當爲乾字之衍文而又誤書者。）

太極拳考信錄下卷文徵竟

後序

徐震曰，予撰太極拳攷信錄竟，復得二事。一曰，陳溝之拳經總歌，與王宗岳太極拳譜打手歌，精粗互異。二曰，陳氏拳械彙編中，述四槍對扎法，及八槍對扎法，所稱大門小門，不見於其他器械歌訣。合二事以觀之，又可見陳溝太極拳得諸王宗岳。按文徵中拳經總歌，其文散漫多浮辭，王氏譜中打手歌，其文簡要不詞費，拳經總歌所言，雜以顯見於外之粗法，打手歌全用精微之察勁。至王宗岳太極拳論之淵妙，復爲陳氏舊譜所未有，可見陳氏雖有得于王宗岳，猶未若王氏之精醕也。以王氏論拳之精絕，足徵其功力之深至，宜乎能折服陳氏也。觀拳經總歌首句縱放屈伸人莫知，與王氏太極拳論中隨曲就伸，人不知我，我獨知人，語意相合，此又王氏緒論，流傳陳溝之確證也。按，四槍法予曾受諸郝月如先生，其步法與太極活步推手全同。又觀陳氏拳械彙編中四槍對扎，八槍對扎，所稱從大門扎，從小門扎，皆用陰符槍譜語，陰符槍爲王宗岳之作，既已證明，是則陳氏非僅得王宗岳之拳法，亦幷聞其槍法也。陰符鎗譜上平勢七則中有云，彼鎗扎高我門大，我搭鎗如蛇纏物。連足趕上二轉，將彼鎗扶在中，盡正力使下，即用單手扎出，小門同。彼從大門，不論上中下三門扎我，即乘扎之時，開右步，隨右步躲開彼鎗，用單手盡力中平扎彼大門，是爲青龍獻爪。又中平勢十三則第一則云，立身要正，平鎗在臍上，彼中平扎我大門，我用圈法圈開彼鎗單手扎出。又下平勢十一則第一則云，彼中平梨花滚袖鎗扎我，我用陰陽手一仰一合輕敲彼鎗，連足退後要扎他，他轉鎗之時，我撤前手單手扎出。第二則云，彼低粘我，不論大小門，我與（唐注豪云疑是於字之注）。他落鎗之時，進前步，起身扎他咽喉，此下平勢俱可用之。又川袖挑手穿指搭外搭裹十七則第十三則云，凡扎鎗不必著數太多，博而不精，終屬無益，只在要緊處操演精熟，變化無窮而已，所謂兵不在多而在精者也。第十四則云，凡與人扎鎗，我發鎗扎彼，彼從大門拿開，我鎗洛（唐豪云當是落字）。左，不必着急，看其高來，我倒後步，盡力一抽，洛（唐豪云當是落字）。拖刀勢，反身單手扎出，看其低來，我倒後步作羣攔勢，逼住他鎗。難曰，謂拳經總歌未若打手歌之精，信矣。然陳氏拳械彙編中亦有打手歌，安知陳氏非先有粗率之拳經總歌，後有簡賅之打手歌，王宗岳獨取其簡賅者乎。王宗岳之陰符槍，又安知非由陳氏四鎗對扎八鎗對扎所化出者乎。觀陳氏八鎗名稱，有横掃眉，面纏背搠等名目，與十三鎗名稱同，而陰符鎗之青龍獻爪，羣攔勢，亦見於陳氏二十四鎗中，夫寧非王得諸陳之證耶。王氏鎗法，既得諸陳氏，則其拳法受之陳氏可知矣。應之曰，是不然。拳經總歌與打手歌，非獨理有精粗，其辭氣亦異焉。試以拳經總歌與陳溝其他拳架歌訣比觀，辭氣意味皆相類，打手歌之辭氣意味獨不相類，足明打手歌非陳氏所本有也，卽此一端，已足定王陳之授受，況餘證尚多乎。至於鎗法，則二十四鎗原爲楊家梨花鎗法，述於紀效新書，陰符鎗譜後有詩四首，其第二首有句云，心須忘手手忘鎗，（震按譜兩忘字皆作望，此誤字也，說見下。）第四首有句云，靜處爲陰動則符，紀效新書長鎗總說有云，心能忘手，手能忘鎗，圓神而不滯，又莫貴於靜也，此爲詩語所本，則王氏鎗法亦出于梨花鎗，故有青龍獻爪羣攔勢之名稱，是不能爲王取諸陳之證，誠以楊家梨花鎗，聲名甚盛，非祇陳溝傳習此法也。觀陳溝器械歌訣，除四鎗八鎗對扎兩種外，餘如雙刀名稱暨歌訣二十四鎗歌訣，盤羅棒訣語，大戰朴鐮歌訣，春秋刀訣語，無一用大門者，而獨見于四鎗八鎗之對扎，又觀陰符鎗中，直無一處襲陳溝器械歌訣中語，此爲王學於陳乎，抑陳學於王乎，有識者自能辨之也。至於十三鎗之架式，必陳氏本王宗岳之意理而造成，王宗岳授陳家鎗拳，皆爲理法而非架式，故陳氏造十三鎗，仍用其舊有鎗式之名也。其述四鎗八鎗與陰符鎗譜猶不盡同者，陰符鎗譜專言實用之理法，四鎗八鎗所述，尚是肄習時對扎之式也。此義爲本論輔論中所未及，故述之爲後序云。

附録　答張君書

士一吾兄講席，尊序筆勢曲折，無一浮辭，至深欽感。又承商榷數事，謹條答如次。

兄于太極拳不始於陳溝證篇注云，竊疑清萍或以族中無如張炎者，或有之而事實上未能從學，以從張炎爲便，信然，則子明之言，不能絕對證其爲非。

震按，陳君子明言陳清萍雖學於張炎，張炎亦習陳氏太極者。震以爲陳氏族中如陳有本之精詣，外來習太極者，豈能過之，如清萍已從學於有本，無須更學於張炎，然則張炎之學，殆非太極拳，卽爲太極，意其來源不出於陳氏，故清萍有取耳，以此證陳氏亦習外來拳術，故不取子明之言。尊論第一種理由，弟仍可以此說解答，至第二種理由，則或所難免。抑或清萍初從張炎，後從陳有本，亦未可知，則謂張炎亦習陳氏太極者，誠如兄云，不能絕對證其爲非也。惟震此段文字，其用意在證明陳溝非不習外來武藝耳，此下尚有三證，則此證成立與否，無關重要，今爲力求謹嚴計，特將此段删去。

兄於楊武兩家拳譜異同篇註云，竊疑拳架名目韻語，李手寫本中無有，僅見於月師之弟抄本中，或係爲眞大師所作，亦未可知。（震按，月師之弟抄本，即考信錄中所謂逸錄本。）

震按，李氏手寫本，並未將武禹襄及己之著作，盡行錄入，試以李槐蔭所編廉讓堂本比觀，即可證明。且如十三刀十三杆名目，手寫本中皆無，而月師之弟抄本中有，廉讓堂本中亦有，此其例也。拳架名目韻語，亦見於廉讓堂本中，此必據亦畬之遺墨編錄者，可證其不出於爲公。且月師雖言其父爲眞作，然當時語氣，震覺其亦在猶豫中，非决定語也。

兄於總擊要義篇註云，曾聞月師言自稱爲其父之弟子者甚多，惟其父認爲正式弟子，而得其精要者，絕無。卽某某等數人，亦未眞能明瞭此拳，而練至如月師自己之樣子。

弟言爲眞傳人甚多，其子月如及弟子孫祿堂所授尤衆，故今之出於武氏一系者，亦稱郝派，此數語祇以說明武氏之傳，後稱郝派，由于從學者多耳，初非謂從學於爲公者，盡得眞傳也。同從一師，學業固可大有高下，此書主於述拳派分流之迹，而非衡論學業之高下，則此處並無語病。

此篇中兒又註云，打手歌似非王宗岳所著，因其太極拳論中有察四兩撥千斤之句，顯非力勝，而四兩撥千斤之句，見于打手歌，則打手歌似爲王宗岳以前人所作，十三勢及行工歌訣亦疑王氏以前人所作，月師曾然此說

鄙意謂太極原譜出于王宗岳所編定耳，除太極拳論外，本不謂其餘文辭，盡是宗岳所作，或有舊日太極拳家之遺文，經宗岳删潤入編，亦未可知。但今已無法再爲考明，故此編之所研求，以能考見王氏所編之譜爲止，書中雖有此意，在文字間尚未提明，輒因兒言而一發之。

此編中兒又註云，打手要言分爲兩節，不知依何本，曾將月師之油印本（即李手抄本。）中之打手要言至武禹襄拜識各節照內容審出其前十節

各有夾註者。係解行功歌訣者，其後解曰身雖動至勿令絲毫間斷各節，係解打手歌者，此本中打手要言之標題，應在解曰身雖動之前，而此各節又須在後列打手歌之後，依此，則打手要言似非王宗岳所著，而係武禹襄所著，月師然此說。

弟意打手要言四字，爲王宗岳所編太極拳譜中原有之標題，並非謂李寫本打手要言之文，皆王氏原譜所有之文，王氏原譜中，止有六句，以內固精神，外示安逸，爲一節，以彼不動，己不動，彼微動，己先動，爲一節，其餘諸文，皆武禹襄所作。但禹襄文中，幷此六句亦包括在內，亦畬以有原譜之文在內，故仍用其舊題耳。其實禹襄已曾改爲十三勢行工心解矣，觀楊氏譜之標題可見也。所以知原文祇此六句，且分兩節者，以此六句萇乃周書中亦引及之，萇爲乾隆時人，在武禹襄前，必非萇氏引武氏之文，足證此六句爲王譜所原有。萇氏引此六句，分在兩處，卽武氏雖以此六句，幷入己作，然亦分在兩節之中，此王氏原譜分爲兩節之證也。本書楊武兩家拳譜異同，及王宗岳舊譜鈎沉兩篇中，已詳言之矣。

兄所商論各條，並有關考證，此書當收入考信錄中，俾閱者得共見也。

弟徐震拜啟。十二月五日。

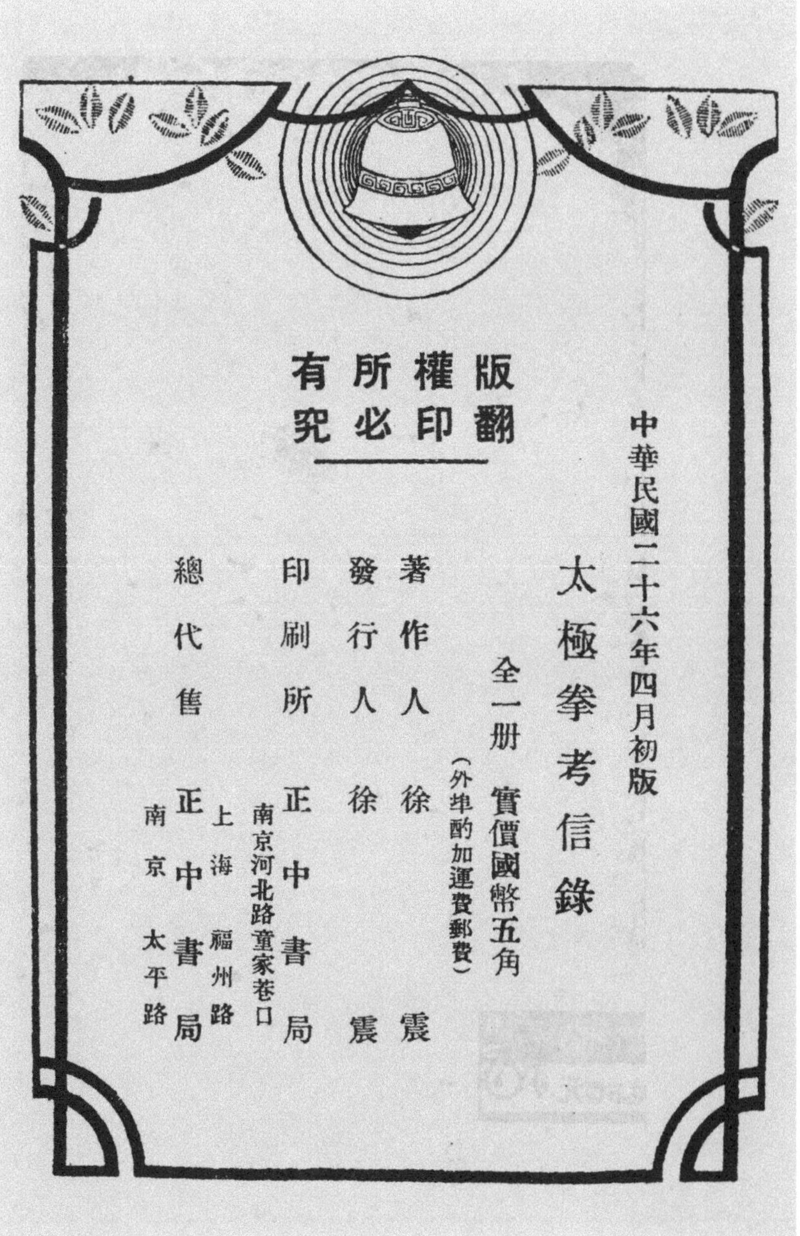

中華民國二十六年四月初版

太極拳考信錄

全一册 實價國幣五角

（外埠酌加運費郵費）

著作人 徐震

發行人 徐震

印刷所 正中書局

南京河北路童家巷口

總代售 正中書局

上海 福州路

南京 太平路

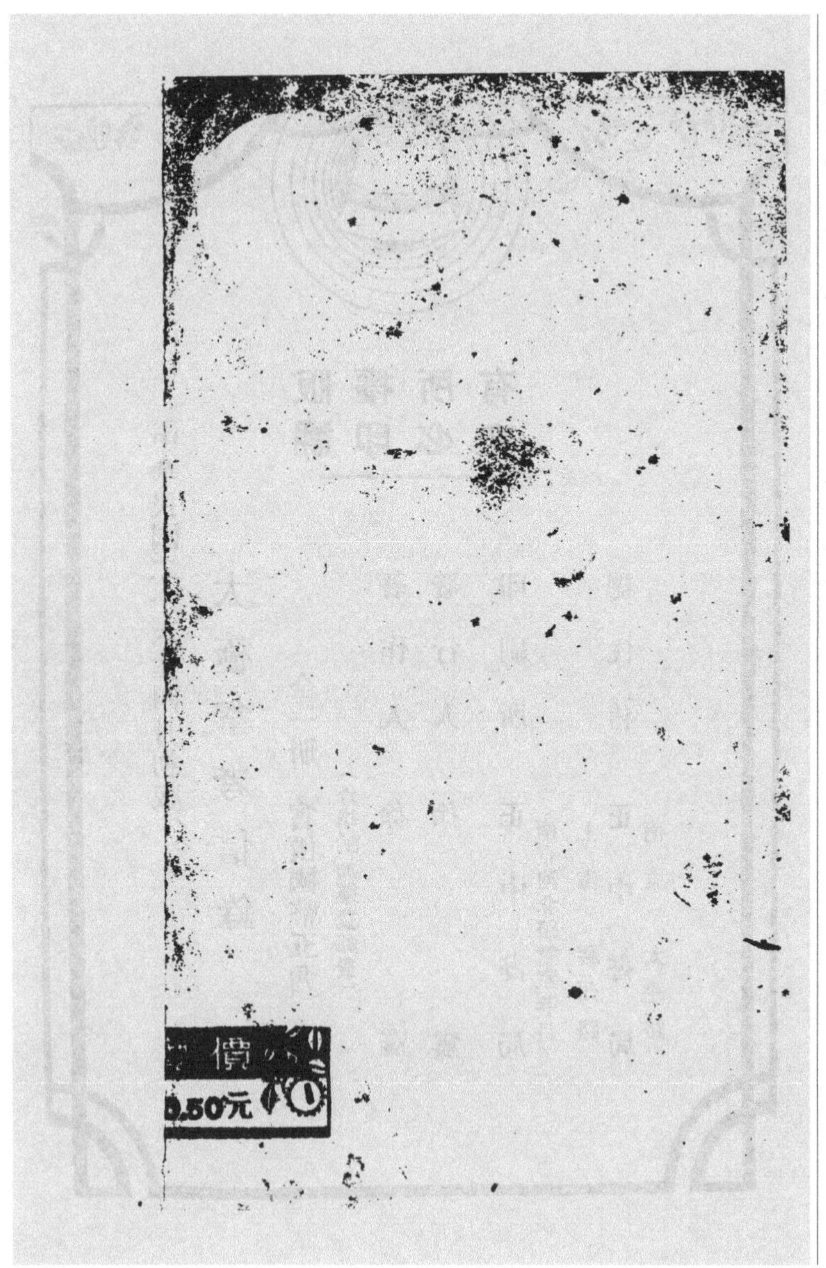
價
0.50元

自修／適用吳鑒泉氏的太極拳

陳振民　馬岳樑　編著

康健雜誌社　民國二十四年出版

陳振民
馬岳樑 編著

自修適用 吳鑑泉氏的太極拳

康健雜誌社發行

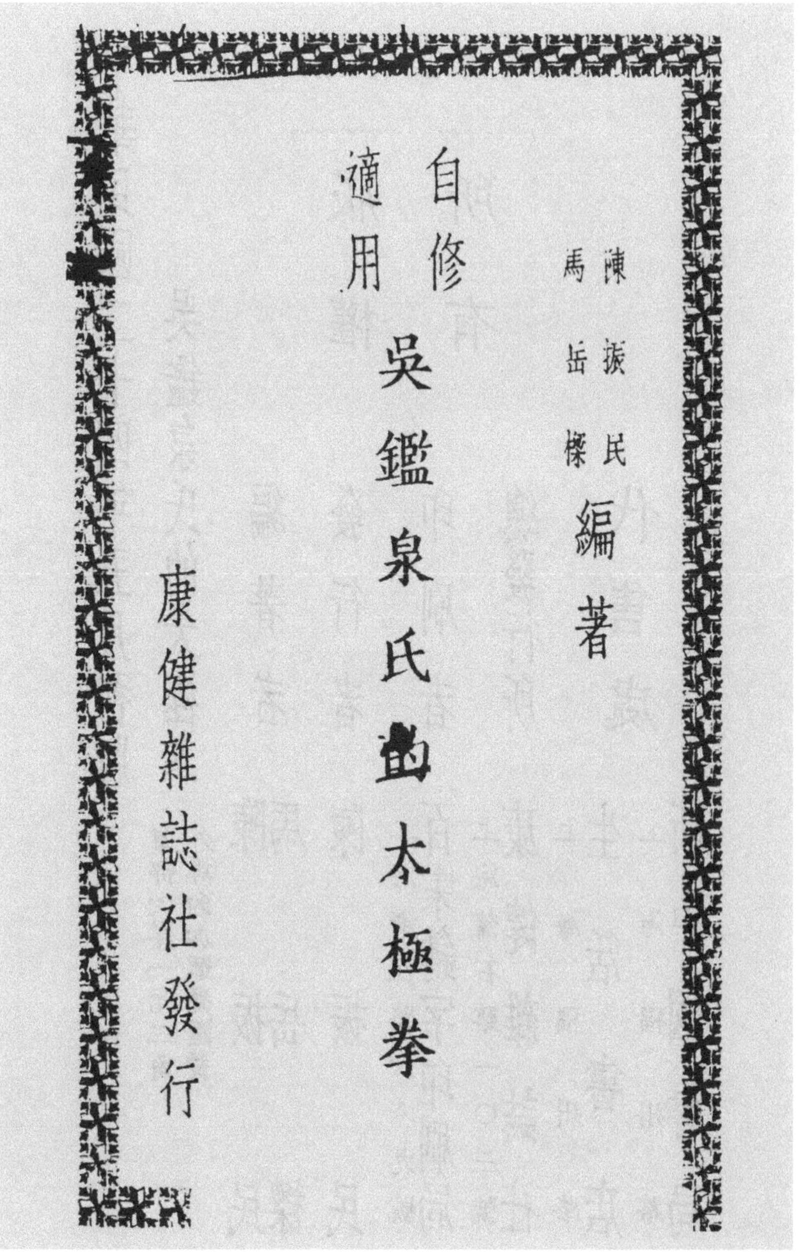

自修
適用
吳鑑泉氏的太極拳
陳振民
馬岳樑
編著
康健雜誌社發行

中華民國二十四年五月初版

吳鑑泉氏的太極拳

每部大洋一元二角
外埠酌加運費匯費

編著者　陳振民　馬岳樑

發行者　陳振民

印刷者　百宋鑄字印刷局　上海浙江路六八九號

總發行所　康健雜誌社　上海蒲石路一〇三號

代售處　生活書店　上海福州路
　　　　新中國書局　上海福州路

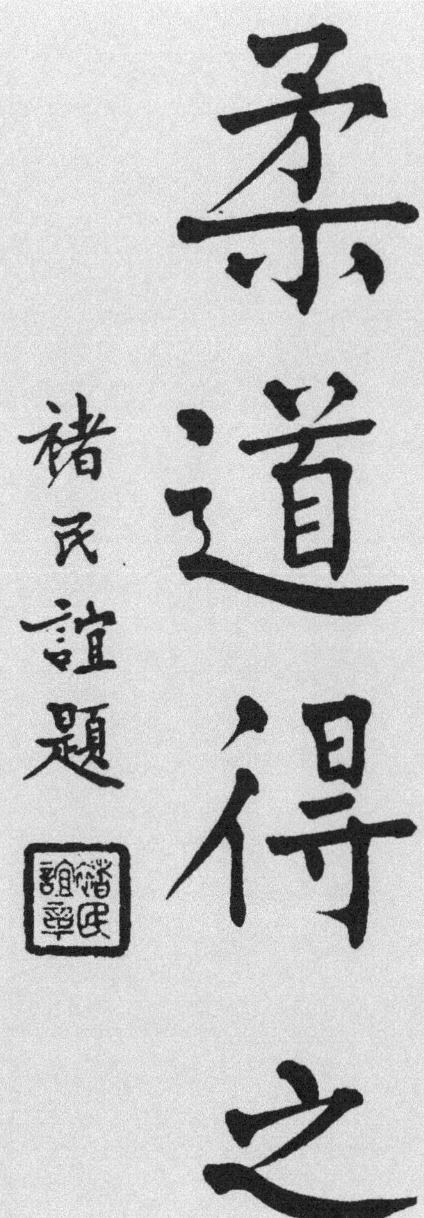
柔道得之
褚民誼題

徐序

余從吳師鑑泉習太極拳十有餘年惜以事務紛繁未能專心練習造詣甚淺丁卯歲離平南歸雖曾就一得之愚著太極拳淺說以為初學之一助第於斯術妙理及吳師所授精義未能闡發萬一中心時覺耿耿年來太極拳盛行於世從事著作者亦日見其夥均能以個人經驗供大衆探討實與斯術前途大有裨益今者陳君稼軒與馬君岳樑又有圖解之作陳君長於文學斯術亦研究有素馬

君為吳師快婿造詣之深遠勝於余且諳醫藥生理之學二、君合力以成斯編其必能將斯術奧妙及吳師多年心得詳為闡發嘉惠後學自不待言顧余平日嘗謂太極拳術重意不重形學者若泥於圖式之剖解而徒求姿勢之形似仍難免有探驪遺珠刻舟求劍之誤是則不能不標而出之以期善讀此書者之細心體會焉

中華民國二十三年十二月二十七日徐致一敬序

自序一

余與吳師鑑泉夙具世誼余幼嗜外家拳術練習十稔進步殊鮮師謂余日練拳貴專一汝若棄所學而從余余當以技授汝自是余遂從師專攻太極拳數歷寒暑不少輟漸知太極拳之妙由民國十七年師遊上海翌年余亦應上海紅十字會總醫院之聘得繼續受教并與師兄子鎮(師長子)朝夕研摩獲益匪淺今春與陳君振民言及本門風行全國而未有適當自修之書籍頗以爲憾陳君乃與余合作此書以便初學嗣徵得師之同意因草是篇謬誤之處尚希海內大方家指正爲

民國二十四年五月　馬岳樑謹識

原書缺頁

自序二

余之練習國術由於伍君國洽介紹余入精武體育會始越一年李君道光邀余襄辦上海市國術館余益從事於內外各家拳術之探討從張君文義習外家拳從姚君馥春習內家拳嗣延吳先生鑑泉入館任武當門主任乃專從其練太極拳術先生循循善誘頗能引起余之興趣惟其時事務龐雜起居無定則故或作或輟進步殊鮮一二八後余屏絕外事專一於著述鑑於歷來所辦團體事業勞力大而收效微欲以文字鼓吹健康乃刊行康健雜誌以償夙願一日吳先生訪余余告以此舉並請其以太極拳攝影示範先生欣然諾嗣攝圖九十餘幅分登康健雜誌余加以說明顧太極拳之變動不居本難著筆益以倉卒脫稿付梓時復未親加校讐故於動作方向不免有脫落失檢之處嗣與馬君岳樑計議廢棄初稿先立基本動作之各項然後逐式闡述之編著時由馬君演

勢余執筆記錄最後則雙方審察說明之當否務期文字與動作若合符節並由馬君補攝動作六十餘幅於各式姿勢纖悉靡遺其動作繁複者則分攝正側背各圖以明之而方向有一定敘述依次序體裁取通俗學者得此足以自修矣太極拳在國術中之地位世有定評毋待贊述其博大精深處本非此百餘頁之册子可以備載余與馬君編著之旨在因內地師資缺乏有志者若於無門可入特藉此以爲其階梯而已尚希海內　方家不吝指教以匡不逮是幸

中華民國二十四年夏至日　陳振民謹識

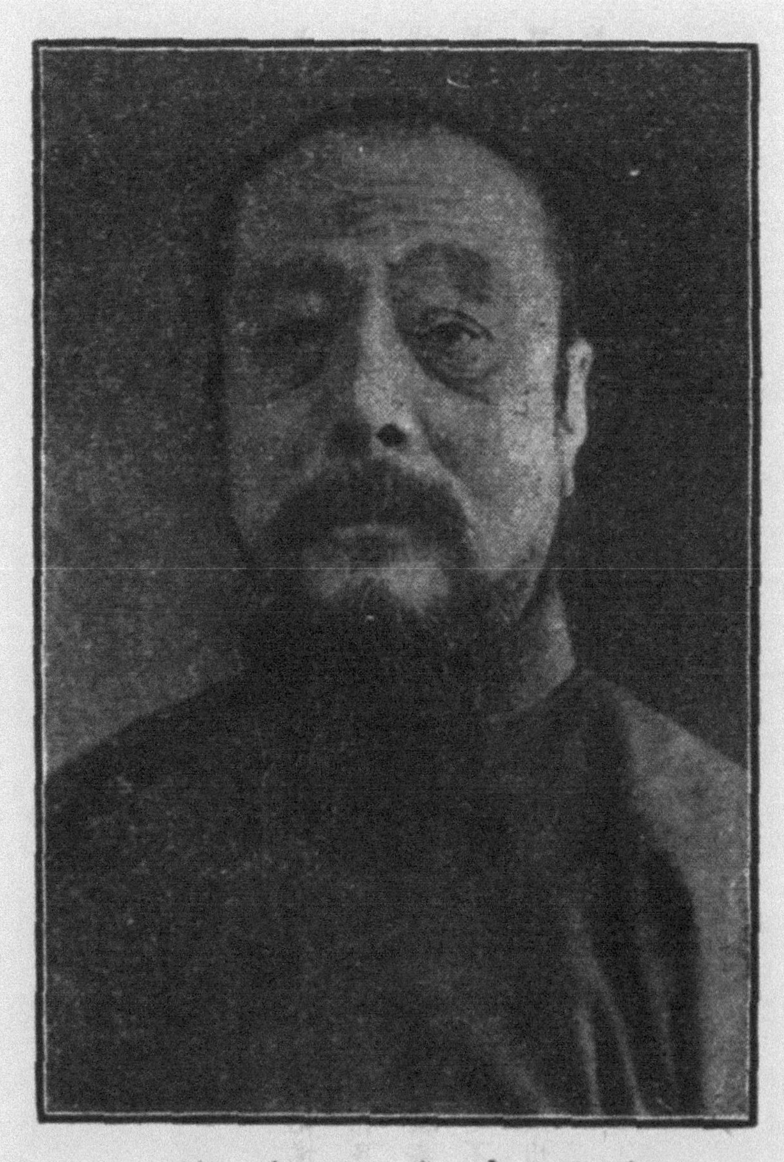

吳鑑泉先生肖影

吳鑑泉先生略歷

吳先生鑑泉河北大興縣人幼從其尊人全佑先生習太極拳術及長愈致力研究日臻化境民國三年任總統府衛隊旅中校武術教官并任北平體育專門學校教員當代知名之士如褚民誼熊式輝屈映光顧孟餘袁良徐致一諸氏皆先後從之學民國十七年南來滬上任上海市國術館董事兼武當門主任幷任精武體育會教師年近耳順而精力健壯如少年氣度雍容驟視之不知其爲身懷絕技之國術家也二十四年春先生剏設鑑泉太極拳社於上海福煦路慈惠南里出其緒餘以惠後學對於肄習者循循善誘不自珍祕洵國術界之典型也

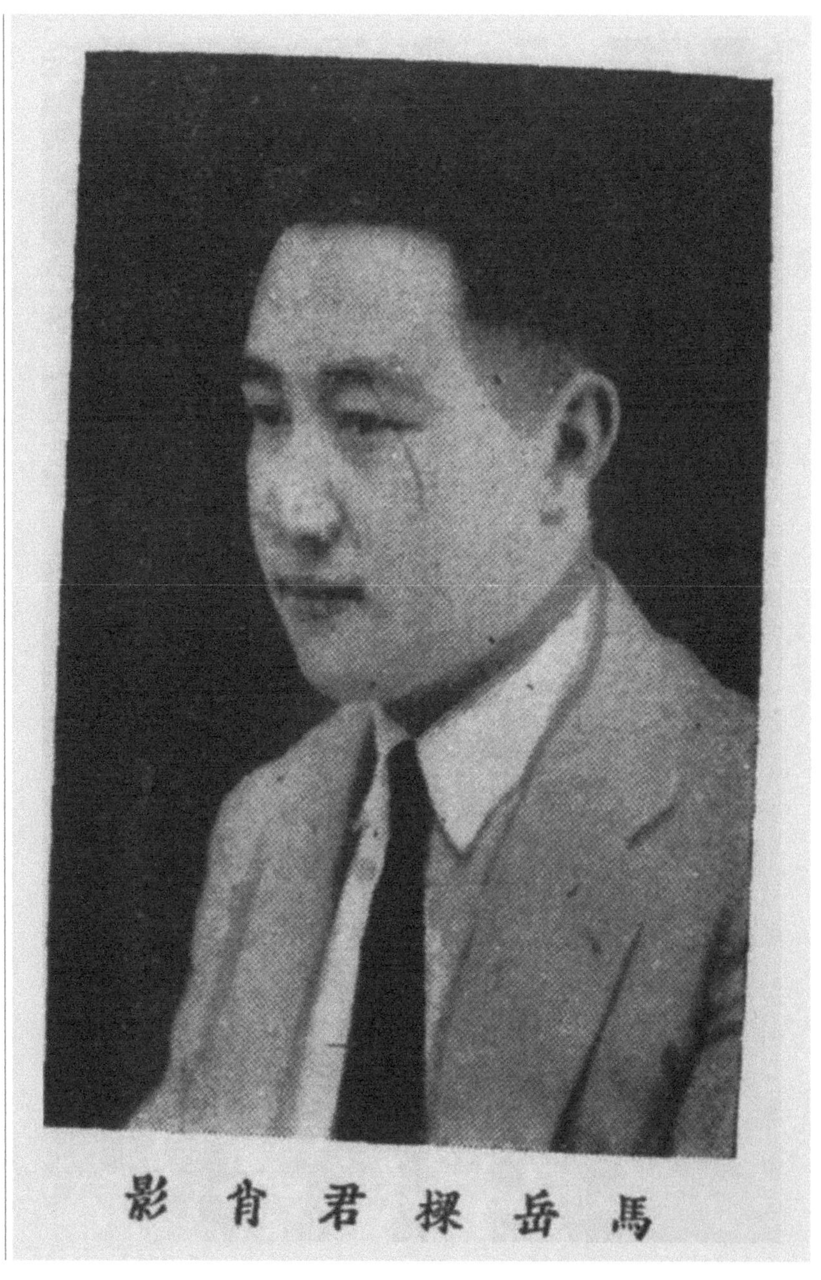

馬岳樑君肖影

凡例

一　本書係供初學者自修而設，故插圖求其完備。說明取其明瞭，讀者細心揣摩，不難無師自通。

二　本書各圖皆爲南向，即北十南（東西），故圖中所攝之影，其身體之方向，手足之位置，可以一目了然。

三　各圖動作涉於繁複，或一部分有所遮蔽者，本書每附有側面或背面等圖，以參資攷。此種參攷之圖，其方向無定，非若正圖（無側面背面字樣者皆爲正圖）之一律南向，請注意！

四　本書說明大概有一定次序。首爲全身，次爲腿與足，次爲臂與手，最後爲眼。惟各個動作往往有同時幷行者，亦有次第行之者，讀者須細心體會之。

五 說明與圖，絲絲入扣，讀者極易按式練習。俟各式練習嫻熟，然後連貫練習之。蓋太極拳之練習法本爲一貫，爲初學便利計，始分析爲各式也。

六 太極拳的練法一章（卽第四章）頗爲重要，讀者宜時時玩索之。其中體質與精神之準備，初練時卽宜著重，以期易於入門，而養成良好之慣習。

七 基本動作一章（卽第五章）爲初學者之基礎。其中各法先宜嫻習，練拳時可事半而功倍。

八 附錄中之經論歌訣，爲太極拳精華之所萃。初學者熟讀而揣摩之，則功夫可以猛進矣。

著者識

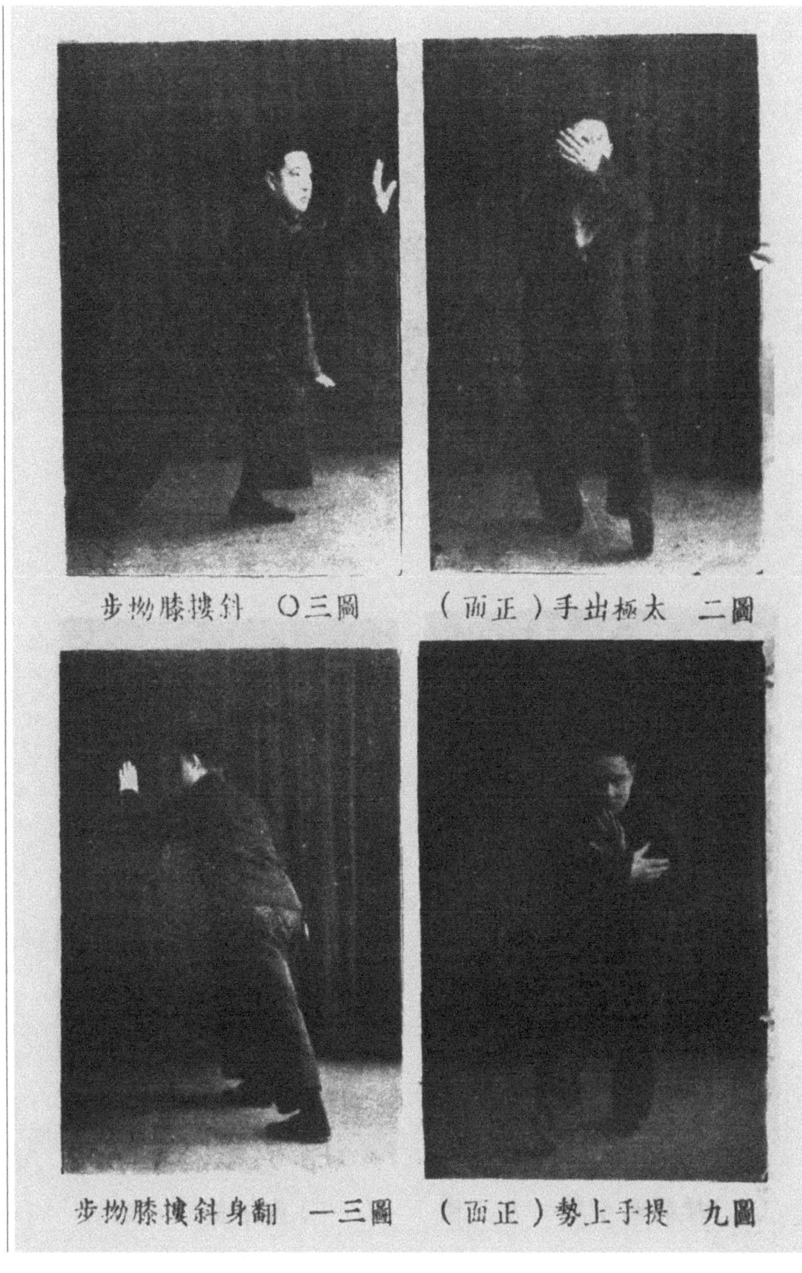

圖二　太極出手（正面）

圖三〇　斜摟膝拗步

圖九　提手上勢（正面）

圖三一　翻身斜摟膝拗步

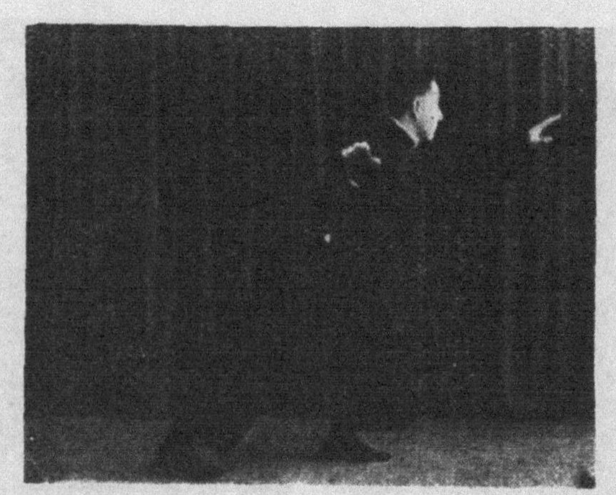

圖三八　肘底看捶（一）

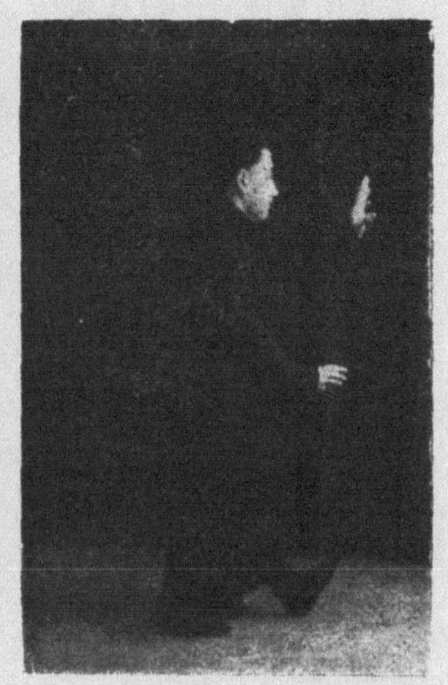

圖四一　倒輦猴（一）

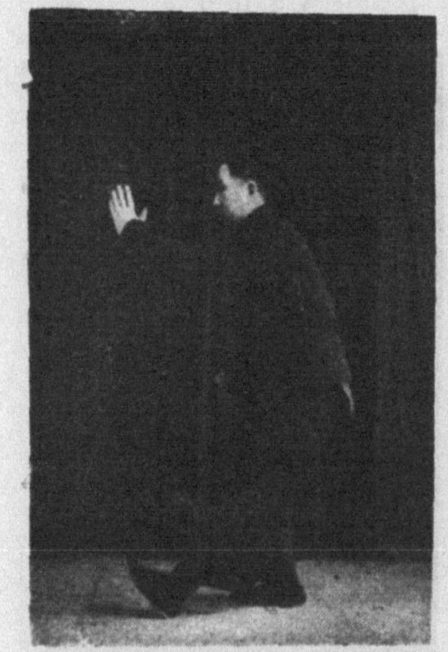

圖五九　卸步搬攔捶（二）

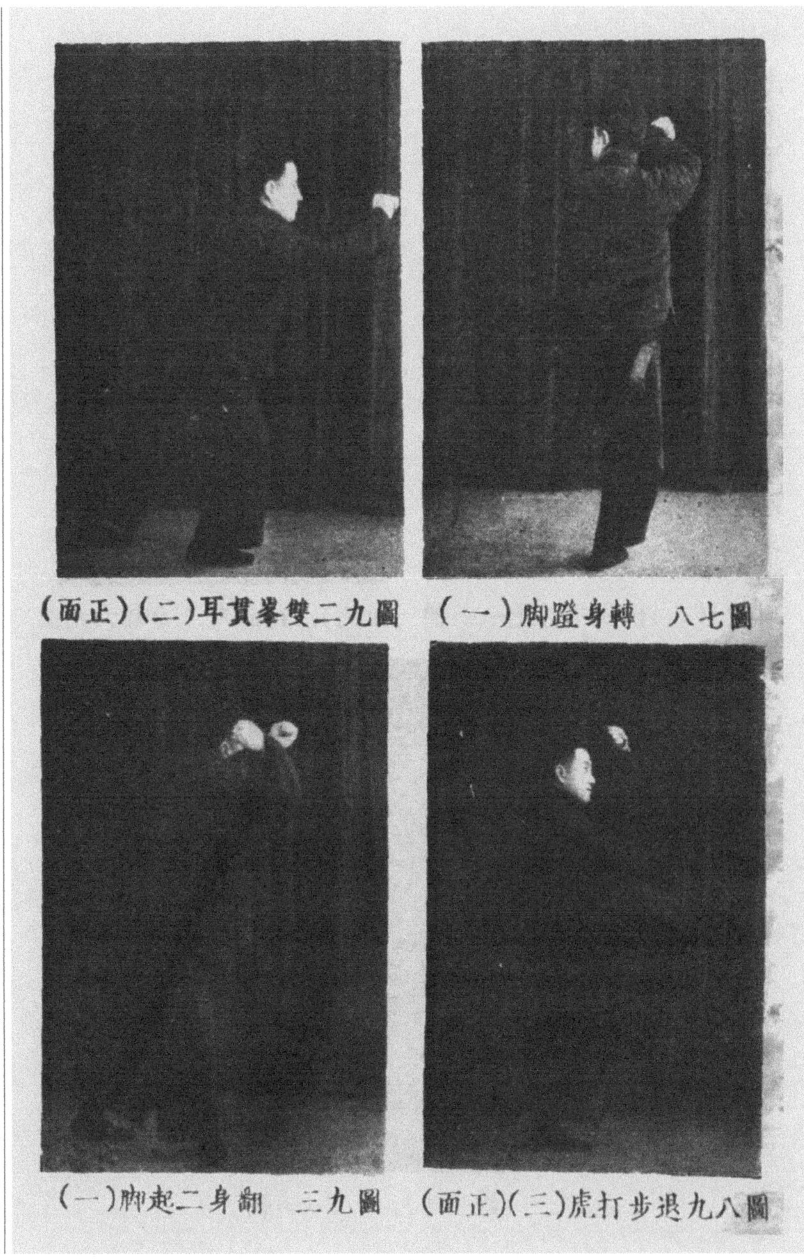

圖七八 轉身蹬脚(一)

圖九二 雙峯貫耳(二)(正面)

圖八九 退步打虎(三)(正面)

圖九三 翻身二起脚(一)

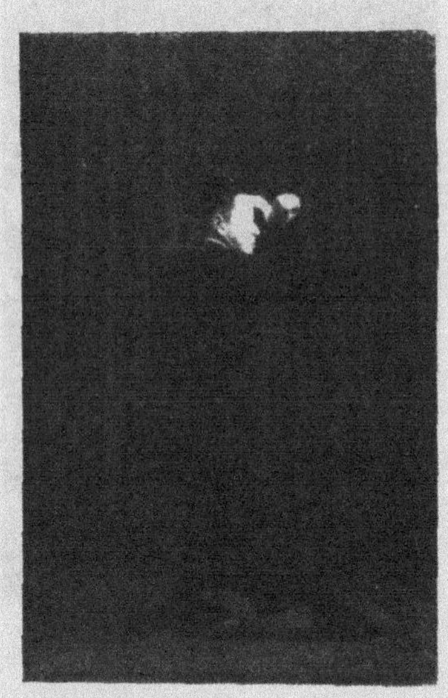

圖九六　翻身二起脚(四)(側面)

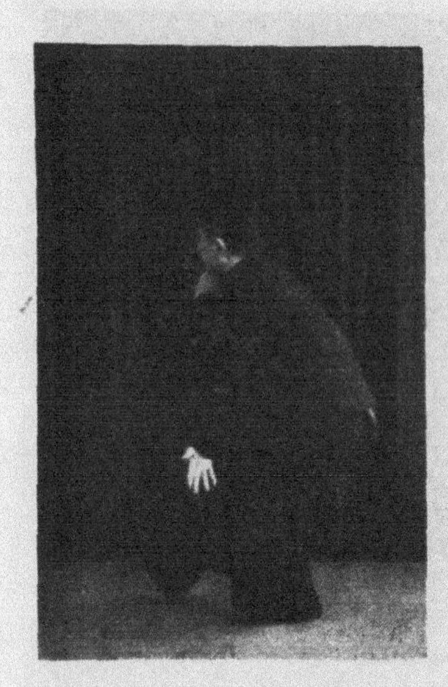

圖一一七　野馬分鬃(二)(正面)

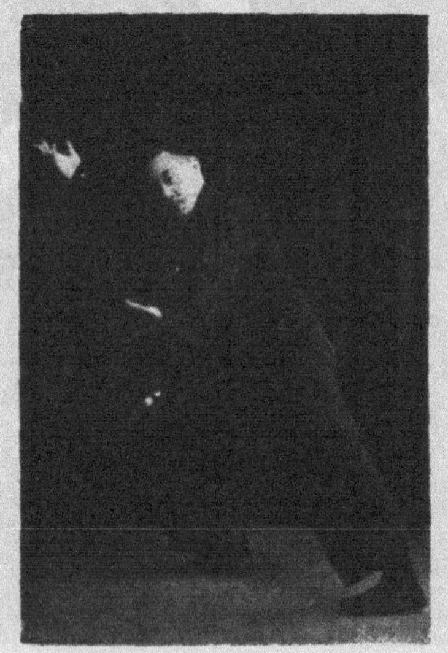

圖一一八　野馬分鬃(三)

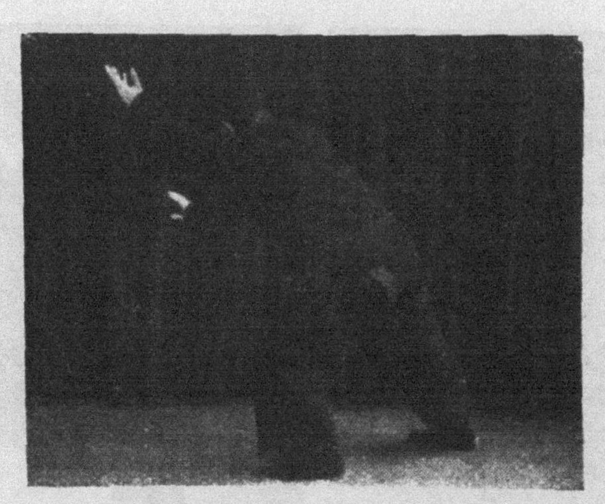

圖一二〇　野馬分鬃（五）

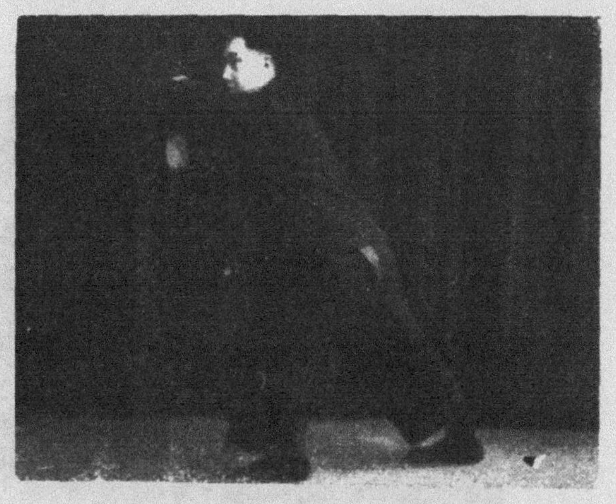

圖一二七　玉女穿梭（一）

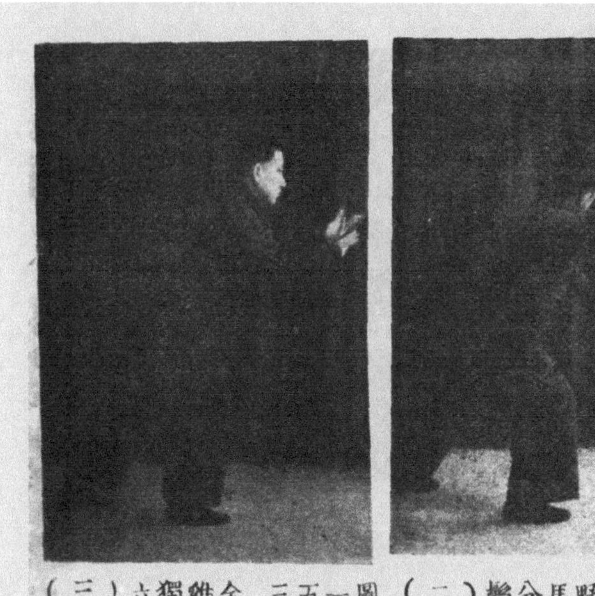

圖一三二　野馬分鬃（二）

圖一五三　金雞獨立（三）

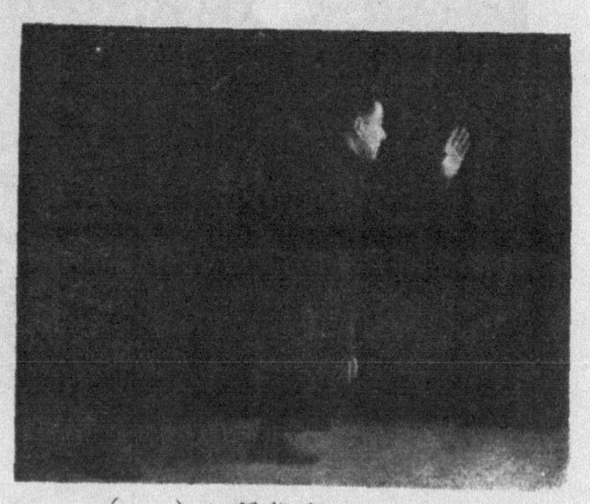

圖一五一　金雞獨立（一）

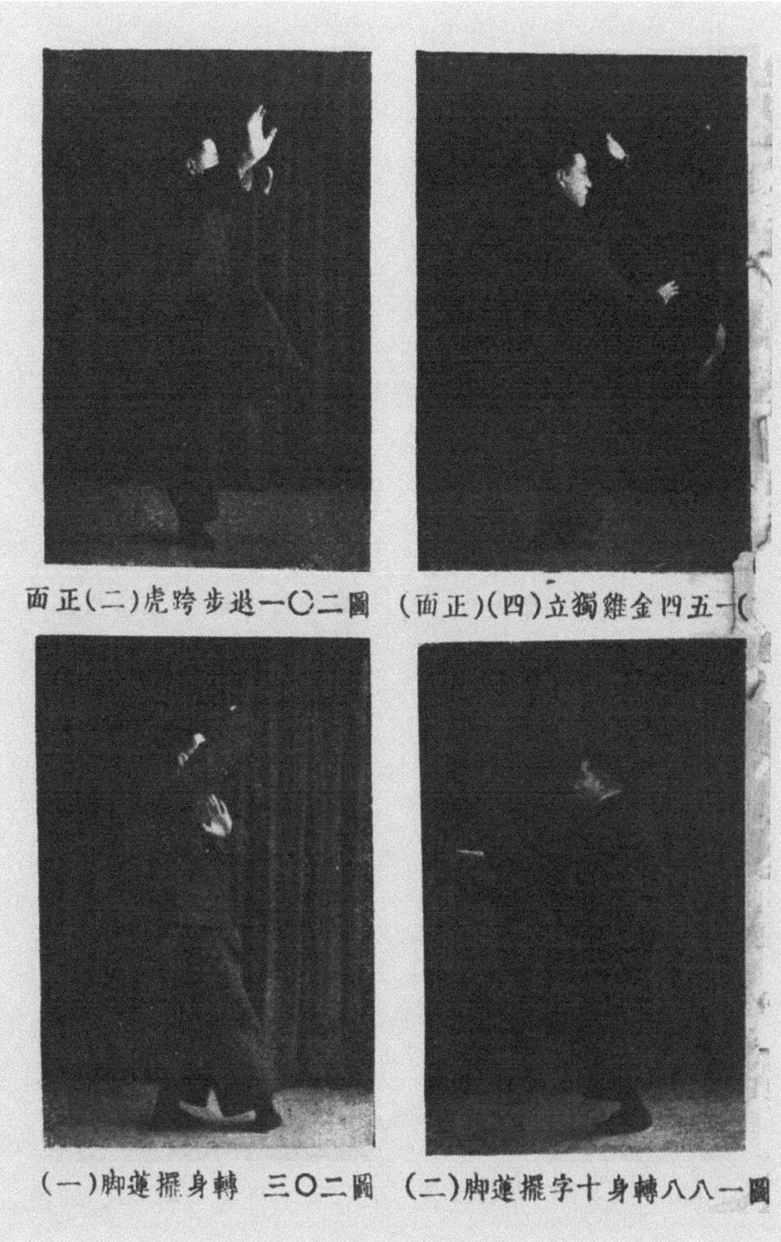

圖二〇一退步跨虎(二)正面

(一五四金雞獨立(四)(正面)

圖二〇三 轉身擺蓮脚(一)

圖一八八轉身十字擺蓮脚(二)

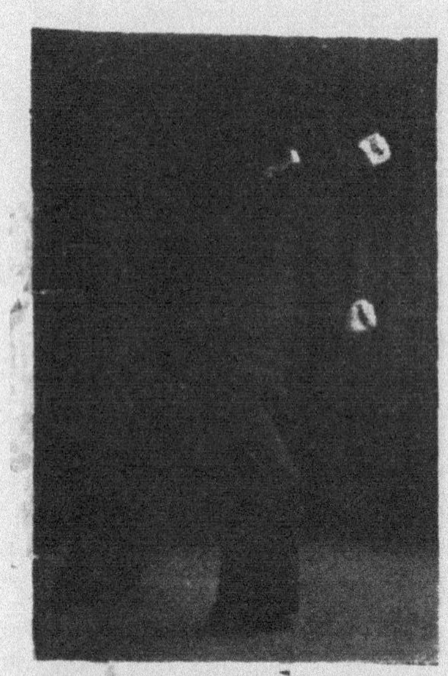

圖二〇六　彎弓射虎(二)(正面)

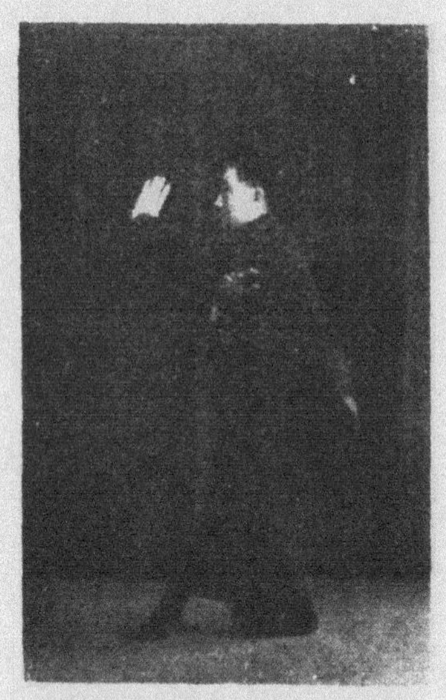

圖二〇二　轉身披面掌

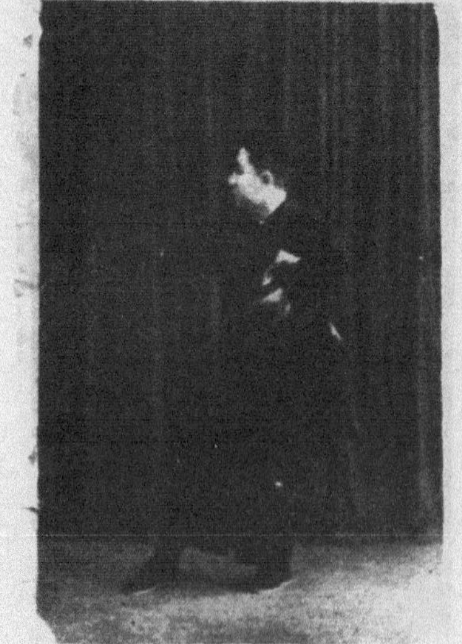

圖二〇九　翻身撇身捶(一)

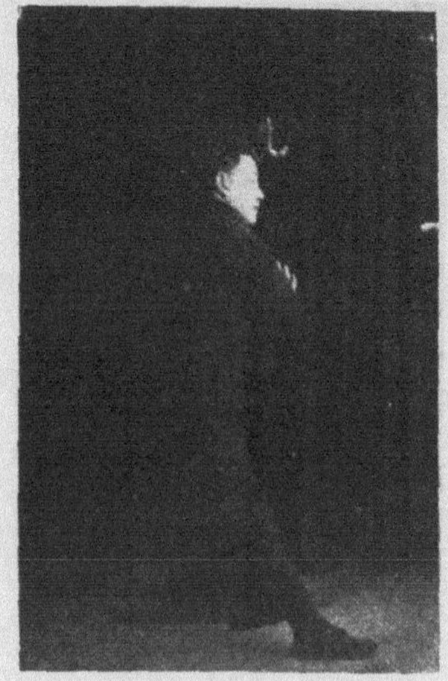

圖二〇四　轉身擺蓮脚(二)乙

吳鑑泉氏的太極拳目次

自修適用 吳鑑泉氏的太極拳

第一章 導言

國術界中主要的兩大派，誰都知道「武當」與「少林」。少林主剛，勁顯於外，故名外家；武當主柔，勁蘊於內，故名內家。它們源遠流長，正像我國的長江和黃河；而且同出於一源，也和長江黃河同發源於崑崙山脈的一樣。講到這兩大派的系統，都是很為複雜，尤以外家為甚。內家之中，以太極拳最著名，因為發生較晚，歷史較短，所以系統也比較的詳明一些；晚近這系中負有聲望的鉅子，除已故的孫祿堂先生外，要算楊澄甫先生，和本書所介紹的吳鑑泉先生。吳先生家學淵源，其父全佑先生，受業於楊先

吳鑑泉氏的太極拳

二

生班侯，（澄甫先生之伯父），所以它的拳術原與澄甫先生同出於一源，可是練起架子來，却和澄甫先生有點不同，孫祿堂先生是另一派別，當然更是兩樣了。這是我國國術家的特色，正和我國書畫家一樣，最初是臨摹人家的筆法，等到技術高明以後，不知不覺間便成爲其個人的派別；國術何獨不然？他們造詣既深，出神入化，一舉一動都合法則，可是在一般練習國術的人們，就不免望洋興歎，尤其是在內地的國術的同志，匪但不容易得着真傳，便是間接的傳授，也要得着相當的機會。本社創立以來，以提倡體育爲唯一的天職，特地商請吳先生，將它太極拳的架子全部攝影，以供海內的同好，幸得吳先生的贊同，前後共破費三個半天的時間，攝得全圖八十餘幅，凡太極拳的基本動作都已齊全，攝影的時候對於方向姿勢都再三斟酌，務使讀者得着清晰的真相，實在是很名貴的攝影！又承其婿馬岳樑先生，補充各種姿勢及步法，令一律製成銅版，幷附說明，對於各個動作，加以解釋，以爲練習者自修之助。但是太極拳的種種動作，俱成圓形，其連貫一氣變動不居的狀態，實在不易闡述。本書雖力求顯明，但恐仍有未當之處，倘蒙海內方家指正，那就無任感幸了！

第一章　太極拳的小史

凡是一種學術和技能，往往後者的發明必定較勝於前者。換句話講：就是發明愈晚，它的缺點亦愈少，這是古今中外的通例；國術當然也不能越出這個定律。本來人類爲萬物之靈，它的四肢百骸，原依着神經的感覺，意志的指使，有防禦抵抗及攻擊一切外物的本能，最初人們的相搏，都是仗着天賦力量的強弱互相搏擊，後來由不規則的而漸漸進入有規則的，再進而將歷來的防禦抵抗和攻擊的一切技能上的經驗，編配起來，成

吳鑑泉氏的太極拳

四

套成飾的練習，這便是今日所謂「國術」的由來。這種相搏的經驗，雖然它的發生幷不一定根據於學理，可是保護一己的安全，襲擊對方的弱點，往往很合於生理，力學，幾何，心理等等的科學，這是確然無疑的。所以拳術的本能原隨人生以俱來，世界上各個民族，無不有其固有的技擊術，不過技擊的優劣，却根據於各民族的體力，智慧，環境與其傳授硏習方法之如何，而有上下牀之別。我國技擊拳勇名詞的發見，遠在周代以前，不過成爲系統，集合大成，當以北魏時候的達摩大師授徒於河南嵩山少林寺爲嚆矢，這是「少林派」得名的由來。嗣後流派漸多，競奇炫異，幾至於不可究詰。到了宋末，乃有內家拳術的發明。相傳此派始於武當山丹士張三丰，所以統稱「武當派」，蓋別於少林派而言。所謂「內家」，乃以少林爲外家的緣故。現在風行一時的太極拳，便是內家拳術的一種。在三丰發明以後，數傳至山右王宗岳，宗岳祖述三丰的遺論，著有太極拳經及行功心解等篇，立論精妙，言簡意賅，凡今日太極宗派，無不奉為圭臬。宗岳以後，數傳至河南蔣發，蔣氏傳懷慶陳長興，北平的太極專家楊露禪，便是陳氏的高足之一。得着它的衣鉢的，除楊氏諸子外，尚有萬春凌山全佑諸氏，吳鑑泉先生便是全佑先生之子。讀者若要詳知太極拳的宗派，請參看本書後面附錄中的太極功系統表，本章僅述其大概而已。

第二章　太極拳的特色

太極拳的命名，各人的解釋不同：有人說是「太極拳由修養方面說，須由動處向靜處練，是從陰陽之合而為太極；從技擊方面說，其虛實變化，常蘊於內而不形於外，是猶太極之陰陽未分」。又有人說：「太極拳的各個動作，皆是取法乎圓形，和太極圖的型式相似，所以稱爲太極。」這兩種解釋都各有相當的理由，尤以後一說的理由更爲充足一些。至於太極拳的動作，與少林拳的剛性完全不同，是以虛靜自然爲主體，而且以柔勝的。現在將它逐條的分析：

一，是虛　太極拳的所謂虛，不是虛無的解釋，而是虛空的解釋。因爲虛空則靈，靈則神足，而神爲一身的主宰，神充氣完，自然舉動輕靈了。

二，是靜　少林拳練習的時候，須要跳躍用力，不善練習的人，每每呼吸喘促，筋力疲倦。太極拳則不然，其於身心意三方面，皆力求其靜，練架子則愈慢愈好，使得呼吸深長，氣沉丹田，這是身靜的表現；練時須完整一氣，由眼而手部腰部足部，上下照顧，毫不散亂，這是心靜的表現；不用力而用意，動作所在，意即隨之，這是意靜的表現。

三，是自然　太極拳的動作，純任自然，如頂勁，如含胸拔背，如鬆腰垂臂，如沉肩墜肘，都是使得全身各部，絲毫沒有矯揉造作的姿勢，而合乎吾人天然的態度。

四，是柔　練太極拳時最忌用力，務使全身鬆開，氣血貫注，日久自然練成內勁，這種內勁是很柔的，遇敵時不含抵抗性，能隨敵勁以爲伸縮，所謂柔中而有彈性。太極論講：「極柔軟然後能極堅剛」，便是指此而言的。

太極拳既有這樣的特色，所以練習的人，可得下列的結果：

1.恢復健康　疾病的發生，有屬於精神方面的，有屬於體質方面的，而太極的主旨，即從身心兩方同時補助，因其動作緩慢，具有舒展筋肯調和氣血的功能，所以凡神經衰弱，貧血，消化不良，以及臟腑骨骼絡筋等症，都可從事練習，雖屬不治之症，亦可獲得甚大的效果。不過心臟病屬害時期，肺病第二三期，練習時間宜逐漸加長，不可操之過急，必要時最好得教師指導。

2.變化氣質　因爲虛的習慣，使人心地和平，可以化除驕矜的氣習；因爲靜的習慣，使人神志清明，增長應付事物的能力；因爲自然的習慣，合於生理程序，使人筋肉堅實，態度從容；因爲柔的習慣，使人性情和靄，氣魄沈雄。

3.增長興趣　太極拳術，處處含有科學的原理，而且虛實變化，其道無窮。練架的時候，周身感覺舒適，推手的時候，周身感覺活潑，所以練習稍久，匪但不覺着疲倦，而且精神愈增，這便是趣味濃厚的明證。不過在初學之人，因爲未窺門徑，容易發生厭倦，必須經過忍耐時期，自然漸入佳境了。

第四章　太極拳的練法

太極拳的動作，通稱「練架子」，亦稱「盤架子」。只要有方丈之地，便可練習在一般事務紛繁的人，早晚最好練習兩次，每次約費一刻鐘至半點鐘，便可得到却病延年的奇效。倘是兼學實用的技能，每日可練習推手，因爲練架子爲體，推手爲用，推手須二人對練，將來另有專篇的敘述。

練架子以前的準備，須注意左列各點：

太極拳的特色，既係身心雙修，所以它的練法，也和其他拳術不同，而須從體質及精神兩方面準備。關於體質方面的準備如左：

一，虛靈頂勁　頂勁就是頭容正直，彷彿有勁貫頂的意思。頭爲一身的主宰，頭容正直，精神纔能振作；不過正直之中，宜含虛靈（即不用力）之意，方爲合法。十三勢歌有「滿身輕利頂頭懸」，便是指此而言的。

二，涵胸拔背　涵胸，是胸部向內微凹，使橫膈下降，以爲氣沉丹田的幫助。拔背，是背部向外微凸，使脊柱垂直，力發於背。

三，鬆腰垂臀　鬆腰，即使腰部輕鬆的意思。太極拳的轉動變化，皆係於腰，故有「命意源頭在腰隙」之說。腰部舒展，不但氣易下沉，運轉靈敏，而且下部得力，不致有上重下輕的弊病。垂臀，是使臀部下垂，不向外突，凡蹲身時宜注意，才不致爲鬆腰的障礙。

四，沉肩墜肘　肩不沉，則胸廓以上皆受束縛，氣向上逆；肘不垂，則力不能長，而兩肋亦失其保護。

以上四項，都是著重吾人生理上自然的姿勢，力避矜持的態度，使得全身鬆開，然後才能輕靈變化，回轉自如。至於涉於精神方面的準備，則有左列的二項：

一，純以意行　太極拳最忌用力，對於各種動作，須以意貫注之，如導引家的運氣一樣，譬如兩手上舉，並非手自行向上，而是意使之向上，意不停則手不停，意一斷則手即不動，日久自能養成一種想像力，所謂「以心運氣，以氣運身」，此為吾人心理支配生理之妙用。初學的人能知此理，能知不妄用力，對於平淡無奇的練法，便容易漸入佳境，而不致有厭倦的意思了。

二，形神合一　太極所練在神，故練架子的時候，精神必須提起，使與肢體的運動合而為一，然後才能感覺敏銳，舉動輕靈呢。

第五章　幾種重要的基本動作

一，步法

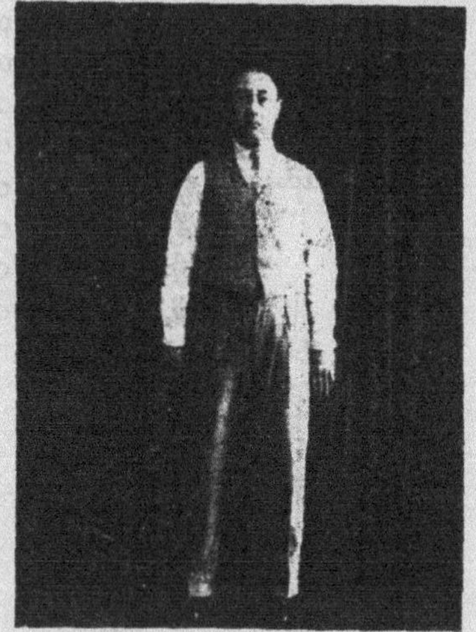

(1)平行步　兩足幷列，相距約一横足的地位，與肩的闊度相等，足尖部與足跟部的闊度亦相等。例如「太極起式」「手揮琵琶」等，均爲此種步法。如(1)圖。

(1)平行步圖

(2)虛步　有左虛步右虛步的分別，係由平行步變換而成。即按平行步的地位，一腿彎曲，全身坐於其上；另一足向前伸出，腿部筆直，足尖翹起，使向上成直線。足跟微着地。臀部略向後欹。例如「太極出手」及「攬雀尾」(一)等。如(2)圖。

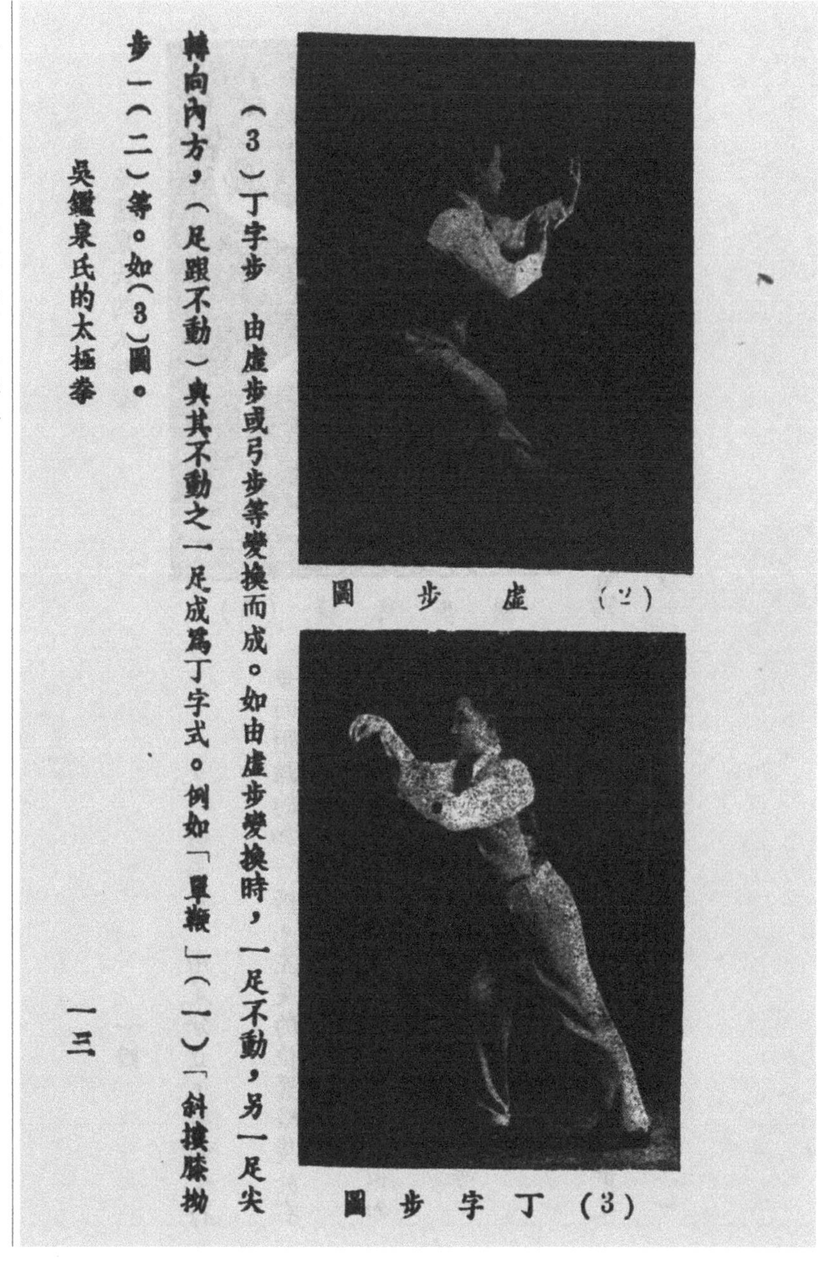

(2)虛步圖

(3)丁字步圖

(3)丁字步　由虛步或弓步等變換而成。如由虛步變換時，一足不動，另一足尖轉向內方，（足跟不動）與其不動之一足成爲丁字式。例如「單鞭」（一）「斜摟膝拗步」（二）等。如(3)圖。

（4）騎馬步　兩足分立，略如平行步而距離約加一倍，左足的位置略後於右足。兩腿彎曲，全身平均坐於其上。例如「單鞭」（二）與「扇通背」（二）等。如（4）圖。

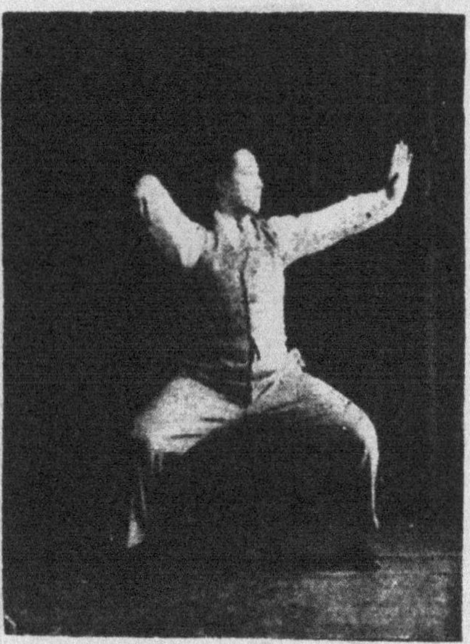

（4）騎馬步圖

（5）弓步　凡一腿彎曲一腿伸直略爲半弓形狀的，皆爲弓步。太極拳中用此步之處甚多。例如「摟膝拗步」「搬攔捶」，「雲手」「下勢」等。如（5）圖（一）（二）。

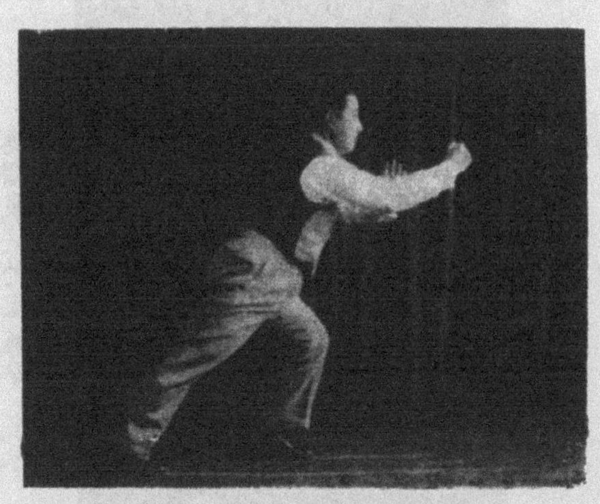

（5）弓步圖（一）

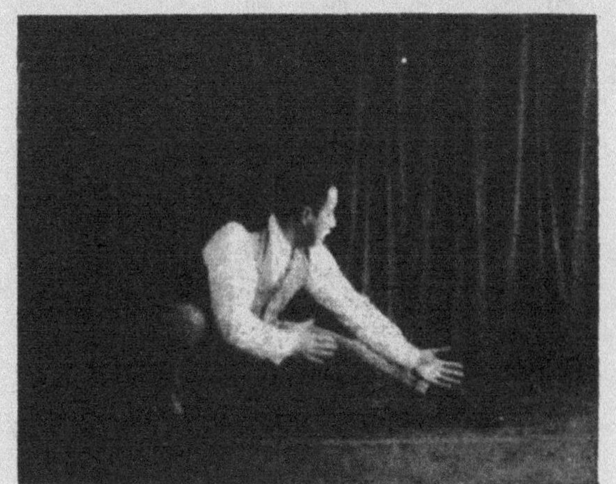

（5）弓步圖（二）

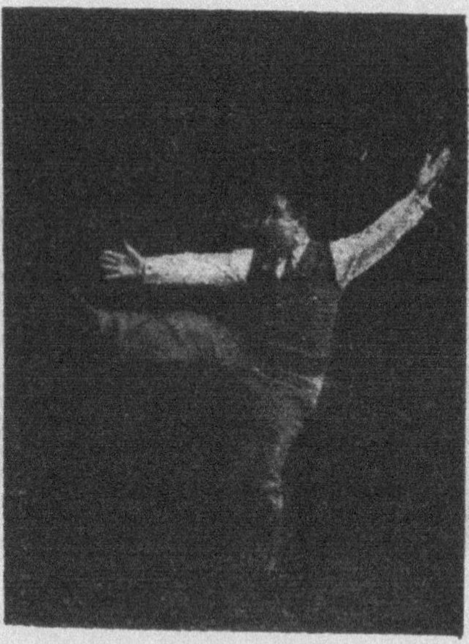

（1）踢脚圖

二，脚法

（1）踢脚　即用脚尖向前挑起，脚面宜平，脚尖挺出。其所踢的高度，可儘能力之所及。但宜慢慢提起，而非如外家之向上直踢也。例如「披身踢脚」是。如（1）圖。

（2）蹬脚　其式略與踢脚同。但踢脚的用意在脚尖，而此則用意在脚跟。足尖向內鈎，足跟向外挺。例如「轉身蹬脚」是。如（2）圖。

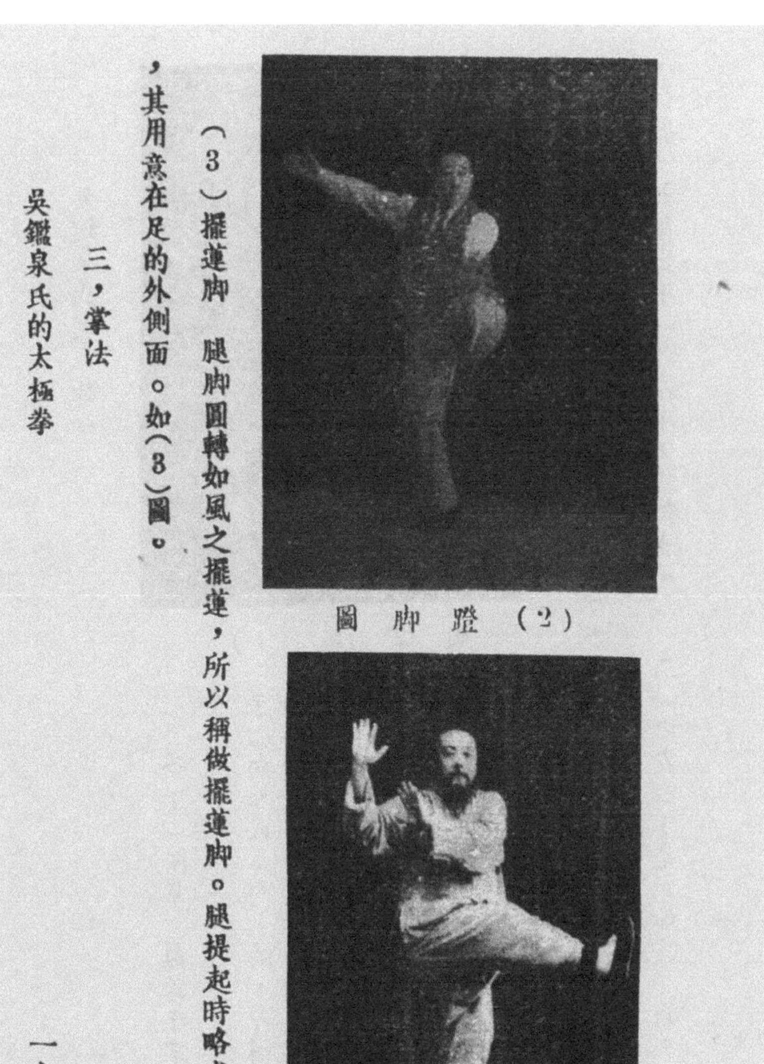

（2）蹬脚圖

（3）擺蓮脚圖

（3）擺蓮脚　腿脚圓轉如風之擺蓮，所以稱做擺蓮脚。腿提起時略成圓轉的形狀，其用意在足的外側面。如（3）圖。

三，掌法

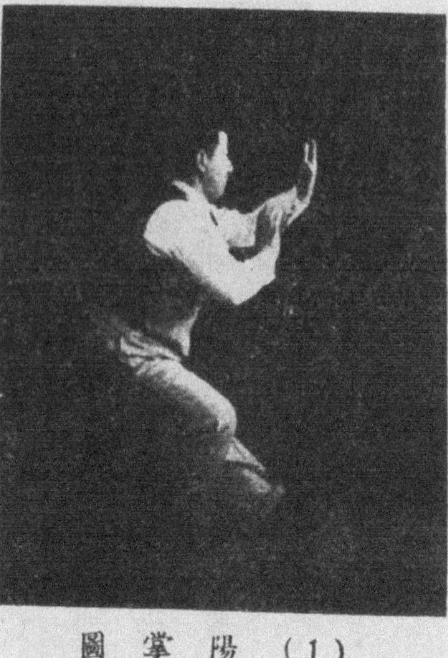

（1）陽掌圖

（1）陽掌　無論手掌或立或橫，凡手心向外或是向上的，皆稱做陽掌。作陽掌時，手尖翹起，手指微舒，肘尖下墜，前臂微向下彎。例如「太極出手」之右手，「提手上勢」等。如(1)圖。

（2）陰掌　即掌心向下或向內的名稱。作陰掌時，手背與臂成平行線，手指微舒，例如「太極出手」之左手，「攬雀尾」（二）之左右手是。如(2)圖。

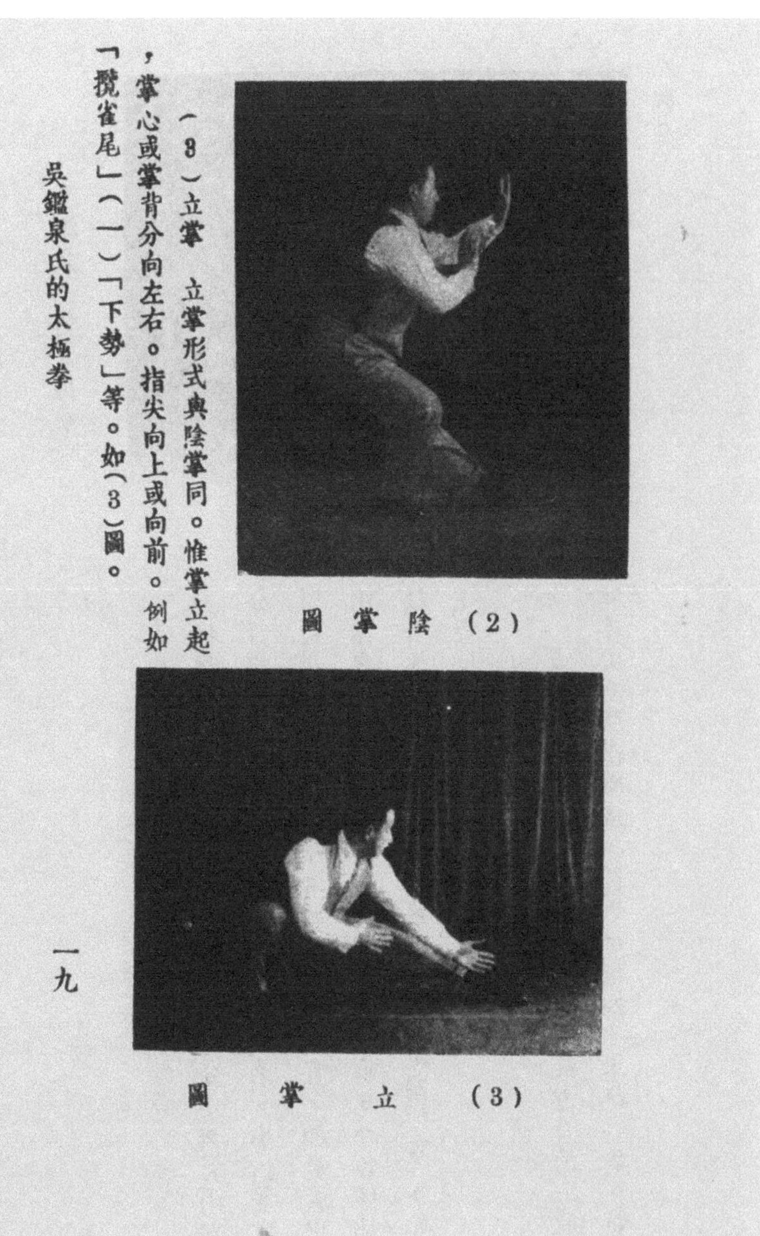

（3）立掌　立掌形式與陰掌同。惟掌立起，掌心或掌背分向左右。指尖向上或向前。例如「攬雀尾」（一）「下勢」等。如（3）圖。

（2）陰掌圖

（3）立掌圖

左圖。

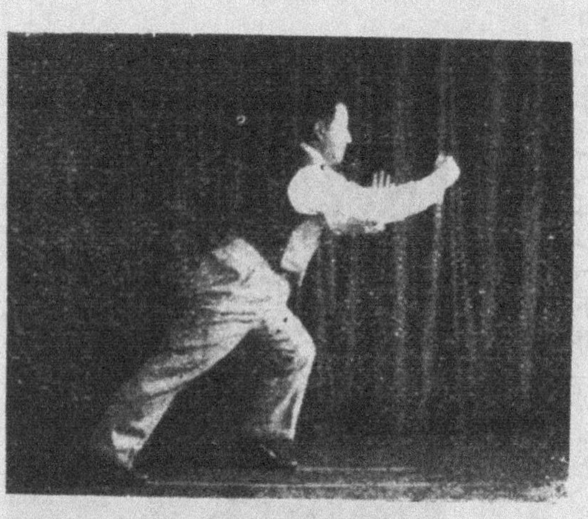

拳圖

四，拳法

太極拳之拳法稱做捶法。其形式可分手與臂兩部分說明。手握成拳時，食，中，無名，小指等宜微鬆捲起，外面甚平。姆指前節垂直，加於食中兩指之上。手背與臂成直線。肘下垂。（各種捶法皆本此意）例如「肘底看捶」「搬攔捶」等。如上圖。

五，爪法

五指集攏，向下垂直，如雀爪提起時的形狀。手尖與腕部略成半圓形，例如「單鞭」是。如

第十八章　太極拳

一　太極起式

吳鑑泉氏的太極拳

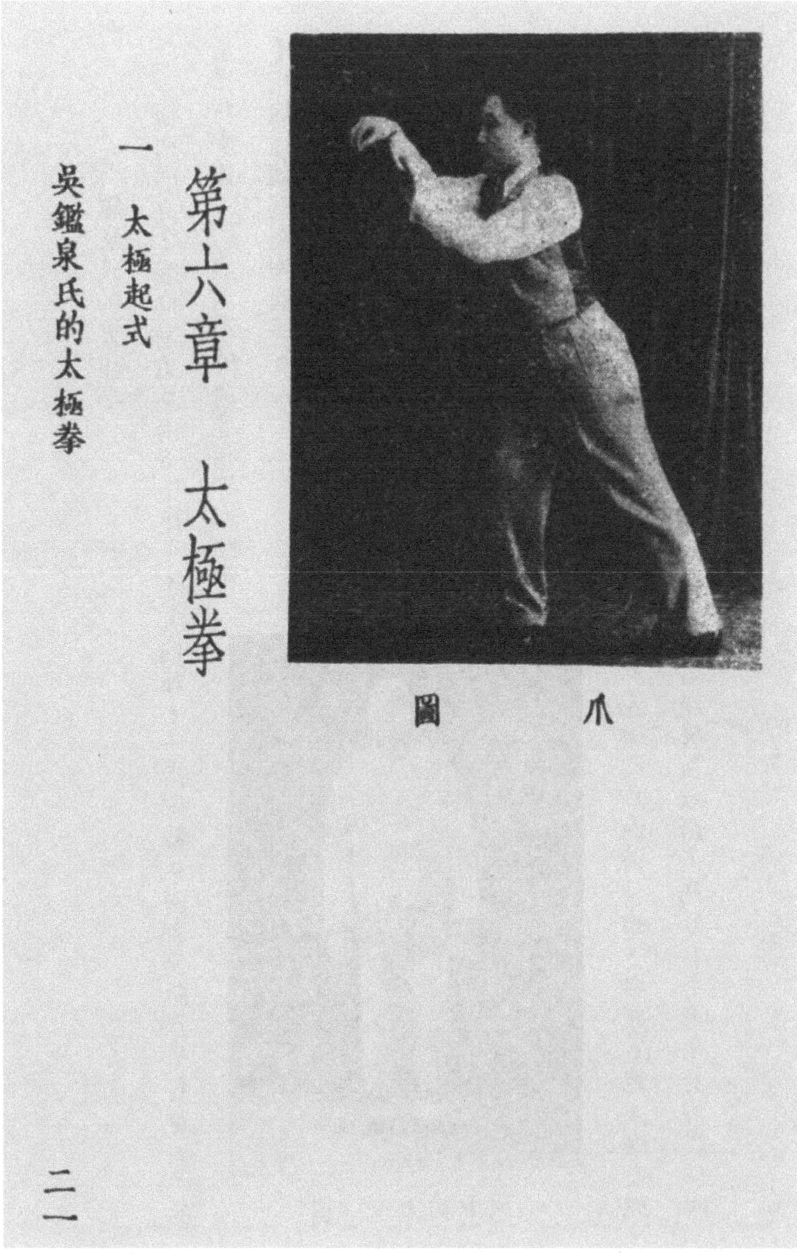

小圖

面南而立，眼向前看。兩手下垂，手背向外，手指微舒。兩脚分開爲平行步，（參看平行步圖）約與兩肩的闊度相等。然後手指徐徐翹起。如圖一。

二　太極出手

依前方向，（以下各圖同）兩臂向前提起，至胸前則左臂變爲半環形，掌與面對。（此爲陰掌參看陰掌圖）右手前臂略攏向左方，掌心向外，（此爲陽掌參看陽掌圖）指尖與左臂之彎處相平，距離約三四寸。左脚同時向前伸出，脚跟着地，脚尖翹起略向上成直綫，是爲虚步。（參看虚步圖）右腿彎曲以蹲低爲妙。全身坐於右腿。眼

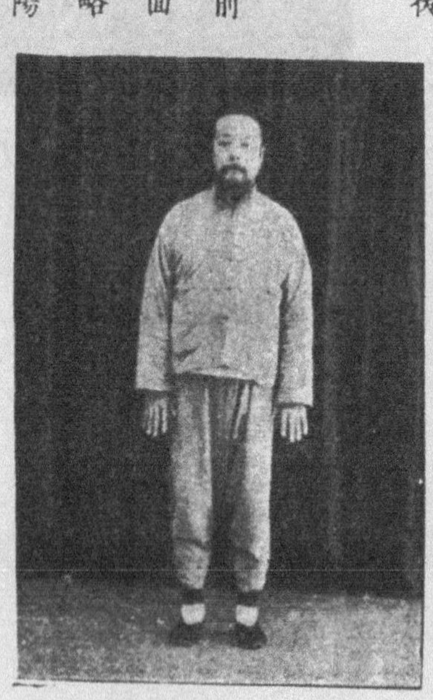

圖一　太極起式

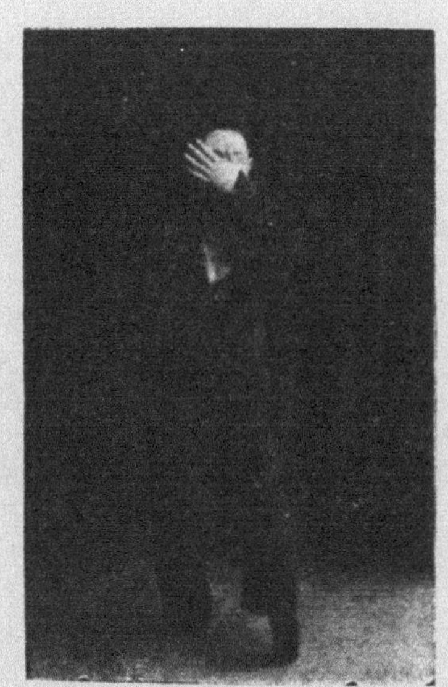

圖二　太極出手（正面）

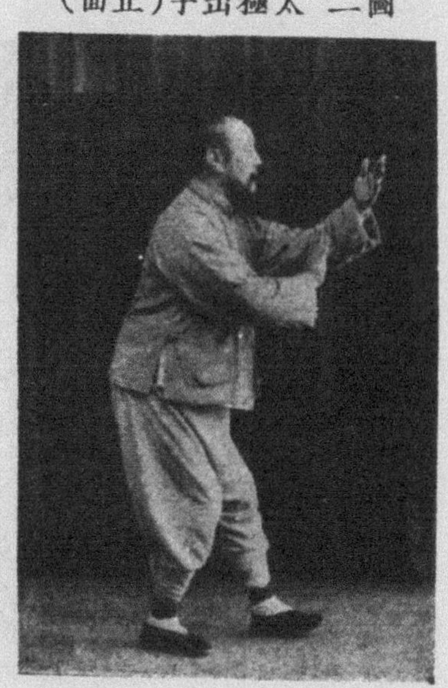

圖二　太極出手（側面）

看左手心。如圖二正面側面兩圖。

三　攬雀尾（一）

左脚跟落實，脚尖徐轉向西，成爲丁字步。（參看丁字步圖）右手隨腰轉向西，緩向上伸，超出左手；成立掌，（參看立掌圖）與頭頂成直線。同時左手攏向西，亦成立掌，斜向上指，貼近於右手的腕部。兩肘尖下垂。兩臂略成半圜形。當移轉時，左腿彎曲，全身坐於左腿。右脚提伸於前方，作虛步。眼看正西。如圖三。

四　攬雀尾（二）

右手略向下沉，掌向上仰，指尖與鼻成直線。左手仍貼近於右手腕部。兩臂同時縮回，右肘尖略近於右脅。步法不動。眼看右手心。如圖四。

五　攬雀尾（三）

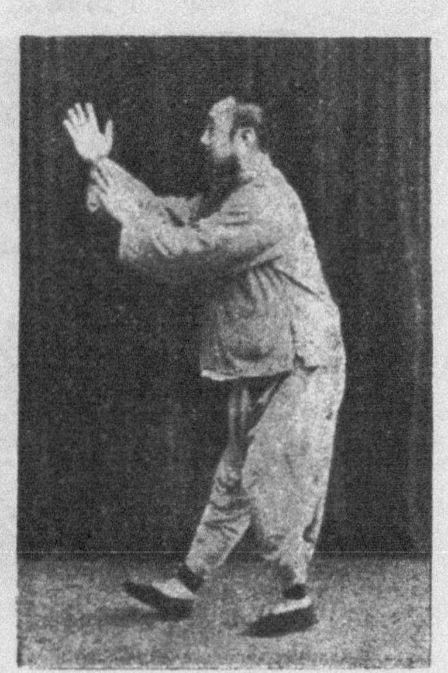

圖三　攬雀尾（一）

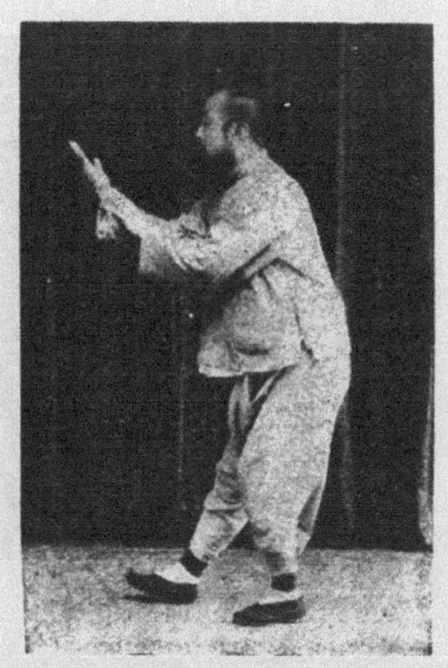

圖四 攬雀尾（二）

身向前傾，頭部略過右脚尖爲止。右臂略伸直。左手仍貼近於右腕部。右腿彎曲，膝挺向前。全身坐於右腿，成弓步。（參看弓步圖）左腿伸直。眼看右手心。如圖五。

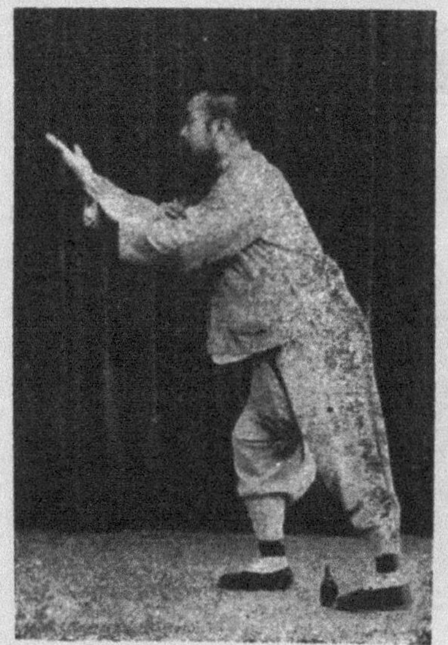

圖五 攬雀尾（三）

六 攬雀尾（四）

右臂向右平引。左手依前式隨之，旋轉

成半圓形；身腰亦隨之轉動；及至旋至終點，右手心轉向西南，左手仍貼近於右腕部。腰略向後倚，重心移於左腿。右腿伸直，脚尖上翹，脚心與右手心爲同一方向，成虛步。眼看西南。如圖六。

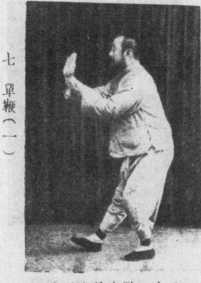

圖六　攬雀尾（四）

七　單鞭（一）

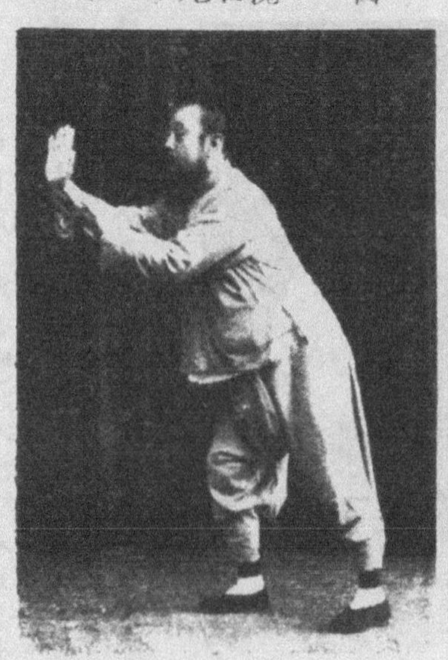

圖七　單鞭（一）

全身略向西南傾。右手依同一方向前推，臂略成直形。右腿變實。右脚尖移向南，與左腿成丁字步。眼看西南。如圖七。

八　單鞭（二）

右手指齊向下攏，成鷹爪式。（參看爪圖）左脚依原方向後退半步，脚跟落地。左手離開右腕部，成陰掌，平向東引；視綫隨之移動；及至轉到東南，則手心翻成陽掌。同時左脚尖亦隨左手向東南挪。全身向下蹲坐，成騎馬步。（參看騎馬步圖）眼看左手背。如圖八。

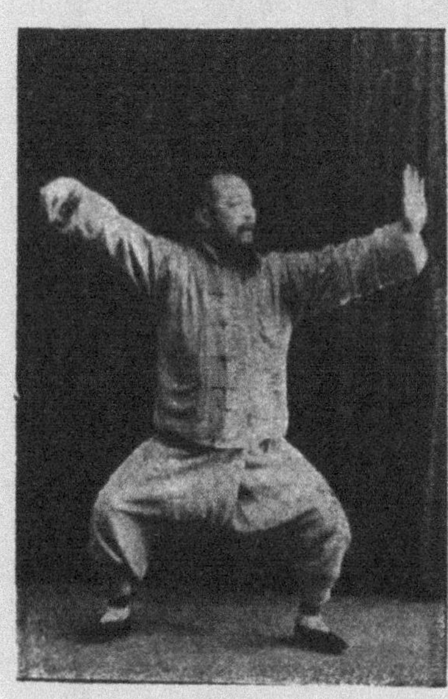

圖八　單鞭（二）

九　提手上勢（一）

左脚尖挪向正南，全身坐於左腿。左手依原式攏向胸前；視綫隨之。右手鷹爪伸開，隨臂下沉，攏向東南方，略成半圓形，成陰掌，與左手縱橫環抱。同時右脚提起，挪向東南，成虛步。脚尖南指。眼看南方。如圖九正面側面兩圖。

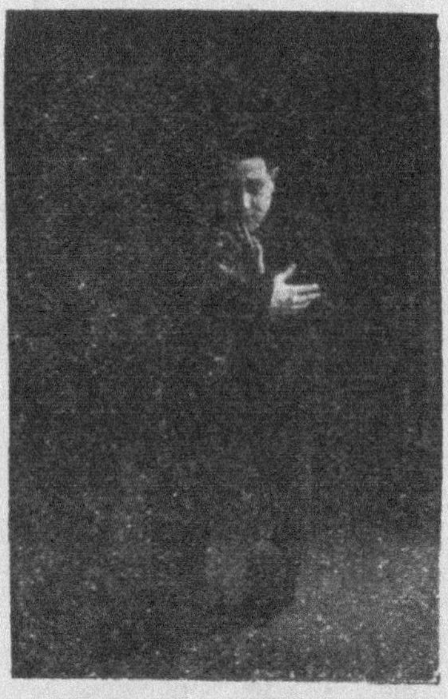

圖九　提手上勢（正面）

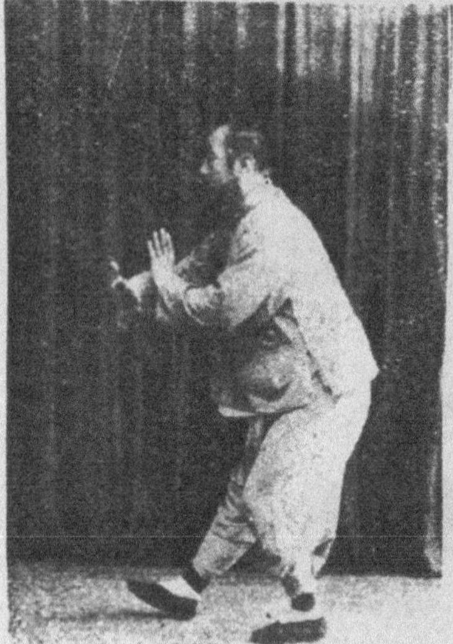

圖九　提手上勢（側面）

一〇 提手上勢（二）

身向前傾。右脚落實成弓步。右臂徐向上提；左手則同時下沉，與臂成垂直線，指尖上翹。左手提至額部之上，轉成陽掌，手背距額部約一拳許。左脚移前，與右脚並立，成平行步。兩腿微彎。眼看南方。如圖一〇。

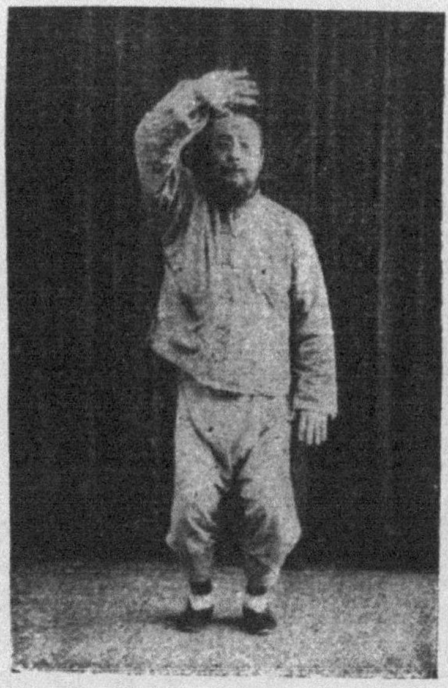

圖一〇 提手上勢（二）

一一 白鶴晾翅（一）

頭與胸向前略俯，全身宛如弓形。然後腰部轉向東方。眼看左手背。如圖一一。

一二 白鶴晾翅（二）

吳鑑泉氏的太極拳

左臂向東提起，與肩平，成陽掌；視隨線之轉向西南。腰身則轉向正南。同時右手略向西引，與左手作相等之距離。眼看南方。如圖一二。

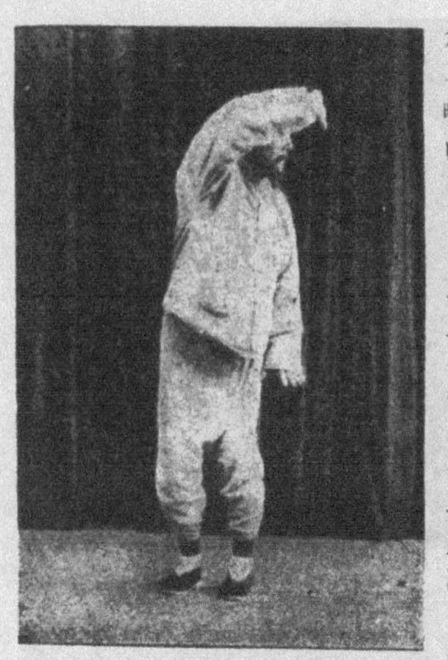

圖一一　白鶴晾翅（一）

三〇

一三　摟膝拗步（一）

左脚尖右脚跟同時翹起，轉向正東，略成虛步。左臂降下成爲垂直線，手掌翹

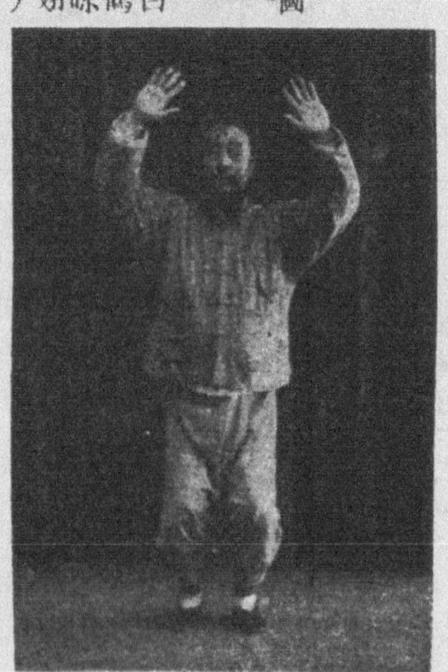

圖一二　白鶴晾翅（二）

原書缺頁

一五　摟膝拗步(三)

左手下降成垂直線，指尖翹起。右手推出。身向前俯。左腿變爲弓步。眼看正東。如圖一三，可參玫。

一六　摟膝拗步(四)

右脚前進一步成弓步。右手降下，繞右膝前落於其側，成垂直線，指尖翹起。左手提起，向前推出，至終點時成陽掌，掌後部向前微挺。眼看正東。如圖一六。

一七　摟膝拗步(五)

左脚前進一步，仍成弓步。左手降下

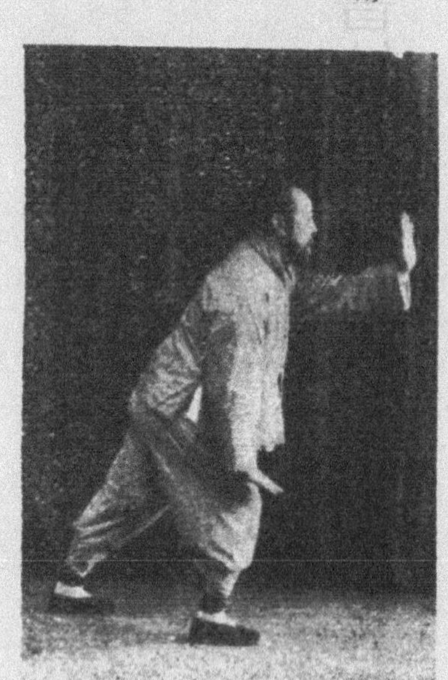

圖一六　摟膝拗步(四)

繞左膝前落於其側，成垂直線，指尖翹起。右手提起，向前推出，至終點時成陽掌，掌後部向前微挺。眼看正東。如圖一三，可參攷。

一八　摟膝拗步（六）

動作及形式均與圖一四同，可參攷。

一九　手揮琵琶（一）

左腿變成弓步。左手變成陽掌，向前推出，但手背與前臂略成直線。右手變成陰掌，指尖貼於左腕部。眼看左手背。如圖一九。

二〇　手揮琵琶（二）

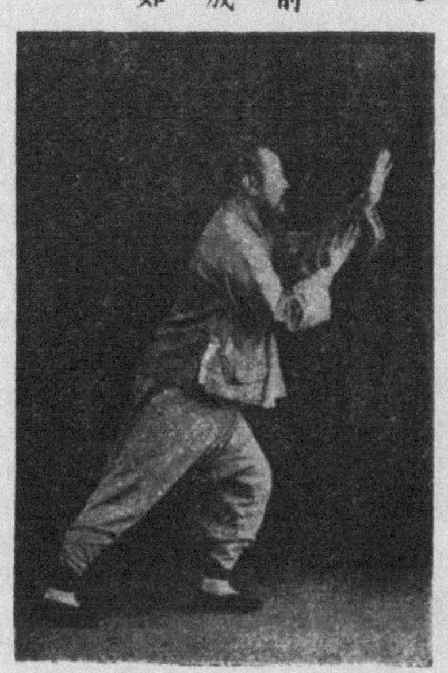

圖一九　手揮琵琶（一）

右脚前進成平行步。兩腿微曲。右手下降，肘尖貼近右脅。掌心如托物狀。左手與視線均不動。如圖二〇。

圖二〇　手揮琵琶（二）

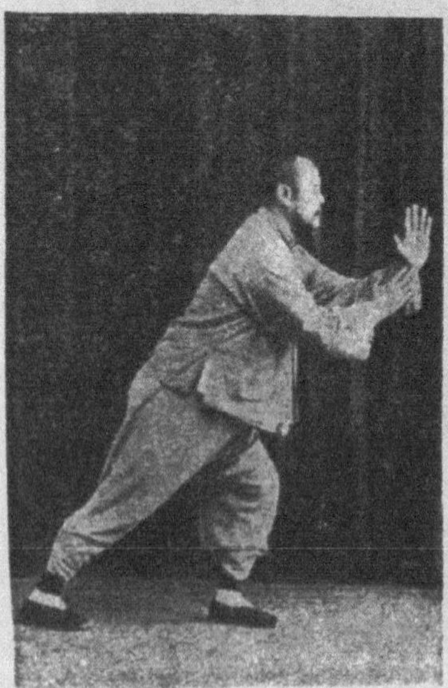

圖二一　進步搬攔捶（一）

二一　進步搬攔捶（一）

左脚向前一步成弓步。兩手均成立掌，向前伸出。右手指尖貼於左腕部。眼看正東。如圖二一。

二二　進步搬攔捶（二）

腰向後倚，全身坐在右腿。左腿成虛步。右掌改拳（參看拳圖）後縮至胯旁，左手

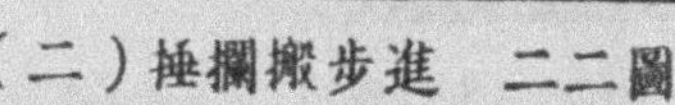

圖二二　進步搬攔捶（二）

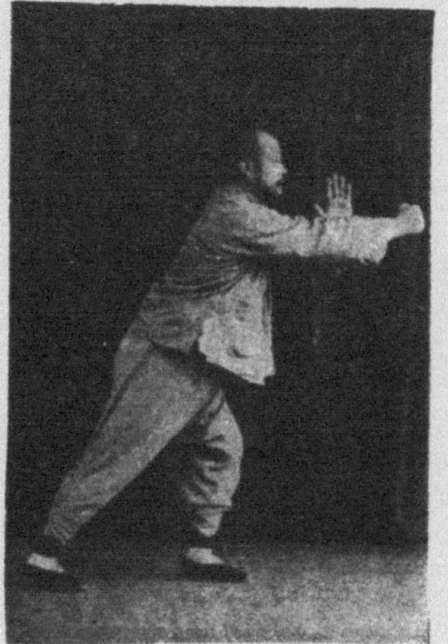

圖二三　進步搬攔捶（三）

與視線均不動。如圖二二。

二三 進步搬攔捶（三）

左腿變成弓步。右拳提起，向前挺出。左掌略向後縮，貼近於右前臂的肘彎部。視線不動。如圖二三。

二四 如封似閉（一）

左掌由右臂下方旋轉於右臂的外側，手心貼於右臂。步法視線均不動。如圖二四。

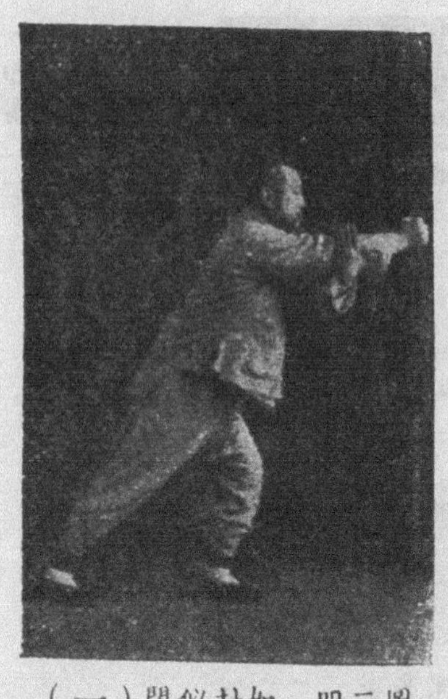

圖二四 如封似閉（一）

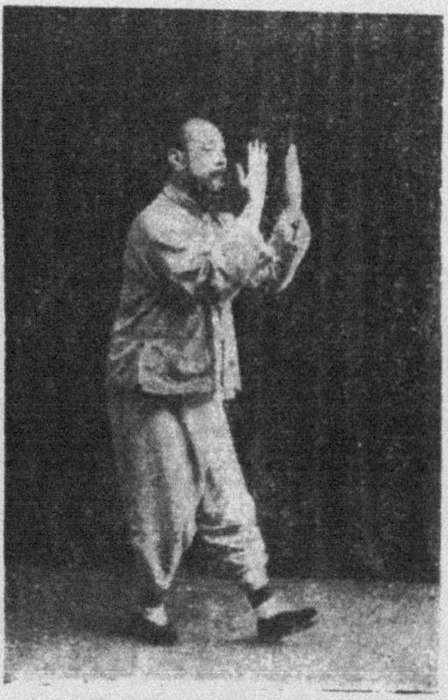

圖二五　如封似閉（二）

二五　如封似閉（二）

全身向後倚·左腿變成虛步。右拳展開向南引；左掌則向北引。左手心與右手背互擦而過，均成陰掌，作駢列狀。眼看正東。如圖二五。

二六　豹虎推山（一）

左腿向前彎曲成弓步。兩手同時轉成陽掌·向前推出。如圖二六。

二七　豹虎推山（二）

兩臂沉下成垂直線，指尖翹起。如圖二七。

圖二六　豹虎推山(一)

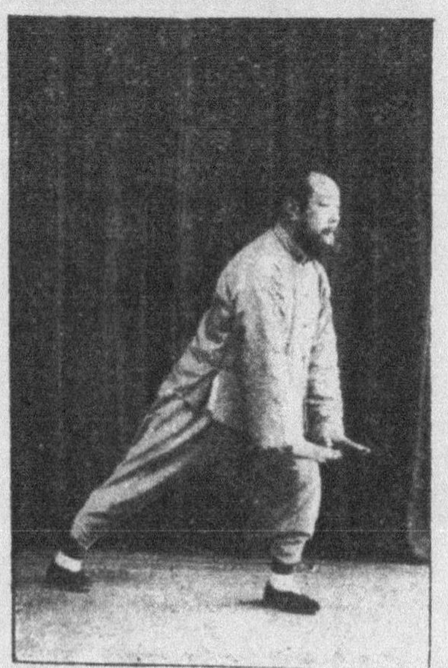

圖二七　豹虎推山(二)

二八　十字手(一)

兩脚尖隨腰身轉向正南，右腿成弓步。兩臂分展東西，略提起。眼看正南。如圖二八。

圖二八　十字手（一）

二九　十字手（二）

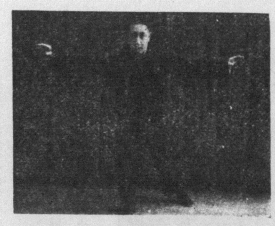

左脚前進成平行步，兩腿微曲。兩臂同時向上提起，交互成十字狀。眼看正南。如圖二九。

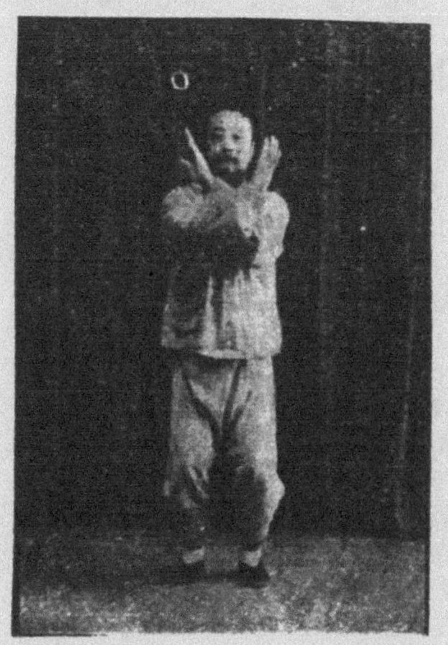

圖二九　十字手（二）

三〇　斜摟膝拗步

左脚尖右脚跟同時蹺起，轉向東南，成虛步。左手落下成垂直線，指尖翹起。左足向前一步成弓步。右手向前推出，至終點時，掌心微挺。眼看東南。如圖三〇。

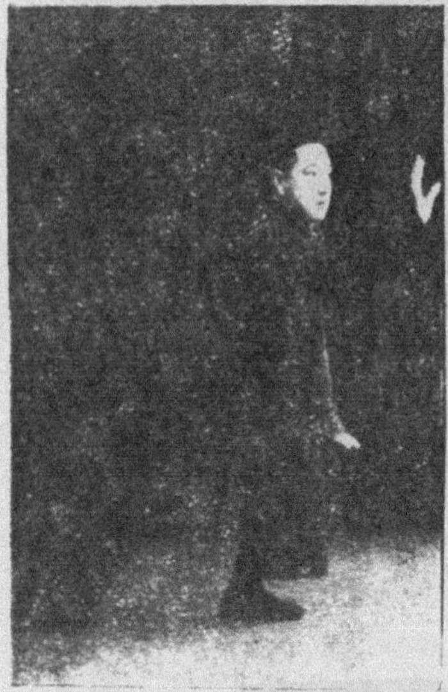

圖三〇　斜摟膝拗步

三一　翻身斜摟膝拗步

左脚先轉向後方；右脚繼之；脚尖西北向。右手落下成垂直線。左臂提起，隨身後轉，至轉向西南時，右脚向東北挪開半步，成弓步。左手向前推出，至終點時，掌心微挺。眼看西北。如圖三一。

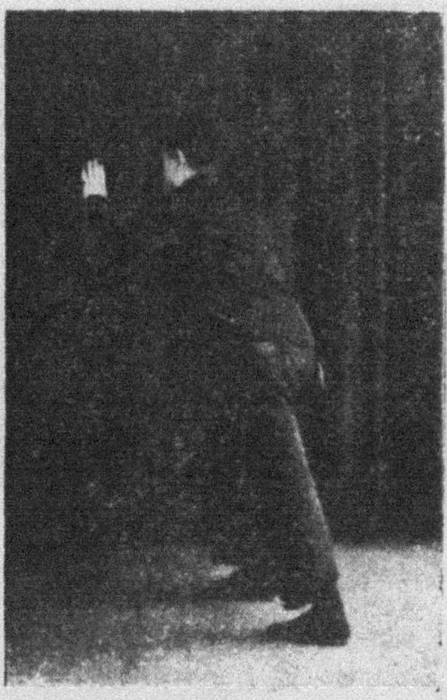

圖三一 翻身斜摟膝拗步

三二 攬雀尾（一）

腰向後倚。右脚由弓步改爲虛步。右手提起，雙手均成立掌。左手指尖貼近於右腕部。眼看西北。其形式與圖三同，可參攷。

三三 攬雀尾（二）

動作同圖四，可參攷。但方向改向西北。

三四 攬雀尾（三）

動作同圖五，可參攷。但方向改向西北。

三五　攬雀尾（四）

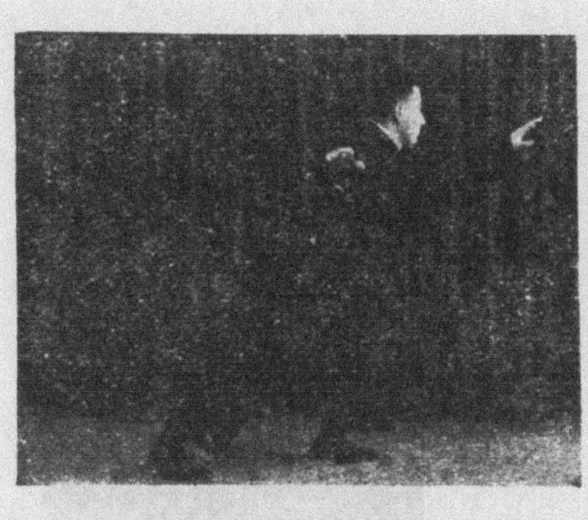

圖三八　肘底看捶（一）

動作同圖六，可參攷。但方向改向西北。

三六　斜單鞭（一）

動作同圖七，可參攷。但方向改向正西。

三七　斜單鞭（二）

動作同圖八，可參攷。但身向西南，眼看東南。

三八　肘底看捶（一）

左脚尖移向正東。右脚向南挪一步，脚尖向東，與左脚成弓步。左臂依原式平引向東方。右手鷹爪伸開成陰掌，平引向南。眼東看。如圖三八。

三九　肘底看捶（二）

腰向後倚。左脚改爲虚步。右手平引於左肘尖之下，改握爲拳。同時左手肘尖下沉，掌亦改爲拳。眼看正東。如圖三九。

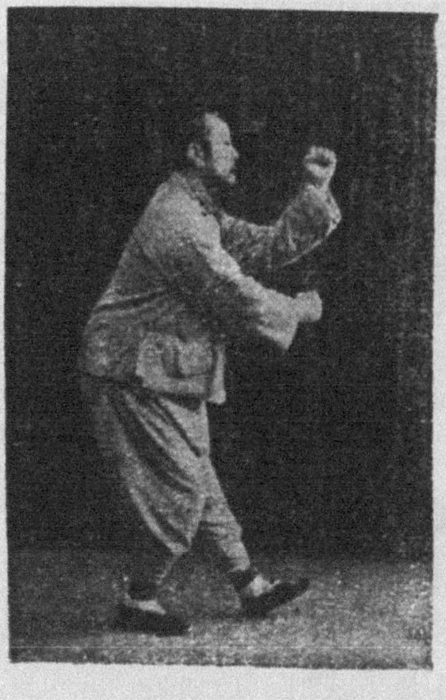

圖三九　肘底看捶（二）

四〇　肘底看捶（三）

身向前傾。左腿改爲弓步。左拳轉爲陽掌，向前推出。右拳隱於左肘之底。眼看正東。如圖四〇。

四一　倒輦猴（一）

腰向後倚。左腿復改爲虚步。左掌

向北作一半圓圈。復伸於面部之左前方。仍爲陽掌，掌心向東。右手改拳爲掌，略向下垂。眼看東方。如圖四一。

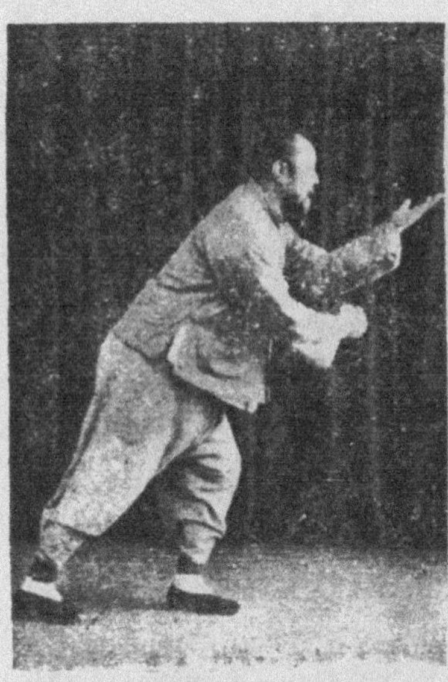

圖四〇　肘底看捶（三）

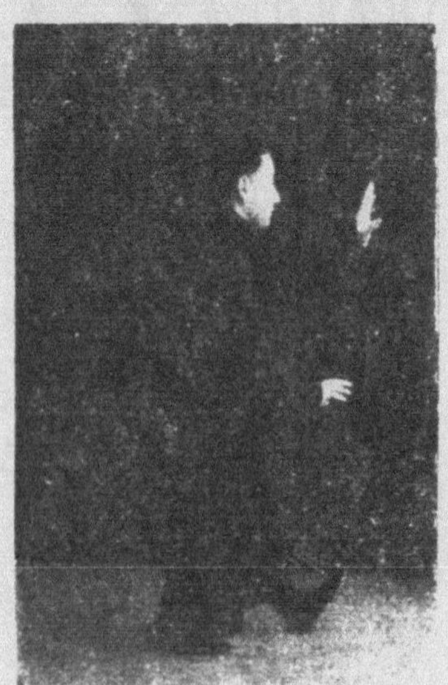

圖四一　倒輦猴（一）

四二　倒輦猴（二）

左脚後退一步，與右腿成弓步。左手依原式。右手下垂，貼近於膝外側。眼東看。

形式與圖一六同，可參攷。

四三　倒輦猴（三）

右脚後退一步，與左脚成弓步。左手提起，向前推出，至終點時，掌心微挺。右手落下成垂直線，貼近於膝外側。眼東看。形式與圖一三同，可參攷。

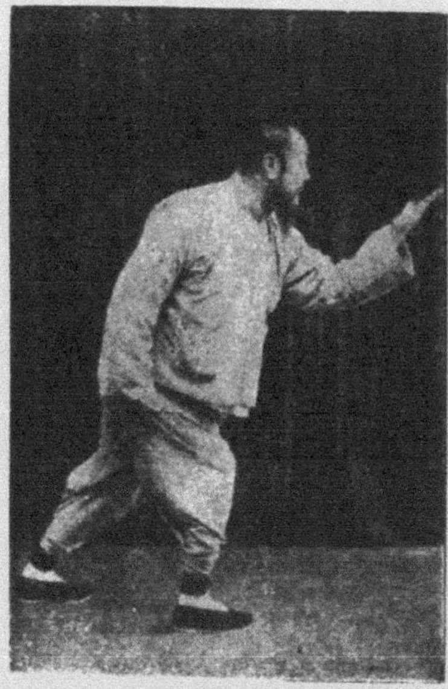

四四　倒輦猴（四）

左脚後退一步，與右脚成弓步。右手提起，向前推出，至終點時，掌心微挺。右手落下成垂直綫，貼近於膝外側。眼東看。形式與圖一六同，可參攷。

圖四五　斜飛勢（一）

吳鑑泉氏的太極拳

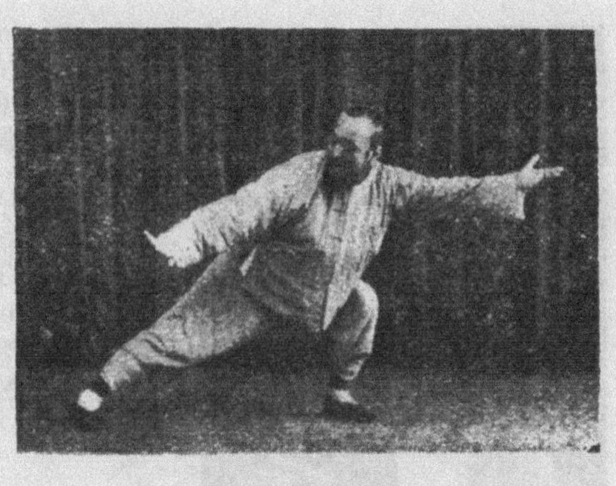

圖四六　斜　飛　勢（二）

四五　斜飛勢（一）

左手翻掌心向上，略縮向後，指尖與鼻尖成一直綫。如圖四五。

四六　斜飛勢（二）

左脚向前一步成弓步，左掌向前伸出，胸部扭向正南，右手掌向西南推出，與左手成斜直線。眼看右手背。如圖四六。

四七　提手上勢（一）

兩脚尖同時轉向正南，右腿成弓步。身向前傾。左手引向西南至胸前爲止，成陽掌。右手攏回作迴抱狀。與左手縱橫相對。眼看正南。如圖四七。

四八　提手上勢（二）

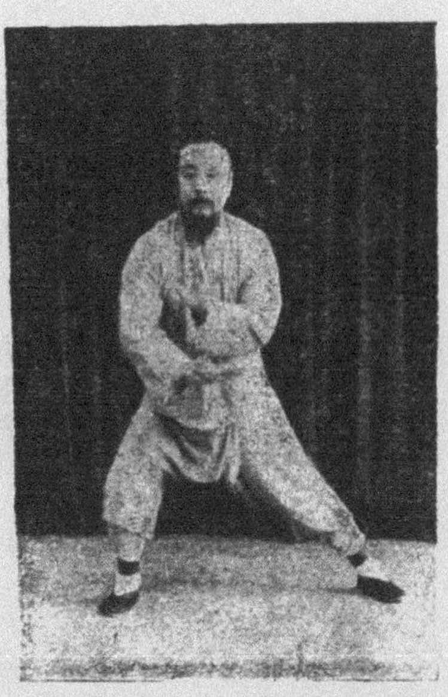

圖四七　提手上勢（二）

動作及形式，均與圖一二同，可參攷。

右脚向前一步，與左脚成平行步。腿微曲。其餘動作及形式，均與圖一〇同，可參攷。

四九　白鶴晾翅（一）

動作及形式，均與圖一一同，可參攷。

五〇　白鶴晾翅（二）

五一　摟膝拗步

動作及形式，均與圖一三同，可參攷。

五二　海底針（一）

動作及形式，均與圖一四同，可參攷。

五三　海底針（二）

左脚改足尖着地。右手指尖斜插於下方。左肘依原式下沉，掌心略貼近於右臂彎。全身下坐。眼看東方。如圖五三。

圖五三　海底針（二）

五四　扇通背（一）

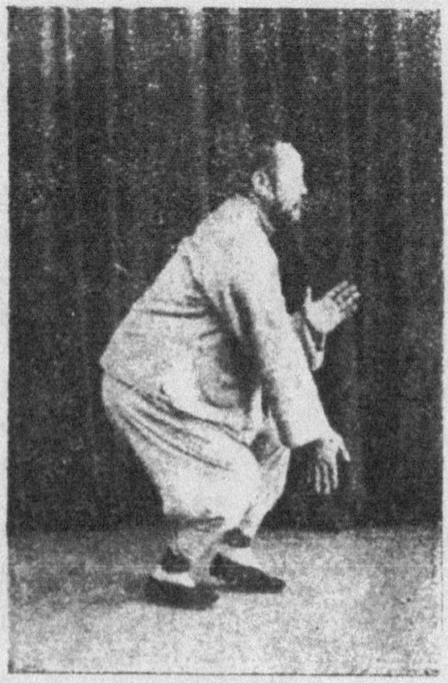

左脚向前半步成為弓步。兩臂依原式向上提起，右臂與肩成平行綫。眼看東方。如圖五四。

圖五四　扇通背（一）

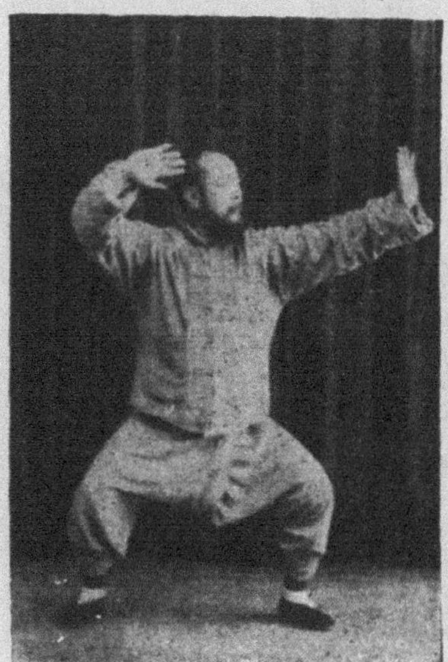

圖五五　扇通背（二）

五五　扇通背（二）

兩脚尖略轉向南，成騎馬步。左臂不動。右臂轉掌心向外，右肘尖徐抽向西。至指尖與右額角接近爲止。眼看左手背。如圖五五。

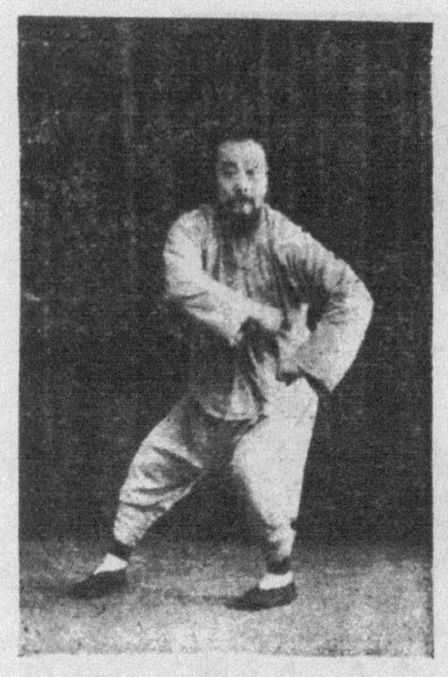

圖五六　翻身撇身捶（一）

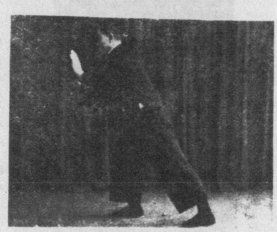

五六　翻身撇身捶（一）

圖五七　翻身撇身捶（側面）

兩脚尖齊轉向西，右腿成虛步。左手攏回至胯際，改握成拳。右臂向右伸開，然後攏回至左脅，亦改握成拳。眼看南方。如圖五六。

圖五七　翻身撇身捶（正面）

五七　翻身撇身捶（二）

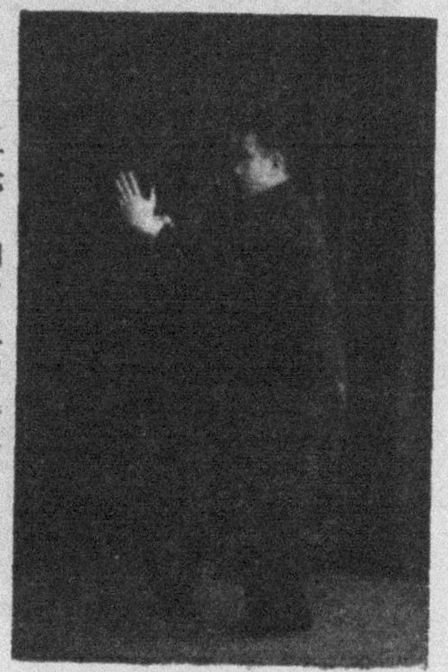

圖五八　卸步搬攔捶（一）

右脚向前半步成弓步。右前臂翻轉向西，腕仰向上。左拳改爲立掌，豎於右拳之上。眼西看。如圖五七正面側面二圖。

五八　卸步搬攔捶（一）

圖五九　卸步搬攔捶（二）

腰向後倚。左脚成虛步。右拳立起，貼於左腕部。眼西看。如圖五八。

五九　卸步搬攔捶（二）

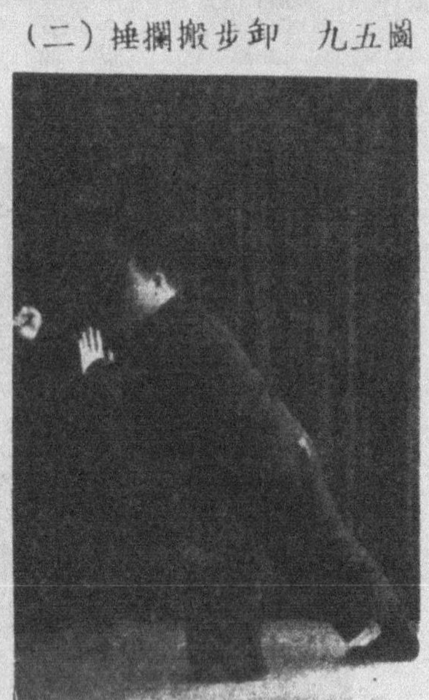

圖六〇　卸步搬攔捶（三）

右脚後退一步。左脚成虛步。左手不動。右拳抽回貼於胯際。眼西看。如圖五九。

六〇　卸步搬攔捶（三）

身向前傾。左腿成弓步。右拳挺向前方，左手貼於右臂彎。眼西看。如圖六〇。

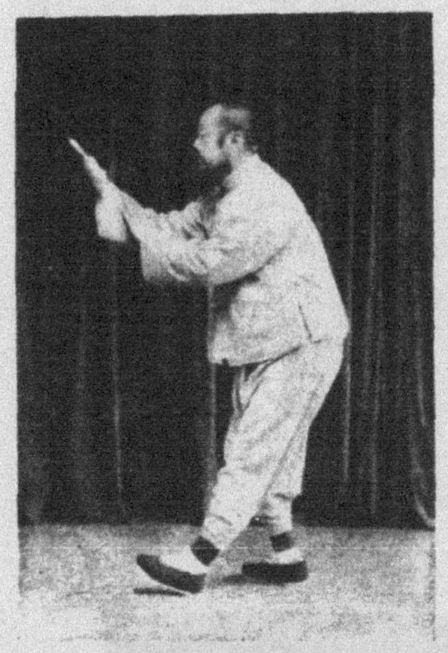

圖六一　上步攬雀尾（一）

六一　上步攬雀尾（一）

腰向後倚。左腿成虛步。右拳改爲陽掌，肘尖縮至脅際。左手則按於右腕部。眼西看。如圖六一。

六二　上步攬雀尾（二）

右脚向前一步成弓步。其餘動作及形式均與圖五同。可參攷。

六三　上步攬雀尾（三）

動作及形式，均與圖六同，可參攷。

六四　單鞭（一）

動作及形式，均與圖七同，可參攷。

六五　單鞭（二）

動作及形式，均與圖八同，可參攷。

六六　雲手（一）

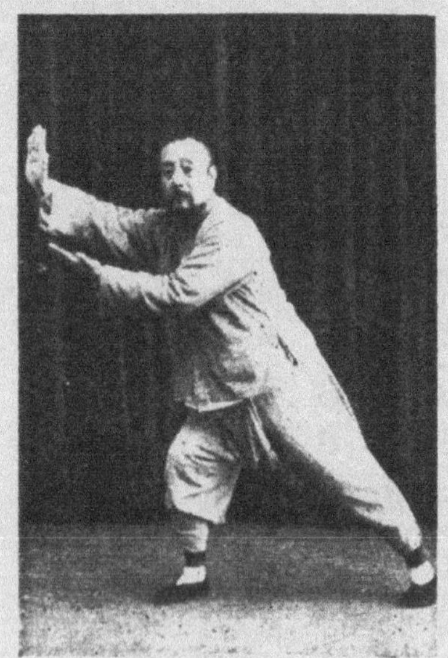

圖六六　雲手（一）

兩脚尖同時轉向西南，右腿成弓步。左臂垂直向下抄至右腕下。右手手指舒開，成陽掌。眼看西南。如圖六六。

六七　雲手（二）

兩脚尖轉向東南，右腿成弓步。身腰亦同時扭轉向東。右手依原式平引向東，成陰掌；視綫隨之；至終點則轉成陽掌。右手臂垂直向下抄至左腕下。如圖六七。

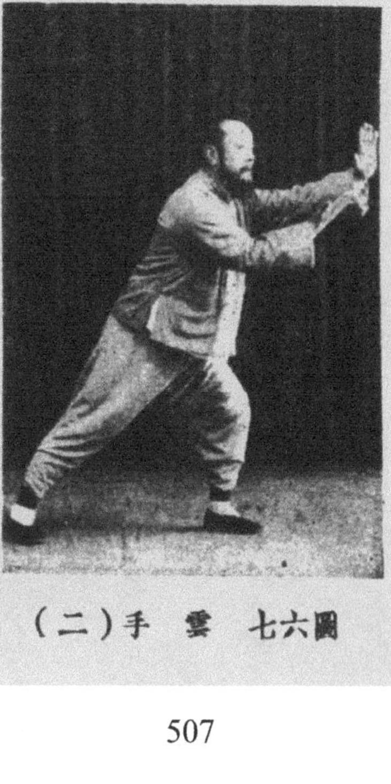

圖六七　雲手（二）

六八　雲手（三）

右脚東進一步，與左脚成平行步。然後右脚尖轉向西，左脚跟則東進一步，與右腿成弓步。身體扭轉向西。右手依原式平行向西成陰掌；視綫隨之；至終點則轉成陽掌。左臂垂直向下抄至右腕下。如圖六八。

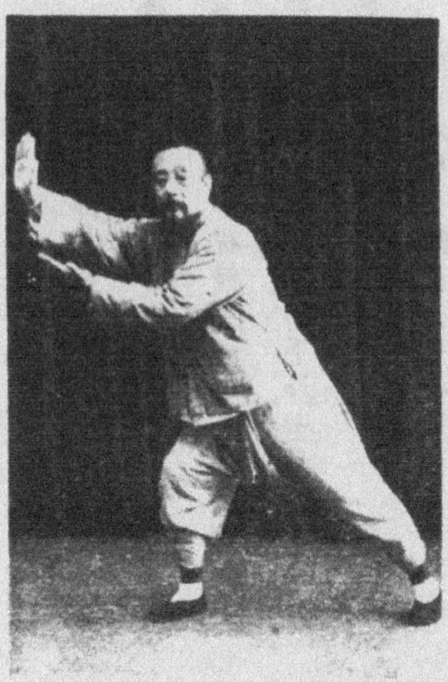

六九　雲手（四）

動作及形式，均與圖六七同，可參攷。

七〇　雲手（五）

動作及形式，均與圖六八同，可參攷。

圖六八　雲手（三）

七一　單鞭

動作及形式，均與圖八同，可參攷。

七二　左高探馬

右脚尖轉向東方。身體扭向正東。左脚提起，縮回成虛步，脚尖落地。左手轉成陽掌；掌心向上。左臂縮回，肘尖貼於左脅。右手鷹爪伸開，前臂攏至

圖七二　左高探馬

胸前，手成立掌，推進於右掌的上方。眼看正東。如圖七二。

七三　左披身

左腿向前半步，與右腿成弓步。右

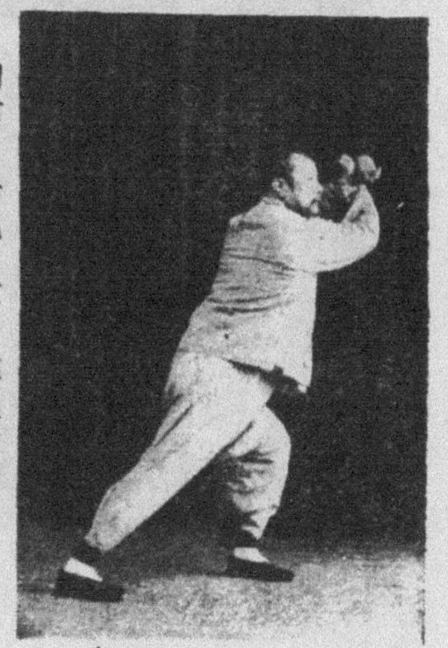

圖七三　左披身

腕貼於左腕上，向東北扭，左腕則隨之向西南扭。至交互成十字狀時，手掌改握爲拳。同時兩臂上升，至兩拳與頭頂成平行線爲止。眼看東南。如圖七三。

七四　踢右脚

右脚提起，踢向東南。脚面與腿略成平行線。同時右臂向東南展開。與右腿成同一方向。左臂則展向北方。兩手均改立掌。眼看東南。如圖七四。

七五　右高探馬

右脚落地，在左足的前一步，成弓步。脚尖向東，右臂縮回，右手則改爲陽掌，

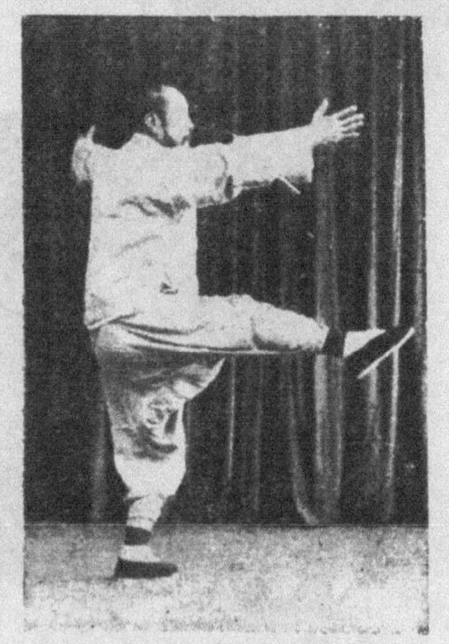

圖七四　踢右脚

右臂攏至胸前，手成立掌，推進於右掌的上方。眼看正東。如圖七五。

圖七五 右高探馬

七六 右披身

步法不動。左腕貼於右腕上，向西南扭；右腕則隨之向東北扭，至交互成十字狀時，手掌改握為拳，同時兩臂上伸，至兩拳與頭頂成平行線為止。眼看東北。如圖七六。

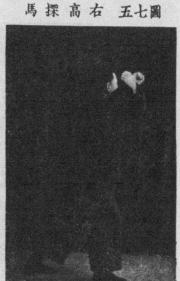

圖七六 右披身

七七　踢左脚

左脚提起，踢向東北，脚面與腿略成平行線。同時左臂向東北展開，與左腿成同一方向。右臂則展向南方。兩手均改立掌。眼看東北。如圖七七。

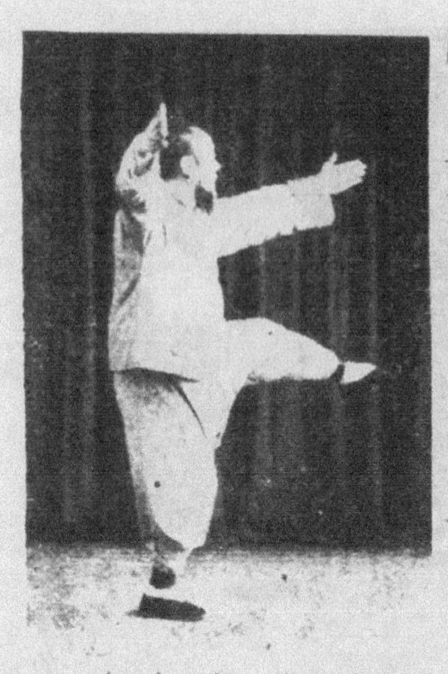

圖七七　踢左脚

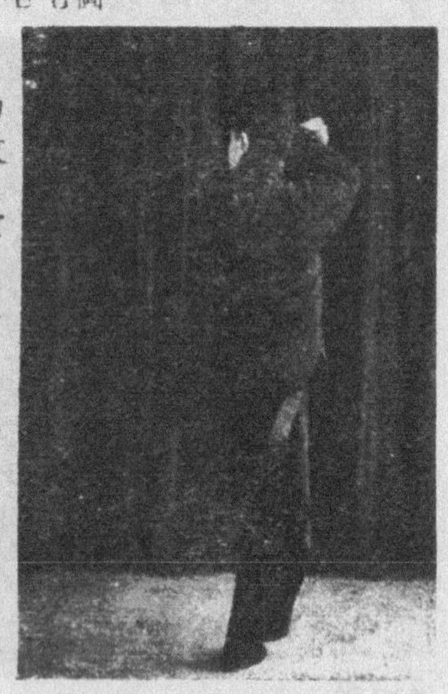

圖七八　轉身蹬脚（一）

七八　轉身蹬脚（一）

右脚尖轉向北方，左脚收回，脚尖縮至右膝旁。身體亦扭向正北。兩臂縮同，兩手改握爲拳，交互成十字狀，同左右披身之拳法。眼看西北。如圖七八。

七九　轉身蹬脚（二）

右脚尖轉向西北，身亦隨之移動。左脚向西蹬起，脚尖上翹，脚跟微向外挺。左臂向西展開，與左腿成同一方向。右臂展向東北。兩手均改立掌。眼看正西。如圖七七。

八〇　摟膝拗步（一）

左脚落地成弓步。左臂落下成垂直線，指尖翹起。右臂攏向胸前，復推進於西方。至終點時，掌心微挺。眼看正西。如圖

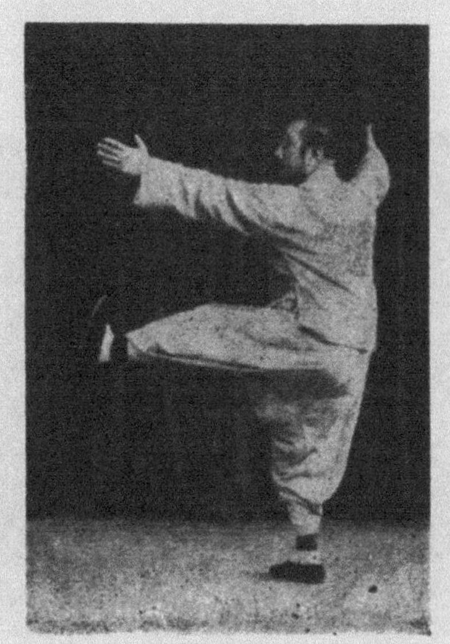

圖七九　轉身蹬脚（二）

八〇。

吳鑑泉氏的太極拳

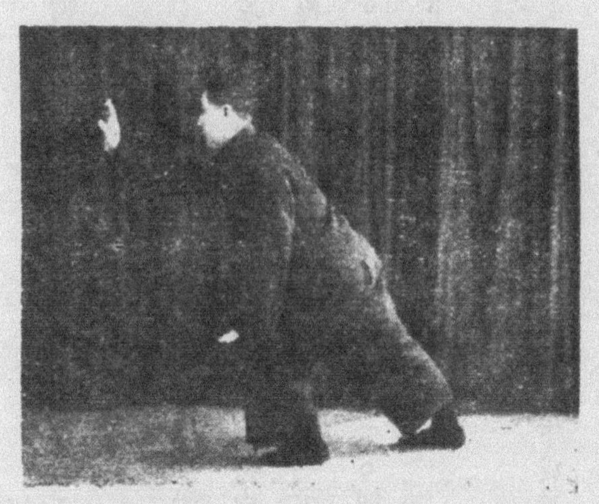

圖八〇 摟膝拗步(一)

八一 摟膝拗步(二)

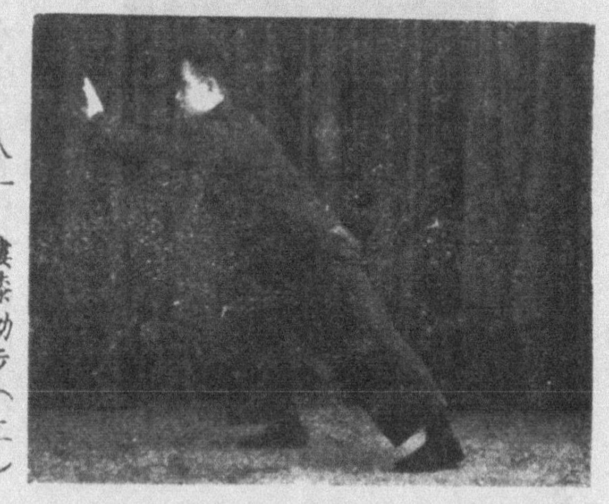

圖八一 摟膝拗步(二)

動作及形式，均與圖一六同，可參攷。惟方位向西。如圖八一。

八二　進步栽捶

圖八二　進步栽捶

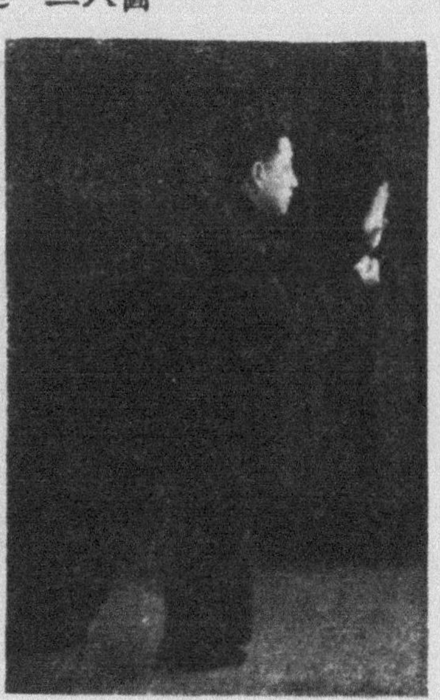

圖八三　翻身撇身捶

左脚上前一步，成弓步。右手提至右耳旁，改握成拳，斜栽於前方。左手向左旋成一圈，至終點時，貼於右臂彎。眼看右拳，如圖八二。

八三　翻身撇身捶

左脚尖右轉向東，成弓步。全身亦隨之翻轉向東。右脚落於左脚前一步。左手不動，右前臂縮至胸前，至右脚落地時，右臂舒開伸向前方，腕部向上。左手成立掌，豎於右拳的上方。眼看正東。如圖八三。

八四　進步左高探馬

左脚進前一步成弓步。左手翻成陽掌，右拳伸開成立掌，豎於左掌的上方。眼看正

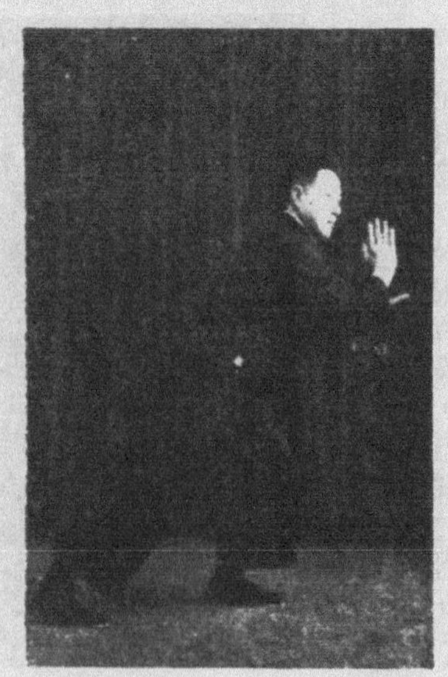

圖八四　進步左高探馬

東。如圖八四。

八五　左披身

動作及形式，均與圖七三同，可參

圖八七　退步打虎(一)

攷。

八六　踢右脚

動作及形式，均與圖七四同，可參

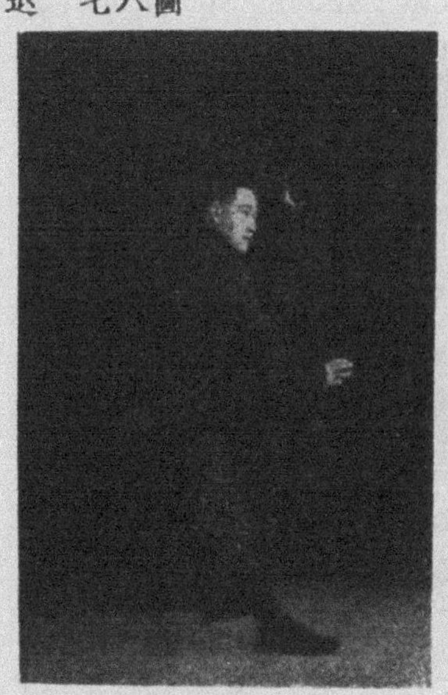

圖八八　退步打虎(二)

致。

八七　退步打虎（一）

右脚向西北退一步，左腿改爲弓步。右臂不動，左手用拋物綫式由上方向東南揚下，略近右腕部。眼看東南。如圖八七。

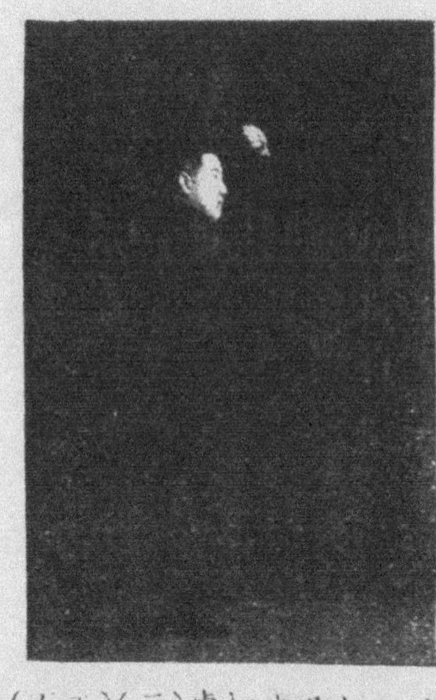

圖八九退步打虎（三）（正面）

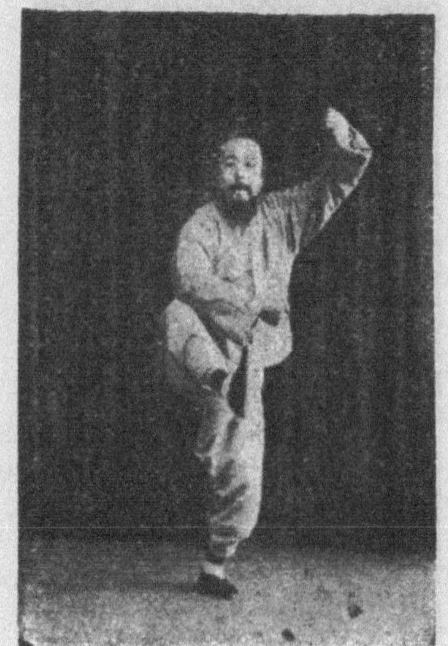

圖八九退步打虎（三）（側面）

八八　退步打虎（二）

左脚向西北後退一步。右脚改爲虛步，脚尖着地。兩手均改陰掌，撇向西北，右手落至腹前爲止；左手揚上至左額角的上方。成陽掌。眼看東南。如圖八八。

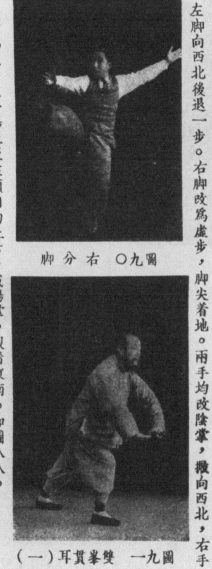

圖九〇　右分脚

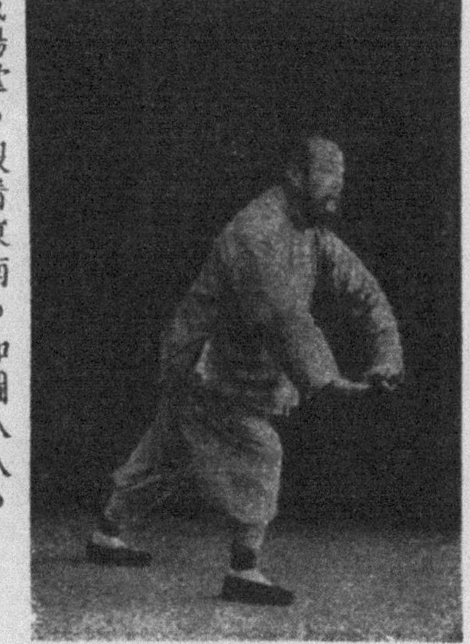

圖九一　雙拳貫耳（一）

八九　退步打虎（三）

右脚提起，脚尖至腹之前方。左手改握爲拳。右臂攏囘，肘尖與右膝蓋貼近。掌改爲拳。餘如前式。如圖八九正面側面二圖。

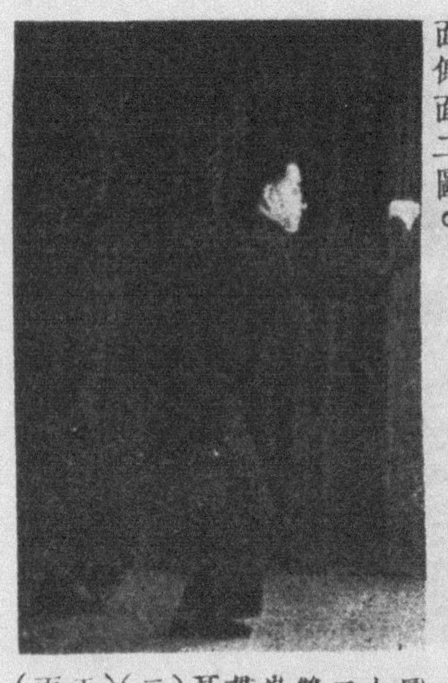

圖九二雙峯貫耳(二)(正面)

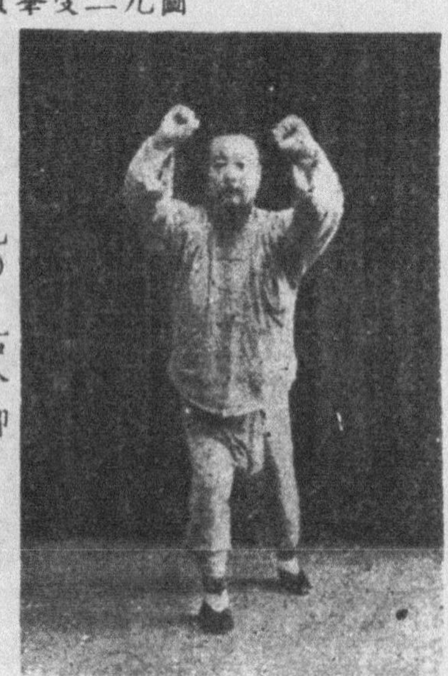

圖九二雙峯貫耳(二)(側面)

九〇　右分脚

右脚向西南蹬出。兩手左右分開。形式與圖七四同，並參看本圖。

九一　雙峯貫耳（一）

右脚落地，與左脚成弓步。兩臂攏同下曲於腹前，指尖相對。眼東看。如圖九一。

九二　雙峯貫耳（二）

依原式兩臂分開，提升於額前。掌改爲拳，虎口相對。如圖九二正面側面二圖。

九三　翻身二起脚（一）

右脚尖轉向南方，與左脚成丁字式。右拳不動。左拳平向南引，貼於右腕部，成交互十字狀。眼看東方。如圖九三。

九四　翻身二起脚（二）

左脚向東踢出。兩臂左右展開，拳

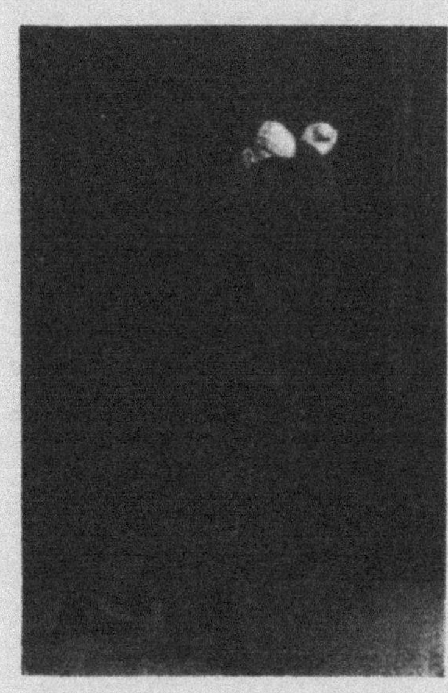

圖九三　翻身二起脚（一）

改爲立掌。略如圖七七。

九五　翻身二起脚（三）

右脚尖右轉向西，左脚不落地，隨身旋轉至脚尖正對西方爲止。兩手改握成拳，攏回成交互十字狀。眼看西方。如圖九五。

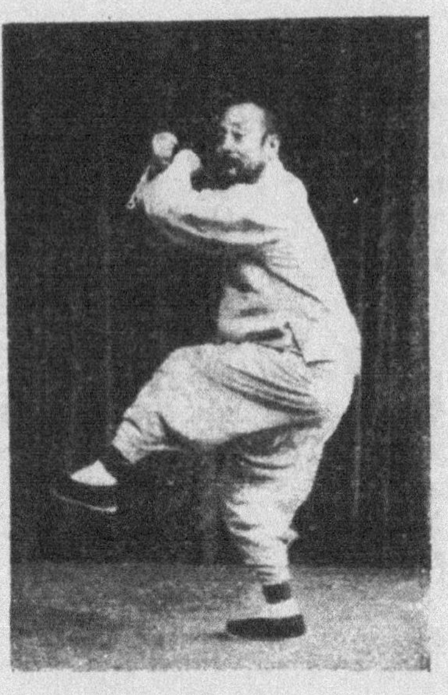

圖九五　翻身二起脚（三）

九六　翻身二起脚（四）

左脚落地，脚尖西北指。同時與右脚右轉正東，右脚成虛步。兩手不動。眼看正東。如圖九六正面側面二圖。

九七　翻身二起脚（五）

右脚向東蹬出。其餘形式，略與圖七四同。可參攷。

九八　右高探馬，

動作及形式，均與圖七五同。可參攷。

九九　進步搬攔捶（一）

左脚向前一步成弓步。兩手改爲立掌，向前推出。右手指尖貼近於左腕部。眼看正東。如圖二一。

一〇〇　進步搬攔捶（二）

動作及形式，均與圖二二同，可參攷。

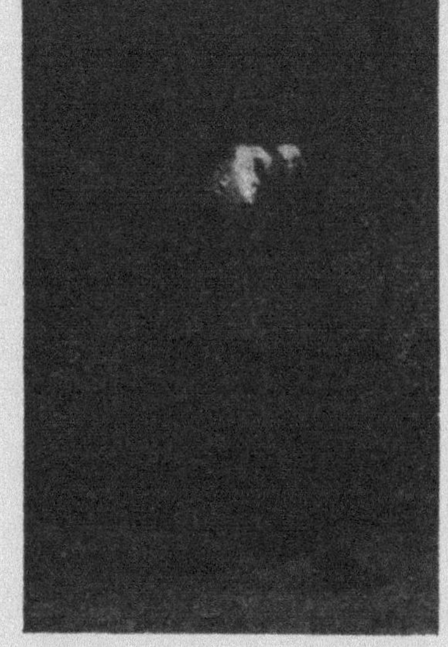

圖九六翻身二起脚（四）（側面）

一〇一　進步搬攔捶（三）

動作及形式，均與圖二三同，可參攷。

一〇二　如封似閉（一）

動作及形式，均與圖二四同，可參攷。

一〇三　如封似閉（二）

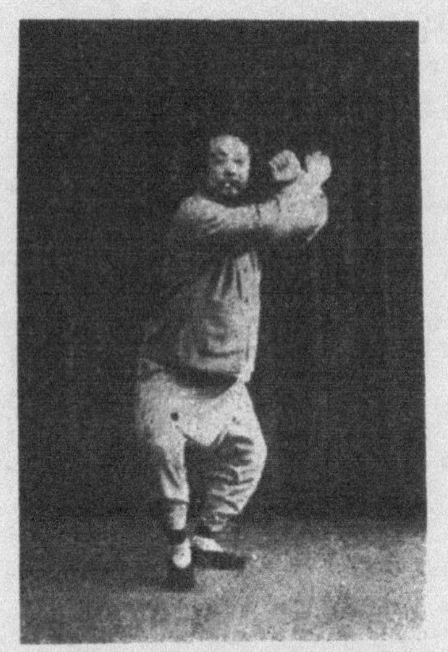

圖九六　翻身二起脚（四）（正面）

動作及形式，均與圖二五同，可參攷。

一〇四　豹虎推山（一）

動作及形式，均與圖二六同，可參攷。

一〇五　豹虎推山（二）
動作及形式，均與圖二七同，可參攷。
一〇六　十字手（二）
動作及形式，均與圖二八同，可參攷。
一〇七　十字手（二）
動作及形式，均與圖二九同，可參攷。
一〇八　斜摟膝拗步
動作及形式，均與圖三〇同，可參攷。
一〇九　翻身斜摟膝拗步
動作及形式，均與圖三一同，可參攷。

吳鑑泉氏的太極拳

一一〇　攬雀尾（一）

動作及形式，均與圖三二同，可參攷。

一一一　攬雀尾（二）

動作及形式，均與圖三三同，可參攷。

一一二　攬雀尾（三）

動作及形式，均與圖三四同，可參攷。

一一三　攬雀尾（四）

動作及形式，均與圖三五同，可參攷。

一一四　斜單鞭（一）

動作及形式，均與圖七同，可參攷。

一一五　斜單鞭（二）

動作及形式，均與圖八同，可參攷。

一一六　野馬分鬃（一）

左脚尖轉向西方。右脚尖向西南挪半步，成虛步。兩手改爲立掌，攏向胸前，左手指貼於右腕部。眼看正西。略如圖三，可參攷。

一一七　野馬分鬃（二）

步法不動。左掌上攏，靠近右肩。右掌下垂，停於左胯前方。眼看西北。

圖一一七　野馬分鬃（二）（正面）

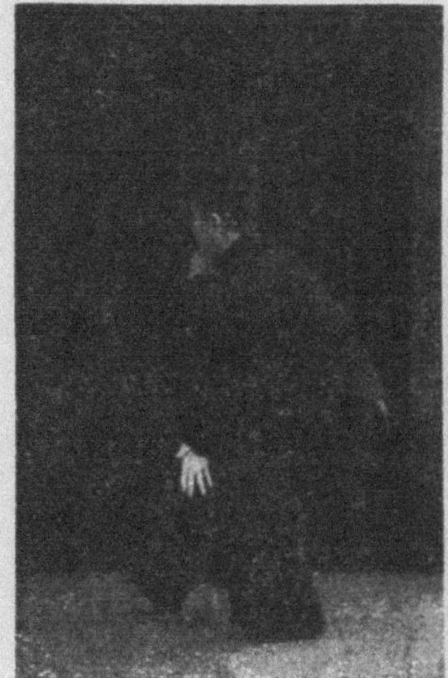

如圖一一七正面側面二圖。

圖一一七　野馬分鬃(二)(側面)

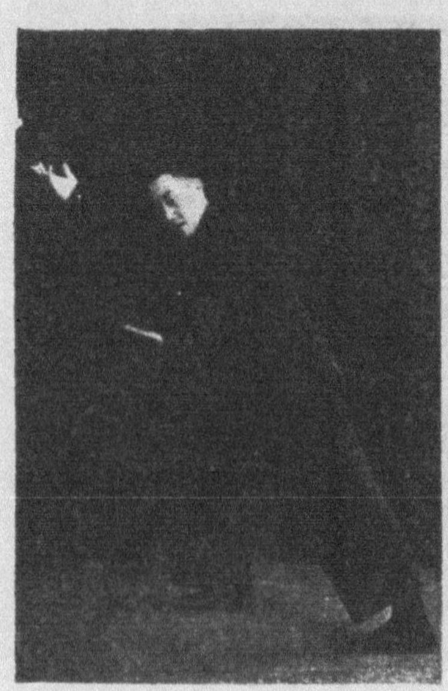

圖一一八　野馬分鬃（三）

一一八　野馬分鬃（三）

左脚向前半步成弓步。左掌由右肩向東南掠下。右掌則向西北揚起，與右掌互擦而過。身亦隨右臂斂向西北，略作側卧狀。眼看左手背。如圖一一八。

圖一一九　野馬分鬃（四）

一一九　野馬分鬃（四）

步法不動。右掌上攏，貼近左肩。左臂下垂，停於右胯之前方。眼看西南。如圖一一九。

一二〇　野馬分鬃（五）

左脚向前一步成弓步。右掌由左肩向東北掠下。左掌則向西南揚起，與右掌互擦而過。身亦隨左臂斂向西南。眼

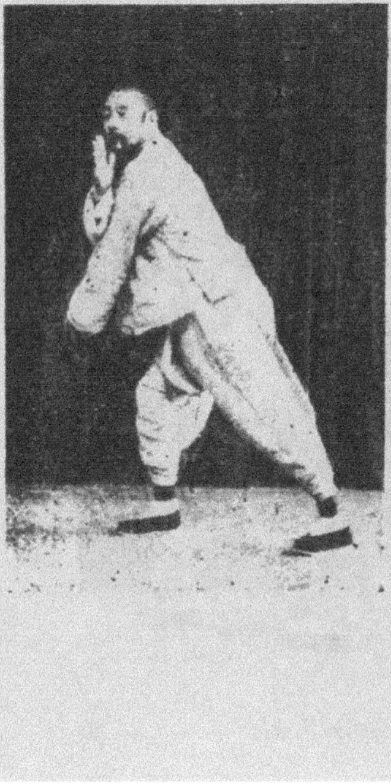

看右手背。如圖一二〇。

圖一二〇　野馬分鬃（五）

一二一　野馬分鬃（六）

步法不動。手眼動作，與圖一一七同，可參

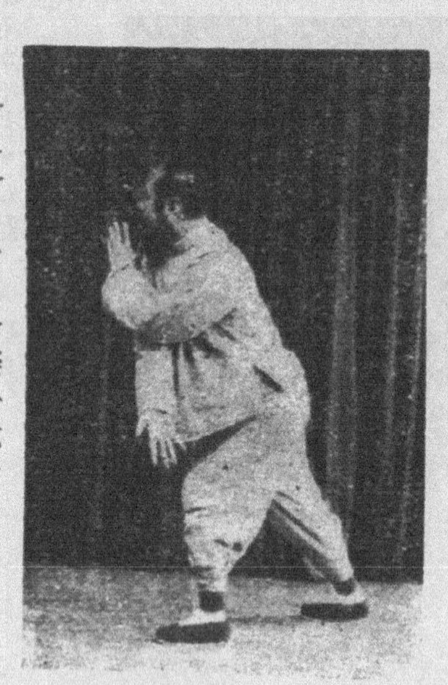

圖一二一　野馬分鬃（六）

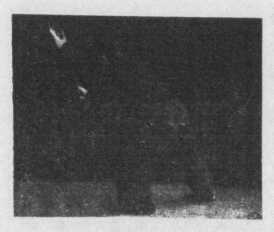

攷。其形式如圖一二一。

一二二　野馬分鬃（七）
右脚向前一步，成弓步。其餘動作及形式，均與圖一一八同，可參攷。

一二三　野馬分鬃（八）
右脚縮回成虛步。手眼動作均與圖一一六同，可參攷。

一二四　野馬分鬃（九）
動作及形式，均與圖一一七同，可參攷。

一二五　野馬分鬃（一〇）

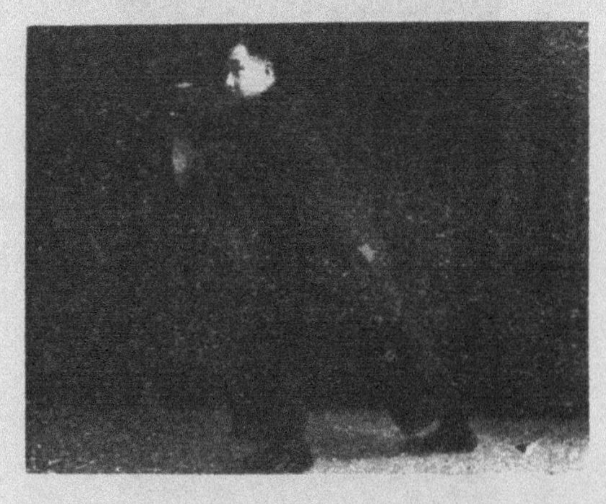

圖一二七　玉女穿梭（一）

動作及形式，均與圖一一八同，可參攷。

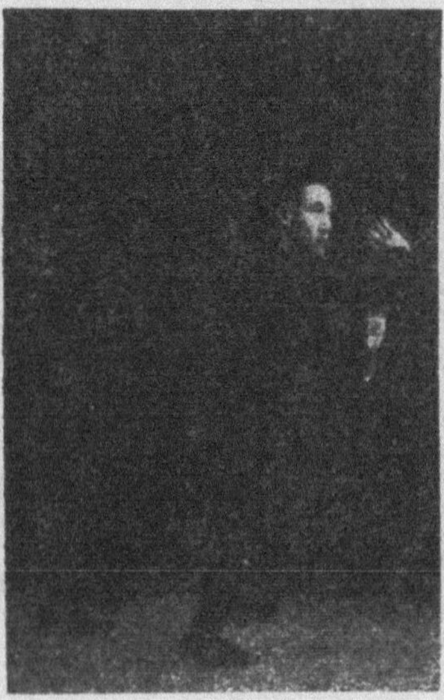

圖一二九　轉身玉女穿梭（二）

一二六　玉女穿梭（一）

動作及形式，均與圖一一九同，可參攷。

一二七　玉女穿梭（二）

左脚向前一步成弓步。左臂提起，曲向胸前成陰掌。右手指貼於左前臂中段，隨同左臂向左旋轉一圓圈，及至轉到終點時，左脚改爲虛步。同時左手心轉成陽掌，身復前傾，左脚仍成弓步。眼看西南。如圖一二七。

一二八　轉身玉女穿梭（一）

動作及形式，均與圖一二一同，可參攷。

一二九　轉身玉女穿梭（二）

左脚尖右轉向東。身體隨之。當扭轉正東時，右脚提起向東南挪半步，成弓步。右臂提起，曲向胸前，成陰掌，左手指貼於右前臂中段，隨同右臂向右旋轉一圓圈，及至轉到終點時，右脚改爲虛步；同時右手變成陽掌。身復前傾；右脚仍成弓步。眼看東南。如圖一二九。

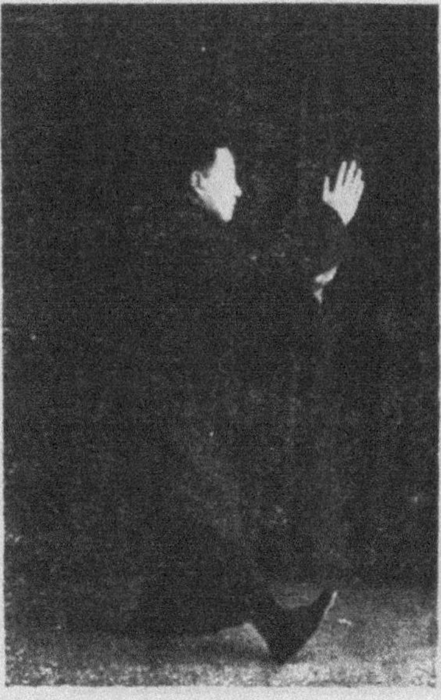

圖一三〇　野馬分鬃（一）

一三〇　野馬分鬃（一）

左腿改爲虛步。兩手改爲立掌。左指尖貼於右腕部。眼看正東。如圖一三〇。

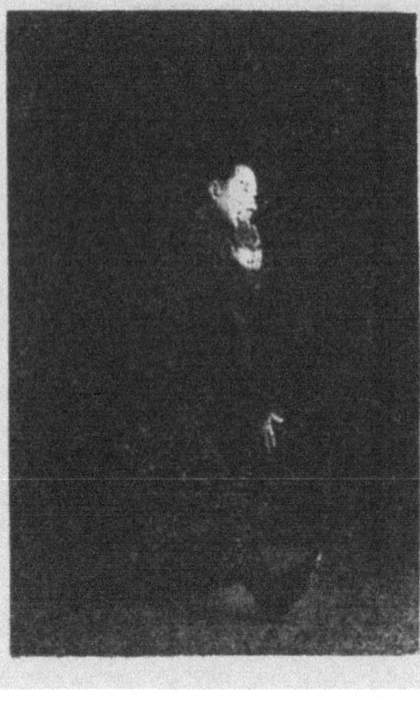

一三一　野馬分鬃（二）

動作及形式，均與圖一一七同，可參攷。惟方向相反，如本圖。

圖一三一　野馬分鬃（二）

一三二　野馬分鬃（三）

動作及形式，均與圖一一八同，可參攷。惟方向相反，如本圖。

一三三　玉女穿梭（一）

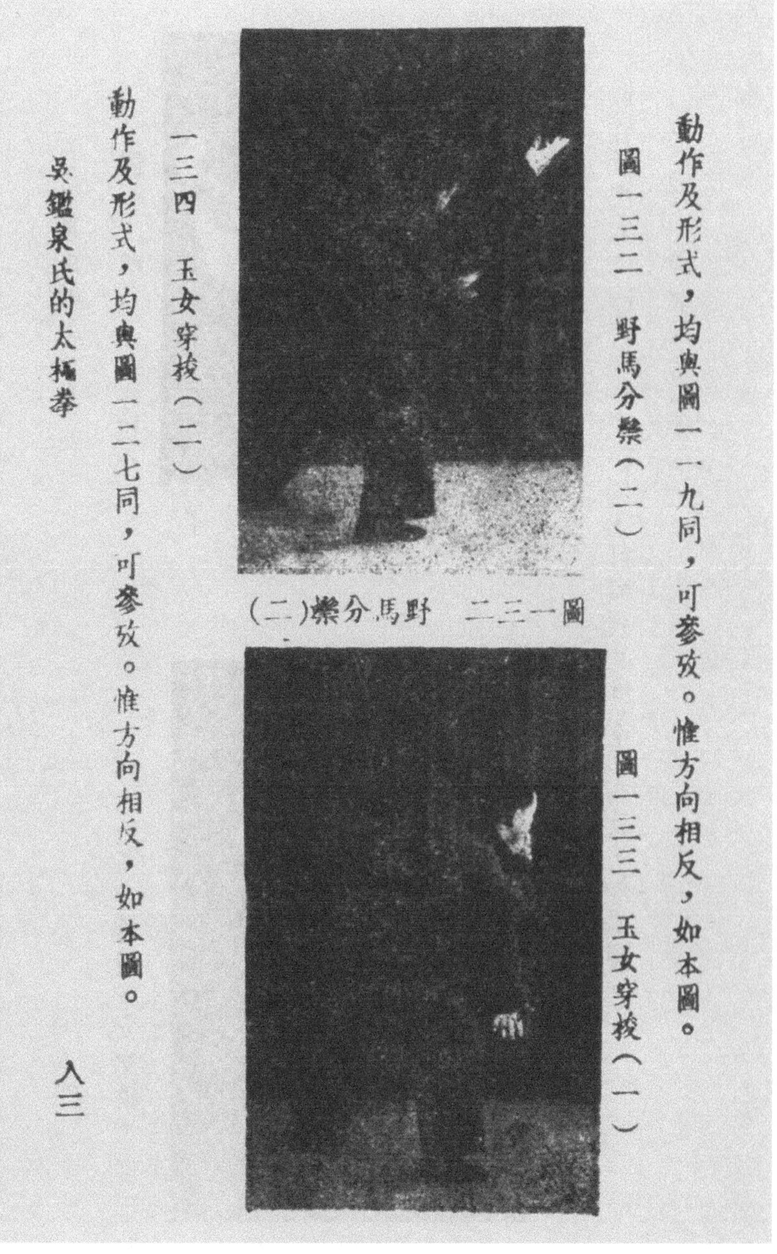

動作及形式，均與圖一一九同，可參攷。惟方向相反，如本圖。

圖一三二　野馬分鬃（二）

圖一三二　野馬分鬃(二)

圖一三三　玉女穿梭（一）

一三四　玉女穿梭（二）

動作及形式，均與圖一二七同，可參攷。惟方向相反，如本圖。

圖一三四　玉女穿梭（二）

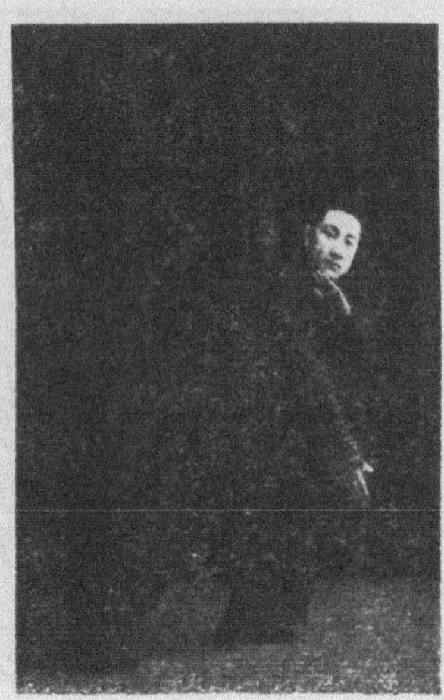

圖一三五　轉身玉女穿梭（一）

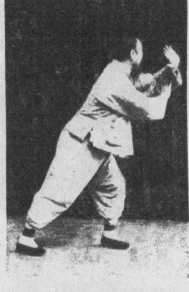

一三五　轉身玉女穿梭（一）

動作及形式，均與圖一二一同，可參攷。惟方向相反，如本圖。

一三六　轉身玉女穿梭（二）

動作及形式，均與圖一二六同，可參攷。惟方向相反，如本圖。

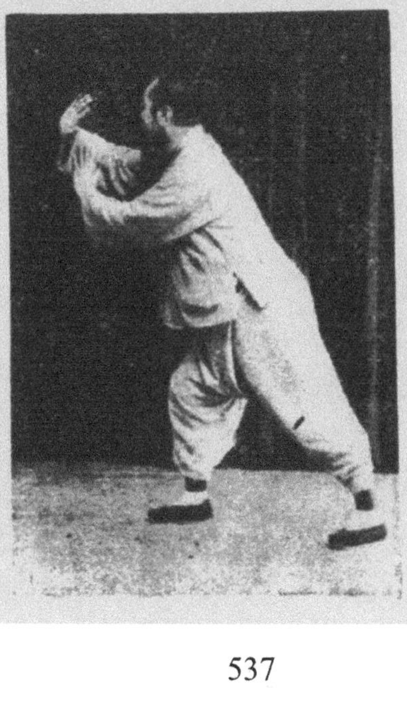

圖一三六　轉身玉女穿梭（二）

一三七　攬雀尾（一）

動作及形式，均與圖一三〇同，可參攷。惟方向相反，如本圖。

一三八　攬雀尾（二）

動作及形式，均與圖四同，可參攷。

一三九　攬雀尾（三）

動作及形式，均與圖五同，可參攷。

吳鑑泉氏的太極拳

一四〇　攬雀尾（四）

動作及形式，均與圖六六同，可參攷。

一四一　單鞭（一）

動作及形式，均與圖七同，可參攷。

一四二　單鞭（二）

動作及形式，均與圖八同，可參攷。

一四三　雲手（一）

動作及形式，均與圖六六同，可參攷。

一四四　雲手（二）

動作及形式，均與圖六七同，可參攷。

一四五　雲手（三）

動作及形式，均與圖六六同，可參攷。

一四六　雲手（四）

動作及形式，均與圖六七同，可參攷。

一四七　雲手（五）

動作及形式，均與圖六六同，可參攷。

一四八　單鞭

動作及形式，均與圖八同，可參攷。

一四九　下勢（一）

兩脚尖同轉向東，左腿成弓步。左手變成立

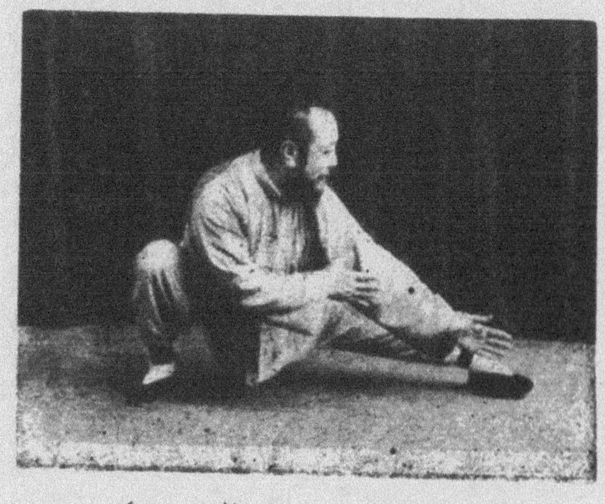

圖一五〇　下勢（二）

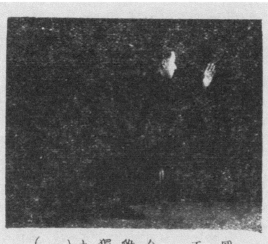

圖一五一　金雞獨立（一）

掌。右手鷹爪伸開亦成立掌，取抛物綫式揚向正東。指尖貼於左腕部。眼看正東。略如圖二一。

一五〇　下勢（二）

右脚向西南略退，脚尖南向。全身蹲下，重心落於右腿。左臂斜向下指，右臂抽回於胸前，指尖貼近左臂彎。眼看左脚尖。如圖一五〇。

一五一　金雞獨立（一）

身向前傾，左腿成弓步。左手向上提起，略成立掌。右手臂下垂，眼東看。如圖一五一。

一五二　金雞獨立（二）

右脚提起，脚尖升於腹之前方。右臂亦隨之提起，升於額上，成陽掌。左臂略向下沈，成陰掌，指尖翹起。眼看正東。如圖一五二正面側面二圖。

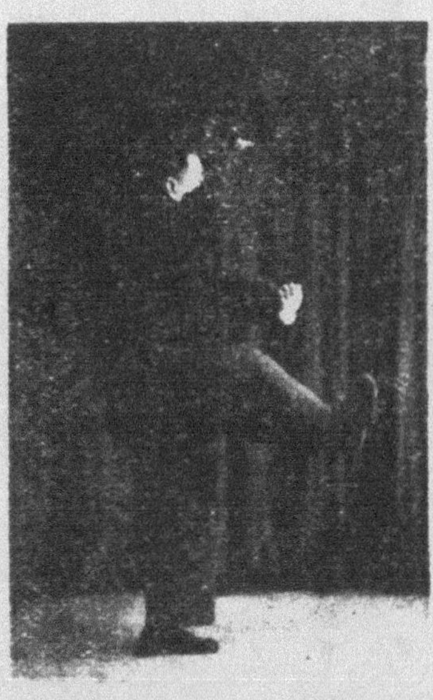

圖一五二　金雞獨立（二）（正面）

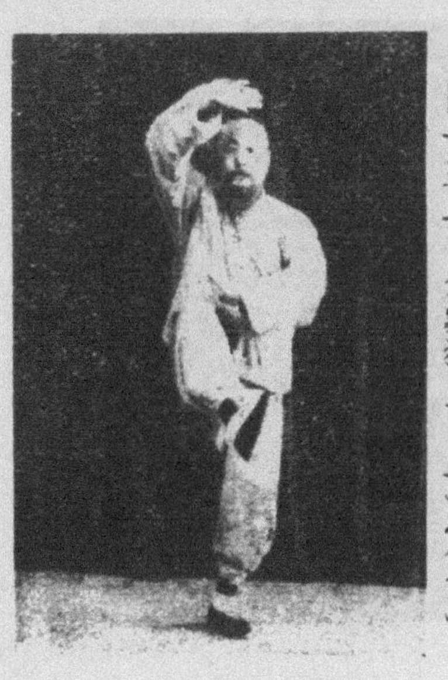

圖一五二　金雞獨立（二）（側面）

一五三　金雞獨立（三）

右脚落下成弓步。右手落下成陰掌。左手提起成陽掌。兩手背交互成十字狀。眼看東方。如圖一五三。

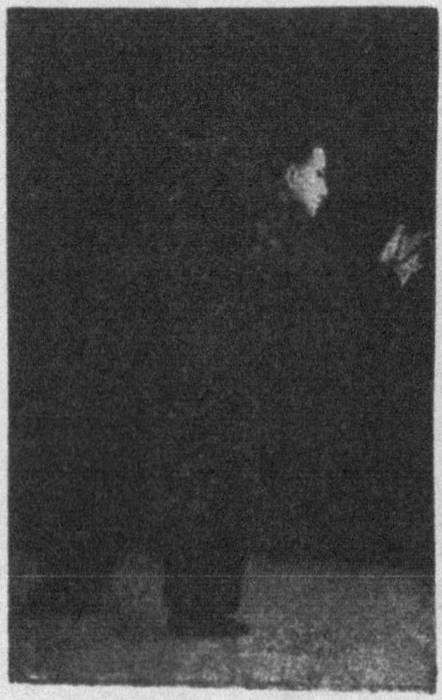

圖一五三　金雞獨立（三）

一五四　金雞獨立（四）

左脚提起，脚尖升於腹之前方。右手依原式下沈，貼於左肘尖。左手向左旋轉一圈，貼近於左額之上方，成陽掌。眼看正東。如圖一五四正面側面二圖。

一五五　倒輦猴（一）

左脚退後一步成弓步。左手落下推於前方，至臂近直時，掌心微挺。右臂垂直落於右膝之側，指尖上翹。眼看正東。如圖四二，可參攷。

一五六　倒輦猴（二）

動作及形式　均與圖四三同，可參攷。

一五七　倒輦猴（三）

動作及形式，均與圖四四同，可參攷。

一五八　斜飛勢（一）

動作及形式，均與圖四五同，可參攷。

一五九　斜飛勢（二）

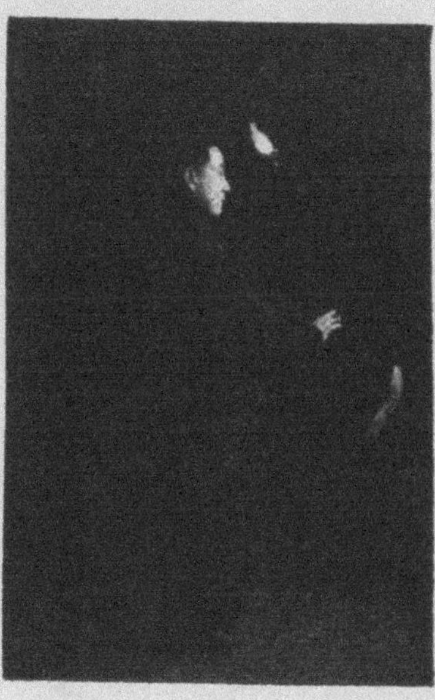

圖一五四　金雞獨立（[illegible]）（正面）

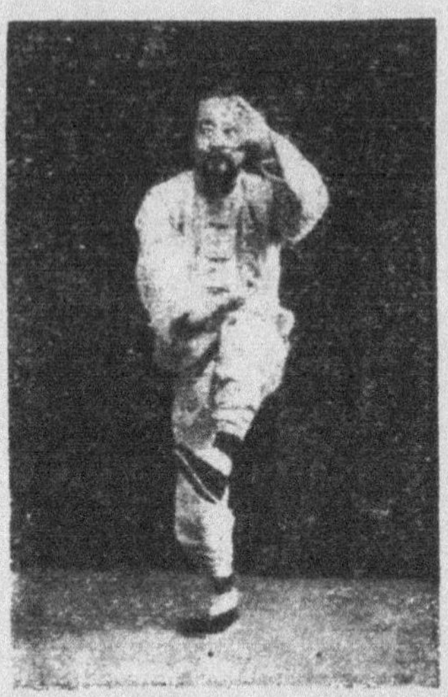

動作及形式，均與圖四六同，可參攷。

一六〇　提手上勢（一）

動作及形式，均與圖四七同，可參攷。

一六一　提手上勢（二）

動作及形式，均與圖四八同，可參

圖一五四　金雞獨立（四）（側面）

攷。

一六二　白鶴晾翅（一）

動作及形式，均與圖四九同，可參攷。

一六三　白鶴晾翅（二）
動作及形式，均與圖五〇同，可參攷。
一六四　摟膝拗步
動作及形式，均與圖五一同，可參攷。
一六五　海底針（一）
動作及形式，均與圖五二同，可參攷。
一六六　海底針（二）
動作及形式，均與圖五三同，可參攷。
一六七　扇通背（一）
動作及形式，均與圖五四同，可參攷。

一六八　扇通背（二）

動作及形式，均與圖五五同，可參攷。

一六九　翻身撇身捶（一）

動作及形式，均與圖五六同，可參攷。

一七〇　翻身撇身捶（二）

動作及形式，均與圖五七同，可參攷。

一七一　進步搬攔捶（一）

右腿向前一步成弓步。左手向前伸出。右拳立起貼於左腕部。眼看正西。如圖一七一。

一七二　進步搬攔捶（二）

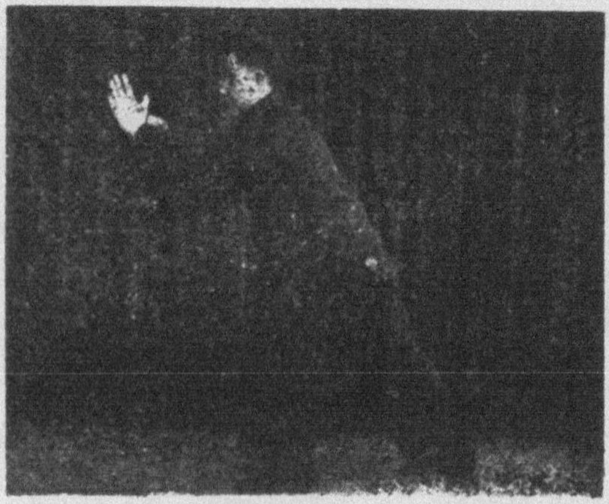

圖一七一　進步搬攔捶（一）

動作及形式，均與圖五九同，可參攷。

一七三　進步搬攔捶（三）

動作及形式，均與圖六〇同，可參攷。

一七四　上步攬雀尾（一）

動作及形式，均與圖六一同，可參攷。

一七五　上步攬雀尾（二）

動作及形式，均與圖六二同，可參攷。

一七六　上步攬雀尾（三）

動作及形式，均與圖六三同，可參攷。

一七七　單鞭（一）

吳鑑泉氏的太極拳

動作及形式　均與圖七同，可參攷。

一七八　單鞭（二）

動作及形式，均與圖八同，可參攷。

一七九　雲手（一）

動作及形式，均與圖六六同，可參攷。

一八〇　雲手（二）

動作及形式，均與圖六七同，可參攷。

一八一　雲手（三）

動作及形式·均與圖六六同，可參攷。

一八二　雲手（四）

動作及形式，均與圖六七同，可參攷。

一八三　雲手（五）

動作及形式，均與圖六六同，可參攷。

一八四　單鞭

動作及形式，均與圖八同，可參攷。

一八五　左高探馬

動作及形式，均與圖七二同，可參攷。

一八六　披面掌

左腿向前半步成弓步。右手繞至左臂下，貼近至左腋下，成陽掌。左臂伸向前方，亦成陽掌

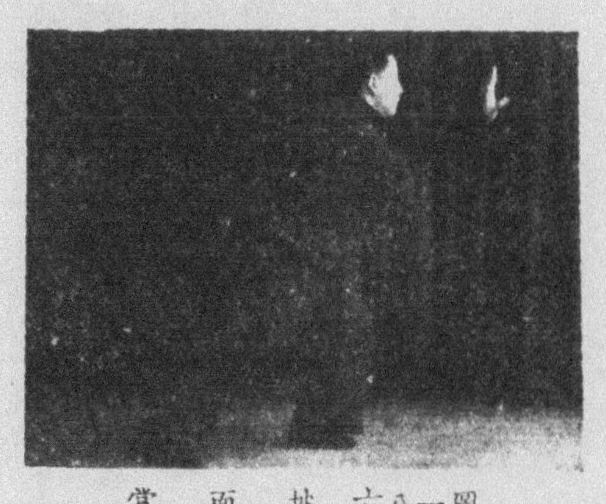

圖一八六　披面掌

。眼看正東。如圖一八六。

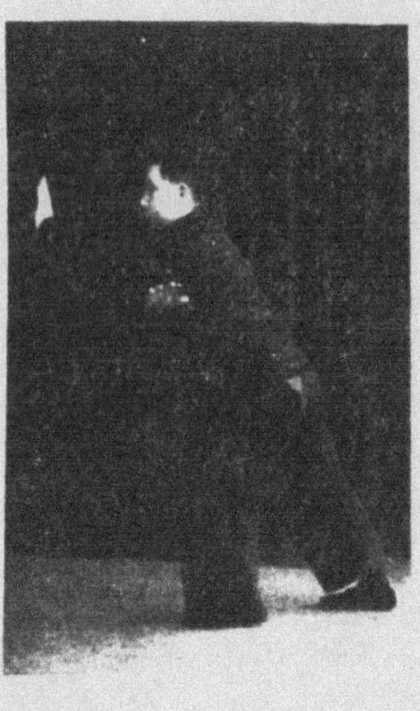

圖一八七　轉身十字擺蓮脚（一）

一八七　轉身十字擺蓮脚（一）

左脚跟右脚尖同時右轉向西南。右脚成虛步。身亦隨之扭轉，至正西為止。右手不動。左手略向北平引。眼看正西。如圖一八七。

一八八　轉身十字擺蓮脚（二）

右脚提起，升於腹部之前方。成擺蓮式。（參看擺蓮脚圖）踝骨外向。左手掠向西南，擦右脚尖而過。右手與眼依原式。如圖一八八。

一八九　摟膝指襠捶（一）

右脚落地成弓步。右臂垂直落於右膝之外側，指尖翹起。左臂縮回改陽掌，向前推出，至終點時掌心微挺。眼看正西。如圖八一，可參攷。

一九〇　摟膝指襠捶（二）

左脚進前一步成弓步。右臂提起，掌握成拳，斜伸於前方。同時左手向下旋成一圈，至終點時，貼於右臂彎。眼看西方。如圖一九〇。

一九一　上步攬雀尾（一）

動作及形式，均與圖六一同，可參攷。

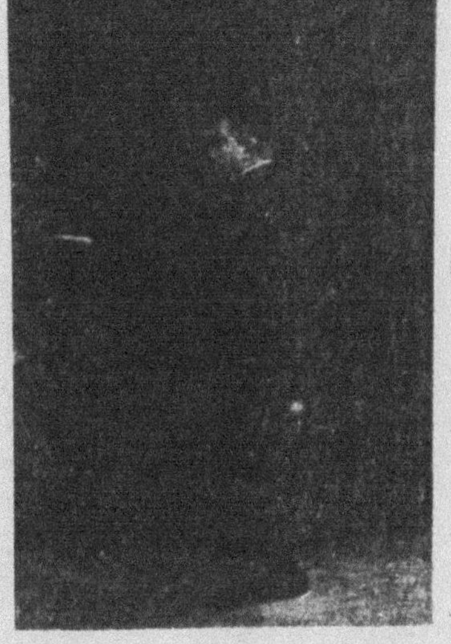

圖一八八　轉身十字擺蓮脚（二）

吳鑑泉氏的太極拳

圖一九〇　摟膝指襠捶（二）

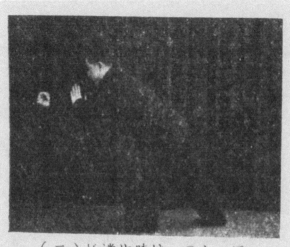

一〇〇

一九二　上步攬雀尾（二）
動作及形式，均與圖六二同，可參攷。

一九三　上步攬雀尾（三）
動作及形式，均與圖六三同，可參攷。

一九四　單鞭（一）
動作及形式，均與圖七同，可參攷。

一九五　單鞭（二）
動作及形式，均與圖八同，可參攷。

一九六　下勢（一）
動作及形式，均與圖二一同，可參攷。

一九七　下勢（二）

動作及形式，均與圖一五〇同，可參攷。

一九八　上步七星（一）

動作及形式，均與圖一五一同，可參攷。

一九九　上步七星（二）

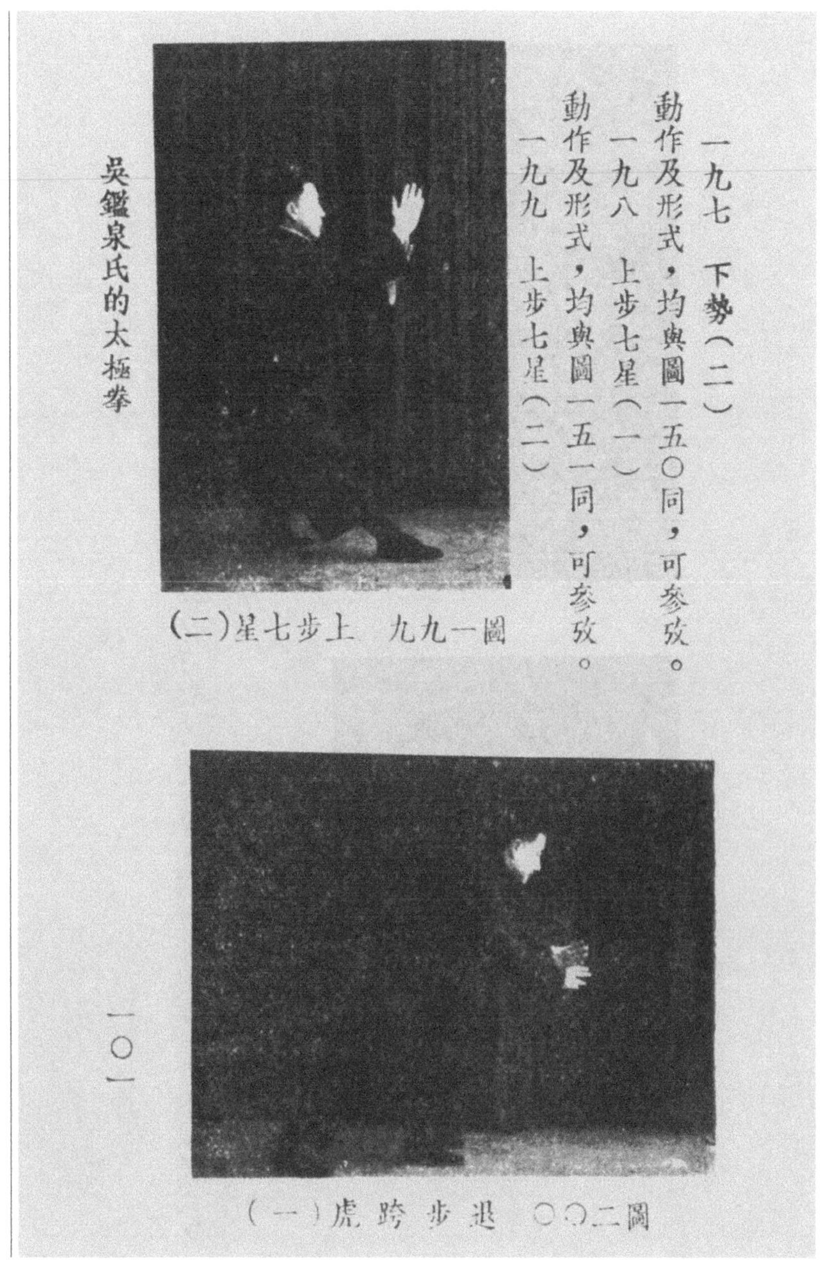

圖一九九　上步七星（二）

圖二〇〇　退步跨虎（一）

右脚上前一步成虛步，但脚尖落地。右手提起成立掌，斜伸於前方。左手依原式，指尖貼於右腕部。眼看正東。如圖一九九。

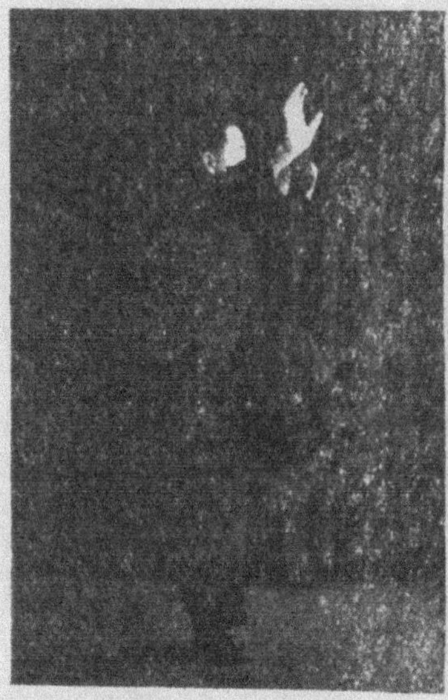

圖二〇一　退步跨虎（二）（正面）

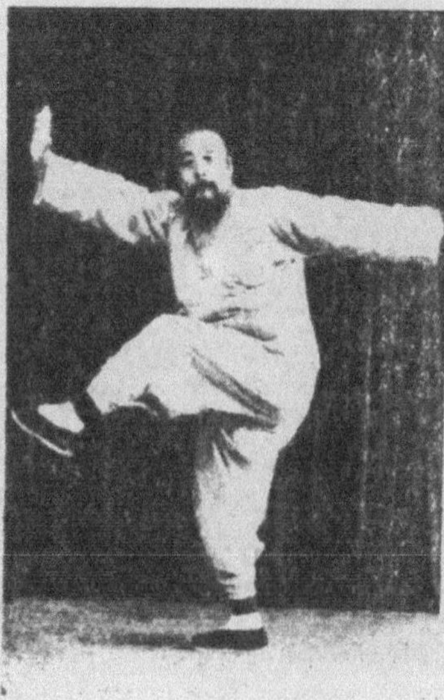

圖二〇二　退步跨虎（二）（側面）

二〇〇　退步跨虎（一）

右脚後退一步，左腿成弓步。兩手仍成立掌，作交互十字狀向下沉，左手加於右手之上。眼看兩手。如圖二〇〇。

二〇一　退步跨虎（二）

身向後倚，左腿先成虛步，然後提向南方，脚尖南指。同時兩手分開，左右提起，左手成鷹爪；右手改爲立掌。眼看東方。如圖二〇一正面側面二圖。

二〇二　轉身披面掌

右脚尖右轉向西，全身隨之扭轉，左脚落於右脚前方成弓步。同時右手攏

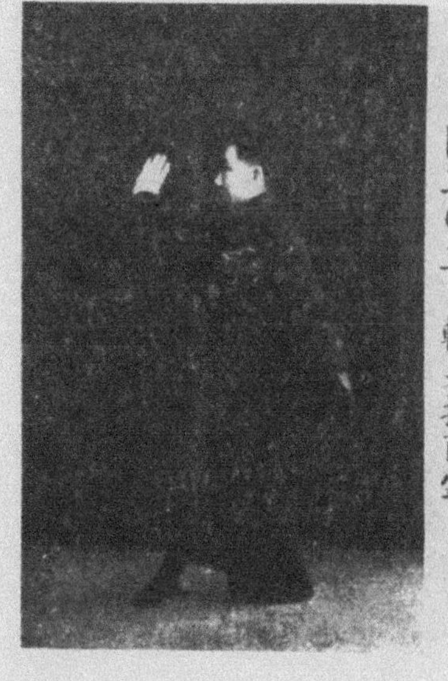

圖二〇二　轉身披面掌

至左腋下，左手鷹爪伸開成陽掌，向前伸出。眼看正西。如圖二〇二。

二〇三　轉身擺蓮脚（一）

左脚跟右脚尖同時右轉向東。身亦隨之扭轉。左手攏回成陰掌，貼於右肩。右手離左腋向上揚起，成陽掌。升於頭頂之上方。眼看正東。如圖二〇三。

二〇四　轉身擺蓮脚（二）

左腿提起，向左成一圓圈，同時兩手次第由脚尖掠過。如圖二〇四（甲）。右脚落地成虛步。兩手乘掠勢北趨，左手升於頭頂之上方成陽掌。右手落於左肩際成陰掌。眼看正東。如圖二〇四（乙）。

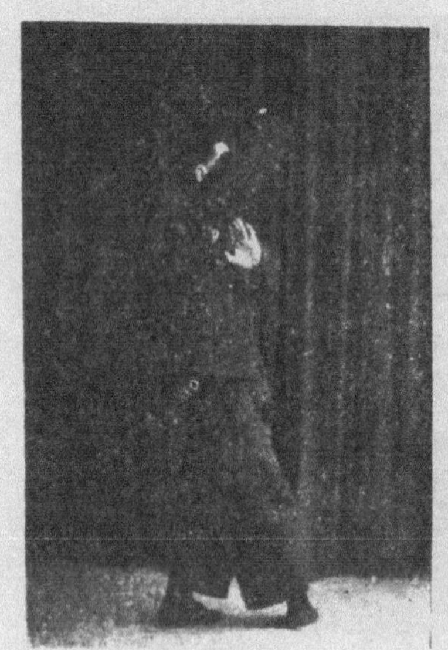

圖二〇三　轉身擺蓮脚（一）

二〇五 彎弓射虎（一）

右腿改爲弓步。兩手向下掠向南方，右臂與肩略成直線，成陽掌。左手停於右脅前

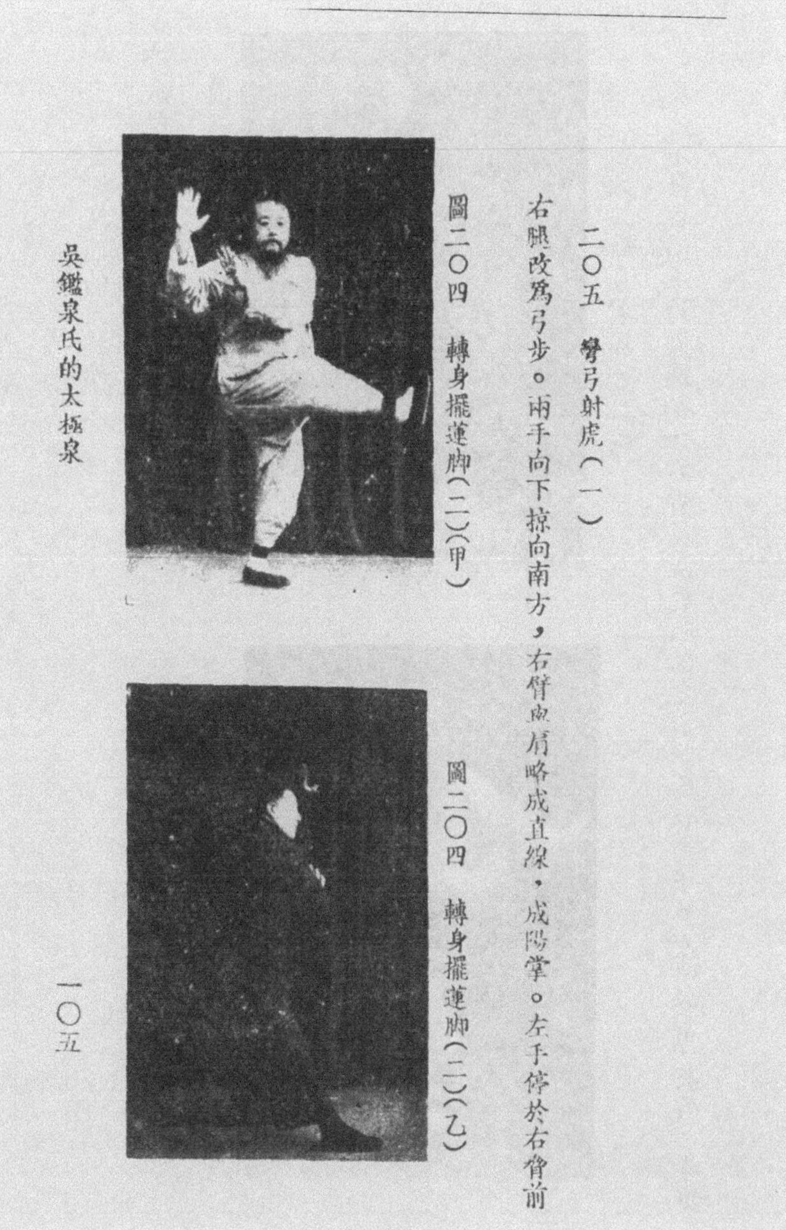

圖二〇四 轉身擺蓮脚（二）（甲）

圖二〇四 轉身擺蓮脚（二）（乙）

，亦成陽掌。眼看正東。如圖二〇五。

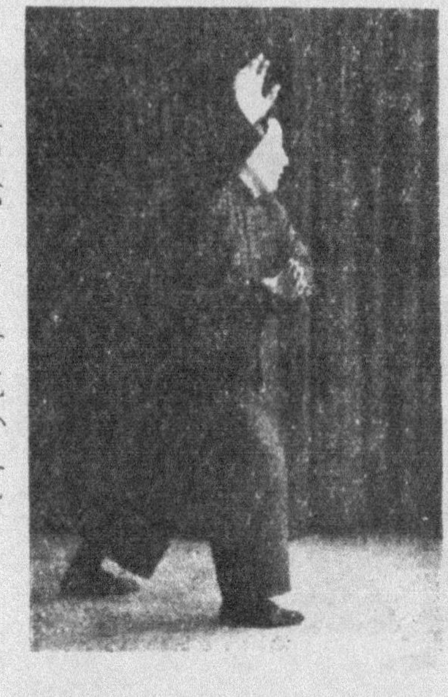
圖二〇五 彎弓射虎（一）（甲）

圖二〇五 彎弓射虎（一）（乙）

二〇六 彎弓射虎（二）

步法不動。兩手均握爲拳，右臂反張於頭部之前，虎口向下。左肘緊貼於脅，拳挺於前。略成平行線，眼看正東。如圖二〇六正面背面二圖。

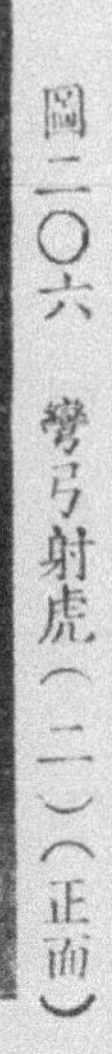
圖二〇六　彎弓射虎（二）（正面）

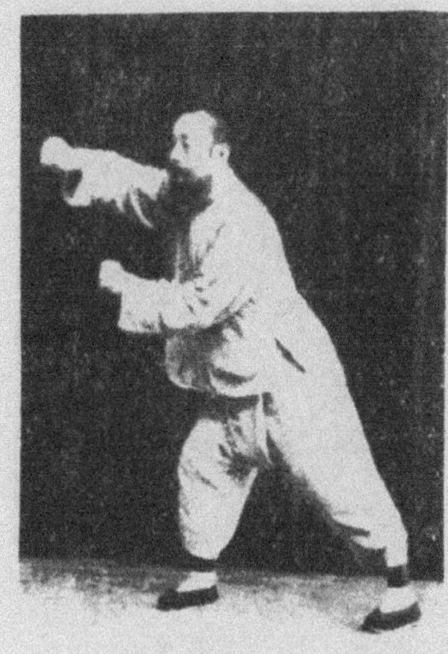
圖二〇六　彎弓射虎（二）（背面）

二〇七　上步左高探馬

左脚向前一步成虚步。左拳翻向上改爲陽掌。右肘沉下改爲立掌。豎於左掌之上方。眼看正東。如圖七二，可參攷。

二〇八　披面掌

動作及形式，均與圖一八六同，可參攷。

二〇九　翻身撇身捶（一）

左脚跟右脚尖同時右轉向西南，身亦隨之扭轉。同時左手攏至右手之下方。眼看正南。如圖二〇九。

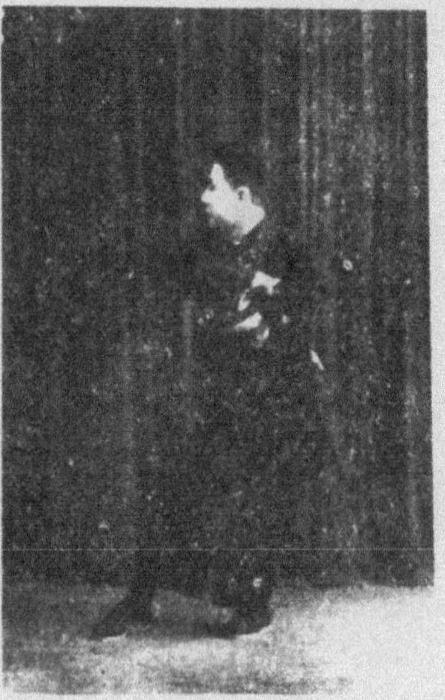

二一〇　翻身撇身捶（二）

右脚提起，挪向西北一步成弓步。身亦扭轉向西。右手由左腋伸出，掌改爲拳，右

圖二〇九　翻身撇身捶（一）

臂伸於前方。腕部向上。左手變爲立掌，豎於右拳之上方。眼看正西。如圖五七，可參攷。

二一一　上步左高探馬

左腿向前一步成弓步。左手翻成陽掌。右拳伸開成立掌，豎於左掌之上方。眼西看。如圖二一一。

二一二　攬雀尾（一）

身向後倚，左腿成虛步。兩手同時縮回，右手翻成陽掌；左手翻成陰掌，貼於右腕部。眼看正西。如圖六一，可參攷。

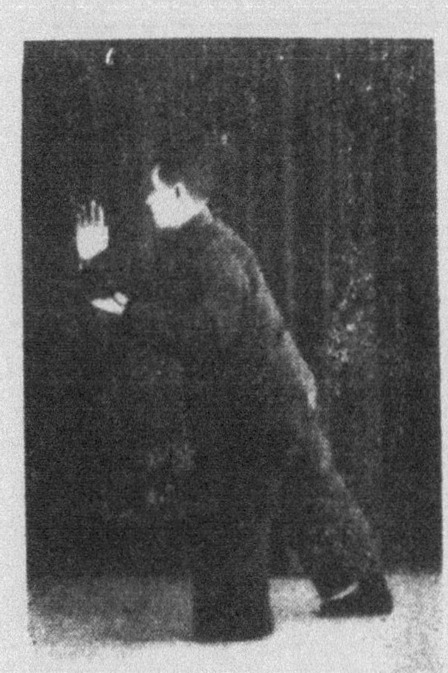

圖二一一　上步左高探馬

二一三　攬雀尾（二）

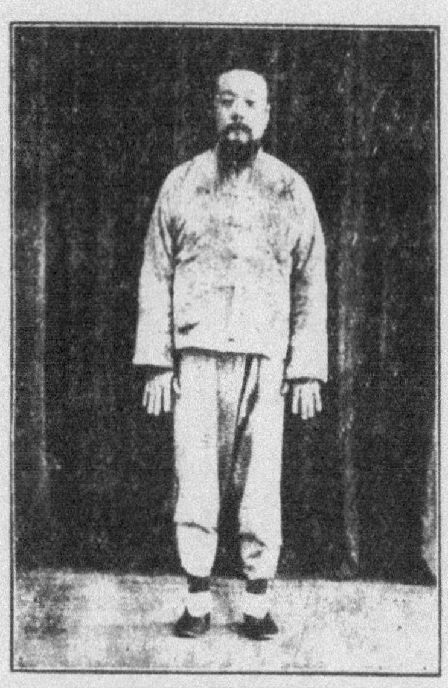

圖二一七　合太極

動作及形式，均與圖五同，可參攷。

二一四　攬雀尾（三）

動作及形式，均與圖六同，可參攷。

二一五　單鞭（一）

動作及形式，均與圖七同，可參攷。

二一六　單鞭（二）

動作及形式，均與圖八同，可參攷。

二一七　合太極

左脚尖轉向正西，右腿成弓步。左腿復向前併攏成平行步。右手鷹爪伸開，同左手齊攏向前，復分左右垂直。眼看正南。如圖二一七。

第七章　附錄

（一）　太極拳論

一舉動。周身俱要輕靈。尤須貫串。氣宜鼓盪。神宜內斂。無使有缺陷處。無使有凸凹處。無使有斷續處。其根在脚。發於腿。主宰於腰。形於手指。由脚而腿而腰。總須完整一氣。向前退後。乃得機得勢。有不得機得勢處。身便散亂。其病必於腰腿求之。上下前後左右皆然。凡此皆是意。不在外面。有上卽有下。有前卽有後。有左卽有右。如意要向上。卽寓下意。若將物掀起而加以挫之之意。斯其根自斷。乃壞之速而無疑。虛實宜分清楚。一處自有一處虛實。處處總此一虛實。周身節節貫串。無令絲毫間斷耳。長拳者。如長江大海。滔滔不絕也。十三勢者。掤攦擠按採挒肘靠。此八卦也。進步退步左顧右盼中定。此五行也。掤擺擠按即乾坤坎離四正方也。採挒肘靠即巽震兌艮四斜角也。進退顧盼定。即金木水火土也。

原注云此係武當山張三丰老師遺論欲天下豪傑延年益壽不徒作技藝之末也

（二）　太極拳經（山右王宗岳遺著）

太極者。無極而生。動靜之機。陰陽之母也。動之則分。靜之則合。無過不及。隨曲就伸。人剛我柔謂之走。我順人背謂之黏。動急則急應。動緩則緩隨。雖變化萬端。而理爲一貫。由着熟而漸悟懂勁。由懂勁而階及神明。然非用力之久。不能豁然貫通焉。虛領頂勁。氣沉丹田。不偏不倚。忽隱忽現。左重則左虛。右重則右虛。仰之則彌高。俯之則彌深。進之則愈長。退之則愈促。一羽不能加。蠅蟲不能落。人不知我。我獨知人。英雄所向無敵。蓋皆由此而及也。斯技旁門甚多。雖勢有區別。概不外乎壯欺弱慢讓快耳。有力打無力。手慢讓手快。是皆先天自然之能。非關學力而有爲也。察四兩撥千斤之句。顯非力勝。觀耄耋能禦衆之形。快何能爲。立如平準。活如車輪。偏沉則隨。雙重則滯。每見數年純功。不能運化者。率皆自爲人制。雙重之病未悟耳。欲避此病。須知陰陽。黏卽是走。走卽是黏。陰不離陽。陽不離陰。陰陽相濟。方爲懂勁。懂勁後愈練愈精。默識揣摩。漸至從心所欲。本是舍己從人。多悞舍近求遠。所謂差之毫釐。謬以千里。學者不可不詳辨焉。

（三）　十三勢歌

十三勢勢莫輕視。命意源頭在要隙。變轉虛實須留意。氣遍身軀不少滯。靜中觸動動猶靜。因敵變化示神奇。勢勢存心揆用意。得來不覺費功夫。刻刻留心在腰間。腹內鬆淨氣騰然。尾閭中正神貫頂。滿身輕利頂頭懸。仔細留心向推求。屈伸開合聽自由。入門引路須口授。功夫無息法自修。若言體用何爲準。意氣君來骨肉臣。想推用意終何在。益壽延年不老春。歌兮歌兮百四十。字字真切義無遺。若不向此推求去。枉費功夫貽歎惜。

（四）　十三勢行功心解

以心行氣。務令沈着。乃能收斂入骨。以氣運身。務令順遂。乃能便利從心。精神能提得起。則無遲重之虞。所謂頂頭懸也。意氣須換得靈。乃有圓活之趣。所謂變動虛實也。發勁須沉着鬆淨。專主一方。立身須中正安舒。支撑八面。行氣如九曲珠。無往不利。（氣遍身軀之謂）運勁如百煉鋼。何堅不摧。形如搏兔之鵠。神如捕鼠之貓。靜如山岳。動若江河。蓄勁如開弓。發勁如放箭。曲中求直。蓄而後發。力由脊發。步隨身換。收卽是放。斷而復連。往復須有摺疊。進退須有轉換。極柔軟。然後極堅剛。能呼吸。然後能靈活。氣以直養而無害。勁以曲蓄而有餘。心爲令。氣爲旗。腰爲纛。先求開展。後求緊湊。乃可臻於縝密矣。

又曰。先在心。後在身。腹鬆。氣斂入骨。神舒體靜。刻刻在心。切記一動無有不動。一靜無有不靜。牽動往來氣貼背。斂入脊骨。內固精神。外示安逸。邁步如貓行。運勁如抽絲。全神意在精神。不在氣。在氣則滯。有氣者無力。無氣者純剛。氣若車輪。腰如車軸。

（五） 打手歌

掤攦擠按須認真。上下相隨人難進。任他巨力來打我。牽動四兩撥千斤。引進落空合即出。黏連黏隨不丟頂。

又曰。彼不動。己不動。彼微動。己先動。勁似鬆非鬆。將展未展。勁斷意不斷。

（六）太極拳式名稱及其次序

太極起式。攬雀尾。單鞭。提手上勢。白鶴晾翅。摟膝拗步。手揮琵琶勢。進步搬攔捶。如封似閉。抱虎歸山。十字手。摟膝拗步。攬雀尾。斜單鞭。肘底看捶。倒輦猴。斜飛勢。提手上勢。白鶴晾翅。摟膝拗步。海底針。扇通背。翻身撇身捶。卸步搬攔捶。上步攬雀尾。單鞭。雲手。左高探馬。右分脚。右高探馬。左分脚。轉身蹬脚。摟膝進步栽捶。翻身撇身捶。上步高探馬。右分脚。退步打虎式。披身踢脚。雙峯貫耳。左分脚。轉身蹬脚。撇身捶。上步搬攔捶。如封似閉。抱虎歸山。十字手。摟膝拗步。攬雀尾。斜單鞭。野馬分鬃。玉女穿梭。攬雀尾。單鞭。雲手。下勢。金雞獨立。倒輦猴。斜飛勢。提手上勢。白鶴晾翅。摟膝拗步。海底針。扇通背。翻身撇身捶。上步搬攔捶。上步攬雀尾。單鞭。雲手。高探馬。撲面掌。十字擺蓮脚。摟膝指襠捶。上步攬雀尾。單鞭。下勢。上步七星。退步跨虎。轉身撲面掌。轉身擺蓮脚。彎弓射虎。上步高探馬。撲面掌。翻身撇身捶。上步高探馬。上步攬雀尾。單鞭。合太極。

（七）　寧波府志所載張松溪事略

張松溪善搏。師孫十三老。其法自言起於宋之張三峯。三峯爲武當丹士。徽宗召之。道梗不前。夜夢玄帝授之拳法。厥明以單丁殺賊百餘。遂以絕技名於世。由三峯而後。至嘉靖時。其法遂傳於四明。而松溪爲最著。松溪爲人。恂恂如儒者。遇人恭謹。身若不勝衣。人求其術。輒遜謝避去。時少林僧以拳勇名天下。值倭亂。當事召僧擊倭。有僧七十輩。聞松溪名。至鄞求見。松溪避匿不出。少年慫恿之。試一往。見諸僧方校技酒樓上。忽失笑。僧知其爲松溪也。遂求試。松溪曰。必欲試者。須召里正約。死無所問。許之。松溪袖手坐。一僧跳躍來蹴。松溪稍側身。舉手送之。其僧如飛丸隕空。墮重摟下。幾死。衆僧始駭服。嘗與諸少年入城。諸少年閑之月城中。羅拜曰。今進退無。幸一試之。松溪不得已。乃使諸少年舉圜石。可數百斤者。累之。謂曰。吾七十老人。無所用試。供諸君一笑可乎。舉左手側而劈之。三石皆分為兩。其奇如此。

太極功系統表（一）

祖師張三丰—王宗岳—蔣　發—陳長興

- 陳耕芸
- 陳耕田
- 楊福魁
  - 楊　錤
  - 楊　鈺
    - 㚖　山
    - 萬　春
    - 吳全佑
      - 王有林
      - 吳鑑泉
      - 郭　芬
  - 楊　鑑
    - 楊夢祥
    - 楊兆祥
- 李伯魁

吳鑑泉氏的太極拳

太極功系統表（二）

吳鑑泉

吳公儀	崔冠雲	孫國端	趙文愷	段方
吳公藻	舒國曾	魏元晉	劉鈞	馬萬岫
柏鋹	關慕烈	吳鍾嶽	金玉奇	任文清
趙壽邨	東錫源	金慶海	胡紹梅	葛永德
趙學安	東錫珍	何玉堂	郝樹桐	蕭碧川
趙曾善	蘇學曾	周廣志	鍾毓秀	梁國棟
吳榮培	蘇景曾	馬普安	吳桐	曾半僧
吳奎芳	孫國祥	楊德山	楊毓璋	